临床远程心电监测学

顾　问　葛均波　顾菊康

主　编　朱　福　卞士平　郑宏超

副主编　周志文　吴忠东

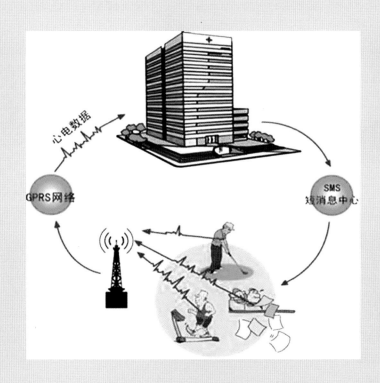

上海辞书出版社

主编简介

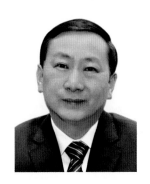

朱福，主任医师，博士生导师，复旦大学附属中山医院徐汇医院执行院长。中国医疗保健国际交流促进会OTO慢性病综合管理分会副主任委员，全国远程心电及慢病联盟执行副主席，复旦大学软件学院、上海大学及江苏大学兼职教授。从事心内科专业30余年，完成大量冠脉介入及起搏器植入术。在核心期刊发表论著近60篇，SCI论文20多篇，影响因子累计47分。编著《中国县市医院院长手册—信息化建设》，主编《上海徐汇云医院》、《智慧医疗体系建设及实践》、《医学图灵》等专著。主持国家及上海市级项目8项。获2015年上海市技术发明三等奖。在智慧医疗领域探索实践15年，承担国家卫计委重大项目。2015年国内首家智慧医疗平台"上海徐汇云医院"正式上线，开创"视频看医生"模式，把线下医疗服务与线上同步无缝对接，打造"医生无边界、患者无疆域"的"互联网+医院"新医疗模式。

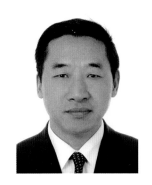

卞士平，复旦大学附属中山医院徐汇医院心内科副主任医师，原心电图室主任。中国医药信息学会心脏监护专业委员会常务委员。中国生物医学工程学会，心脏起搏电生理分会心电学组委员。江苏大学医学院兼职副教授，徐汇区学科带头人，徐汇区心电图质量控制组负责人。从事心内科临床、心功能检测及心电图专业40余年。在心肌梗死、宽QRS波心动过速、预激综合征、平板运动试验、无创心功能检测以及远程心电监测等方面有深入研究。发表学术论文30余篇，主编心电学专著3部。

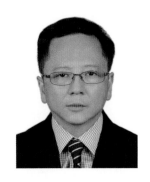

郑宏超，复旦大学附属中山医院徐汇医院心内科主任，主任医师。首届上海区域名医，上海医学重点专科——心律失常专科负责人，国家药物临床试验机构心血管专业基地负责人，徐汇区学科带头人。中国中西医结合学会心血管病专科委员会委员、全国远程心电及慢病联盟副秘书长、上海市医师协会心血管病专科委员会委员、中国医学信息学会远程心脏监护委员会常委、中国医疗保健国际交流医促会心血管预防与治疗分会委员，中国医疗保健国际交流促进会OTO慢性病综合管理分会委员、上海中西医结合学会心血管病专科委员会委员。获上海医学科技奖二等奖1项；以第一责任人主持国内多中心临床研究1项，完成上海市卫生局项目1项。发表论文20余篇，主编专著1部，参编专著3部。

编委及编写者 （按编写章节次序排序）

朱 福	复旦大学附属中山医院徐汇医院
顾菊康	上海交通大学附属第一人民医院
卞士平	复旦大学附属中山医院徐汇医院
张 雄	复旦大学附属中山医院徐汇医院
刘 瑾	翰林经纬科技(北京)有限公司
邓国辉	翰林经纬科技(北京)有限公司
邬小玫	复旦大学电子工程系
郑宏超	复旦大学附属中山医院徐汇医院
吴忠东	复旦大学附属中山医院徐汇医院
缪培智	复旦大学附属中山医院徐汇医院
何梅先	复旦大学附属中山医院
宿燕岗	复旦大学附属中山医院
李水军	复旦大学附属中山医院徐汇医院
李京波	上海交通大学附属第六人民医院
韩瑞梅	复旦大学附属中山医院徐汇医院
黄 焰	复旦大学附属华东医院
胡 珺	复旦大学附属中山医院徐汇医院
何 悦	复旦大学附属中山医院徐汇医院
杨 坚	复旦大学附属中山医院徐汇医院
李 擎	复旦大学附属中山医院徐汇医院
刘 罡	复旦大学附属中山医院徐汇医院
赵莉芳	复旦大学附属中山医院徐汇医院
茆臻贞	复旦大学附属中山医院徐汇医院
林靖宇	复旦大学附属中山医院
胡伟国	上海交通大学附属第六人民医院
周志文	复旦大学附属中山医院徐汇医院

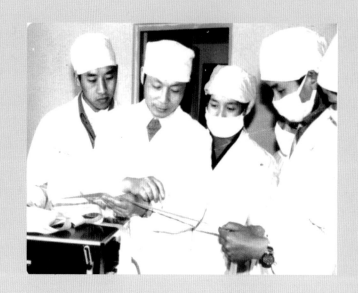

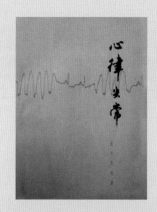

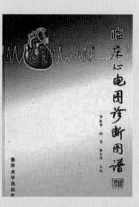

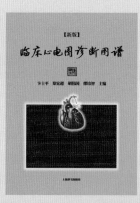

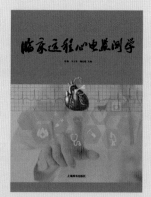

序　　一

随着互联网+时代的来临,云平台、大数据、云计算、智慧终端、移动互联等技术在远程医疗中普遍得到应用。远程医学检测、监护、咨询、急救、保健、诊断、治疗以及远程教育和管理等远程医疗各方面如雨后春笋般迅速成长。远程医疗在远程影像诊断会诊、心脏病监测、健康咨询、神经系统疾病监测和管理、远程ICU监测和管理、精神和心理咨询等领域中取得明显成效。远程医疗模式改变和完善了传统的医疗服务模式,借助大医院或专科医疗中心的医疗技术和设备优势,通过互联网或医疗远端站点,将医疗服务延伸到当地甚至国内多个地方,为疑难或重症疾病患者提供会诊、为居家疾病患者提供监护、为慢性病患者提供咨询和健康管理、为基层医院进行远程医疗培训等,从而达到提高诊断水平、方便患者就医、降低医疗开支、满足人们保健需求的目的。远程医疗模式已成为现代医疗服务模式中不可或缺的重要内容。

作为远程医疗重要组成部分的远程心脏医疗始于20世纪60年代,随着心脏监护病房(CCU)建立、动态心电图(Holter)和心脏起搏器在临床上的广泛应用,远程心电监测应运而生。从初始以有线电话传输心电图方式,到如今通过现代化通信、计算机和互联网技术等无线传输,远程心电监测广泛用于心脏病流行病学研究、心律失常诊断、抗心律失常药物监测、心脏植入电子设备监测、心脏性晕厥监测和管理、慢性心力衰竭监测、心脏病介入治疗监测和管理、老年人健康保健、儿童和胎儿监测,以及睡眠呼吸暂停综合征等领域,在高危心脏病患者猝死的预防和治疗、降低心脏性事件的死亡率等方面发挥重要作用。

近十多年来,为了探索远程心电监测网络设备规范和标准,建立远程心电监测质量控制制度,培养一批既具有专业资质、又有志于远程心电监测专业的医务人员,许多专家学者正在进行有益的探索。徐汇区中心医院心内科作为上海市卫生系统心律失常重点学科,在国内心血管病和心电学专业前辈、已故黄伟民教授于1975年主编国内第一部心律失常专著后,经心内科几代人传承接力、不懈努力,在2003年、2014年又主编二部心电学专著,在国内心血管及心电学专业内得到了很好的反响和评价。在远程心脏医疗方面,该科室率先开展相关临床及基础研究,此次以朱福、卞士平、郑宏超教授领衔主编的《临床远程心电监测学》,既是他们在这方面工作经验的总结,也是他们对远程心电监测未来发展的思考与期盼。

《临床远程心电监测学》内容全面,涉及远程心电监测的科学研究和临床实践应用多个方面。在远程医疗迅速发展的今天,谨向广大读者推荐,使之能成为专业人士的工具书和读者的良师益友。(葛均波)

2017 年 8 月

于复旦大学附属中山医院

上海市心血管病研究所

序 二

目前我国心血管病发病呈上升趋势,成为威胁人民健康的主要疾病。实践证明,远程心电监测技术的发展以及在临床上的应用,为成功抢救一大批危重心血管病患者和心血管病防治工作提供了重要的科学依据。

心电学之父——荷兰 Leiden 大学生理学教授 Willem Einthoven 在 1903 年记录的世界上第一幅心电图,就是通过 1 500 米的缆线远程描记的。从某种意义上来说,远程心电监测与常规心电图是同时诞生的。但是远程心电监测技术真正广泛应用,是从上 20 世纪 60 年代开始的,为了在心脏起搏器安装后了解起搏器的功能,开展了对安装起搏器患者采用经电话传输心电数据的远程心电监测,并取得了很好的效果。同时,为了解决对远离大陆海岛的居民就诊需要,采用远程电话输送心电监测信息,极大提高了海岛居民心血管病的诊治水平。近 10 多年来,随着宇航事业发展的需要,开始研制适合于宇航员的心电监测技术。这三个方面都促进了远程心电监测技术的发展和应用。

远程心电监测技术发展至今已积累了 50 多年丰富的经验,从有线电话输送心电图技术发展到 21 世纪远程网络心电监测,从医院诊疗延伸到社区卫生站点、家庭病床的远程心电监测。从远程实时动态心电监测发展到远程动态血压和血氧联合监测,并结合开展心血管临床远程会诊、远程咨询服务等远程监测服务项目。

在健康云的物联网时代,远程心电监测是健康云中一朵最鲜艳的金花,为心血管病防治工作提供新的检测手段,尤其是在高危心脏病患者心脏性事件的诊断与治疗、猝死发生的预警与急救等方面,都起到了重要作用。远程心电监测学的新技术和新设备正在不断涌现,今后的远程心电监测将朝着远程网路更完备、技术标准更规范、监护设备体积更小、使用更方便、范围更普及、监测时间更长、费用更低廉等方面发展。

以朱福、卞士平、郑宏超三位教授为主的团队结合自己的实践经验,参考国内外远程心电监测最新进展而编写的《临床远程心电监测学》一书,对于发展中的远程心电监测技术与临床应用,提供了一册案头实用的参考用书,因此我乐意作序,并推荐给同道共享。(顾菊康)

顾菊康

2017 年 8 月

于上海交通大学附属第一人民医院

前　言

　　远程心电图是借助电话、移动通信及网络工具使心电图在异地之间进行传输，成为远程医学的重要内容，对临床诊断治疗、社区医学、急救、科研以及养老保健等方面起着重要作用。伴随着电子通信技术与移动互联网信息传输技术的飞速发展，各种远程心电监测采集终端制作设计更精细及个性化，心电采集时间更长、采集的心电信息更丰富全面。现在远程心电监测已不再局限于医疗机构之间进行远程会诊，也可由第三方远程心电会诊中心或医院心电诊断中心，与院外医疗单位、卫生站点、养老院、家庭病床之间建立远程心电监测会诊的大网络。

　　大数据、云计算、智慧医疗及机器人等的兴起赋予远程心电监测更多内容，也促使远程心电监测发挥更重要的作用。作为上海市首家智慧医疗平台，自2015年"徐汇云医院"开创以来，积极发展远程心电监测，开发了机器人与智慧医疗，建成了华东地区远程心电监测中心。为了适应新时期远程心电监测变化和需求，总结国内外远程心电监测发展与应用情况，不断完善远程心电监测网络设备规范和标准，建立远程心电监测质量控制制度。我们组织心内科及心电学专家对我院远程心电监测工作进行总结，在此基础上集思广益，共同努力撰写了《临床远程心电监测学》。

　　本书对远程心电监测硬件和软件设置的发展、远程心电监测在临床各专业的应用、近几年来国内外远程心电监测技术的发展等各个方面作了系统介绍和讨论。在本书撰写过程中得到复旦大学附属中山医院、上海市心血管病研究所葛均波院士，老一辈远程心电监测学专家顾菊康教授悉心指导，并为本书撰写了序言。复旦大学邬小枚教授对书中有关远程心电采集、信号传输，以及分析系统章节的编号给予专业指导。顾菊康教授还亲自撰写了有关重要章节，使我们能够撰写时把握远程心电监测在临床应用这根主线，着眼远程心电监测工作的未来，尽自己所能将作者观点阐述清楚，将本书各章节编写得更充实完整。

　　宝剑锋从磨砺出，梅花香自苦寒来。几十年来，心内科几代同仁传承接力、不断进取，刻苦钻研，创新求变，在临床、科研及教学等方面不断取得新的成绩。在《临床远程心电监测学》即将出版之际，我们祈望本书能对远程心电监测专业同行，对临床医务人员有所借鉴和帮助。对书中存在不足或错误，给予批评和指正。（朱　福）

2017年8月

于复旦大学附属中山医院徐汇医院

目　　录

上篇　基　础　篇

下篇　临床篇

上篇　基础篇

第一章 远程心电监测的历史与现状

心电图在临床上应用已有100多年的历史,是目前临床应用最为广泛而可靠的心血管病诊断方法。伴随着心电图诊断技术及信息化产业的发展,远程心电图应运而生并开始飞速发展。远程心电监测系统是指通过通信网络手段将远方的心脏电生理参数传送给医疗监护终端,从而能及早发现患者的心电活动异常,为患者监测病情,尽早诊断及治疗。远程心电监测系统是心电监测技术在远程医疗中的应用,由动态心电监测技术与现代电子计算机及通信技术相结合而产生。借助固定电话、移动电话及互联网等通信技术,将心电图在相隔遥远的两地之间进行远程传送,使心电图的临床应用更为广泛。

一、远程心电的诞生阶段

荷兰莱顿大学生理学家 Willem Einthoven 教授是心电图及远程心电图的最早发明人。1903 年 Willem Einthoven 与助手在总结 Waller 毛细管静电计基础上,研制出弦线式心电图机,描记出满意的心电图波群,而且将描记曲线上的几个波分别命名为 P 波、Q 波、R 波、S 波及 T 波。他在最初心电图记录过程中为了抗干扰,通过 1 500 米的电缆线进行远程发送,成功记录出世界上第一份完整的人类体表心电图,并以此发表了"一种新的电流计"的论文,由此开创了体表心电图记录的历史。从某种意义上讲,心电远程监测是和心电图几乎同步诞生的。Willem Einthoven 教授由于在心电图及远程心电图的发明,以及对人类健康事业做出的巨大贡献,荣获 1924 年诺贝尔生理学或医学奖。然而,当时的心电图包括导联体系等还没有像现在这样完善,临床应用尚不普遍,所以心电图的远程监测还处于准备阶段。

20 世纪 40 年代,美国人 Norman J. Holter 教授根据他在生物信号遥测技术上的研究成果,于 1949 年研制出心电图遥测设备并进一步加以完善,在 60 年代成功研制出集收发功能于一体的心电监测系统。为纪念他在心电监测设备研究上的贡献,后人称之为 Holter 系统。Holter 系统可记录 24 h 心电数据,为监测心律失常、心肌缺血等疾病提供了一种科学有效的诊断方法,对一些心脏疾病的早期诊断和治疗起到了积极的推动作用,为后续的无线远程心电监护系统打下了坚实的基础。

二、电话心电远程传输阶段

20 世纪 60 年代,人们开始利用电话和有线电视网作为传输工具进行实时远程心电图传输。电话远程心电依靠固定有线电话电视线路传输的心电图信号数据。这个阶段主要是基于起搏器的发展而诞生。早期由于起搏器的功能欠完善,经常发生故障,需不断进行心电监测以了解起搏器的功能状态。患者在家中将电极安置在常规导联部位,将心电信号通过调制器调制成音频信号,将音频信号通过电话线,传送到相关医院,通过解调而恢复心电信号原型,从而实现远程心电传输。另一方面,当时美国一些位于海岛的医疗诊所(主要是军队),也配置了心电图机,由于军队医生对心电图的阅图能力的限制,采用了电话心电图远程技术,这种远程会诊解决了边远地区和基层医疗机构医疗资源不足的问题,但开展得并不普遍。

20 世纪 80 年代后,各国先后采用电话心电远程监护技术对心脏病人进行监护。在美国,丹尼尔-戴维于 1988 年创办了心脏医疗公司,专门从事电话心脏远程监测工作。其后,美国先后建立了一系列电话远程心电监测中心站,每个中心站联系相应的医院及康复中心进行心电监测。80 年代后期在美国首先成立了专门的远程心电监测公司,例如 Cardiac Medical Company,并且与大的医疗中心合作,将远程心电监测推向了快速发展的轨道,这一阶段就是电话远程心电监测(TTM)时期。此后日本、德国、以色列等多个国家均大力开展电话远程心脏监测。然而,此时的远程心电监护采用的是储存-发送方式,不能实时实施,虽然可以发现一些室性心律失常,但是由于室性心律失常的阵发性和易变性,检出率仍然较低。

20 世纪 80 年代发明了一种新型电子传输技术,即"心脏传呼机"(又称"心脏 BP 机"),是一个类似 BP 机大小的心电监护存储与通信两个模块单元的组合。存储模块单元的功能是对被监护者的心电图进行监测,当被监测者感觉心脏不适时按下按钮,可以快速记录几分钟的心电图;然后,通信模块单元通过接口转换至电话线传输到医院的远端服务器。医院的医生可以通过终端实时进行数据接收、显示、统计等管理功能。这种传输方式实时性太差,成本过高,而且信息量极为有限。通过技术改造,心脏 BP 机改善了发送装置,实现了以下几种功能:(1) 数据人工发送,当有症状时被监测者可按下按钮,心电数据将被记录存储下来,然后通过电话再发送到监测中心端;(2) 数据实时发送,被监测者如有症状时可以通过电话直接向中心发送,这种方式适合病情稳定且有足够的时间打电话的病人,但不方便携带;(3) 数据记忆发送,有症状时被监测者按下按钮,发送装置将按动按钮前后一段时间的心电数据发送,该方式对于诊断具有重要的意义;(4) 数据循环发送,这种装置是将心电监测的报警功能与电话传送相结合,当有明显心电异常(即使被监测者感觉不到)时也能进行自动记录并报警。

三、移动及互联网心电远程传输阶段

20 世纪 90 年代左右,伴随着无线通信技术和设备及互联网的飞速发展和心电图仪的数字化,心电信号也从模拟信号向数字化改进,传送方式转变成以数字化为主体的数据传输,不限于固定电话,还增加了移动电话、卫星电话、网络等多样化的通信手段。基于无线通信和计算机网络技术平台的远程心电监测技术,已经作为一项新的应用技术很快被广泛应用并迅猛发展。信息通信技术的发展促进了远程医疗服务,出现了新的实时远程心电监测系统——手机远程心电监测系统:手机加装心电记录装置,可直接传送心电信号,并有 GPS 定位系统。心电记录器通过调制解调器,不但可通过普通电话发送心电信号,也可用手机无线发送心电信号。远程心电监测用移动互联网代替了传统电话心电远程传输,从而能够更加快速准确地反映真实的数据,使心电远程传输发挥更强大功能。伴随着移动通信技术的完善,无线远程心电监测有了更多更新的平台,可以快捷实现实时心电监测,临床应用效果大大增强。

现在的心电远程监测已经不再是单一的技术,而是多种监测技术的结合,并出现了多种形式的远程心电监测。例如,蓝牙技术和网络的有机结合,使得监护更加有效、安全和便捷,远程心电监测已经跨入了无线和网络的全新时代。

移动通信能够符合我们进行远程通信的要求,能够为人们提供相对较大的活动范围,也使得人们在心电监测时的生活不至于受到监护系统的限制,不至于变得那么拘束,能够满足人们对生活方式的相对灵活的要求。基于 GPRS(通用分组无线业务)网络的便携式心电实时监护仪,充分利用了 GPRS 网络覆盖的广泛性,给遍布全球的流动病人远程实时监护提供了极大的方便。GPRS 是一项无线高速数据传输技术,作为 GSM(全球移动通信系统)网络向第三代系统过渡的方案,其网络组建具有自身的特点,数据是以"分组"的形式通过 GSM 系统的空中信道进行传送的。GPRS 网络具有快捷登录、永远在线、按量计费的优点。病人在 GPRS 网络覆盖的范围内,可以随时使用便携式远程心电监护仪,实时监测并上传心电数据到医院监护中心,通过永远在线的 GPRS 网络及时将医生的建议和诊断结果反馈给病人,以实现疾病的早期干预和治疗。

1996 年 6 月,上海市第一人民医院通过卫星电话接收到从日本大阪发来的卫星电话,传输一份右束支传导阻滞的心电图图谱。2003 年,美国在多个区域广泛应用卫星心电信息系统。卫星 Holter 软件的设计理念是为了提高远程分析患者心电数据的效率,通过互联网直接传输数据的方式代替邮件或闪存卡传输。卫星 Holter 服务器作为所有计算机连接的一个中心站点,中心的心电专业医师使用卫星浏览器在服务中心或者中心医院接收远端传来的病人心电数据,并进行分析。用户端(病房、分院、县医院、镇医院、诊所等)在其办公室就可以向中心发送病人数据,并从中心服务器接收中心发回的分析报告,打印后交给患者。此项技术成为过去 10 年动态心电图技术领域最重大的进步。卫星 Holter 系统将心电信息化、数字化、网络化高度整合在一起,实现多平台、多领域、多系统的多元化共享,为心电诊断打开了一扇全新的科技之门。卫星心电信息系统不仅可实现同一品牌内心电信息互联共享、区域心电会诊,更可实现与全球各卫星中心的互联,从而建立同一品牌的心电全球会诊系统;同时可将同一品牌旗下心电领域相关设备接入系统,实现信息共享最大化。卫星心电信息系统一般由卫星 Holter、卫星工作站、卫星动态血压、卫星运动试验系统以及更多心电设备组成。

四、远程心电监测的现状

电子技术及通信技术的迅猛发展,极大地带动了远程心电监测的发展。有关远程心电监测,各种设备技术层出不穷,形式多样。计算机、网络、单片机及数字通信技术的发展为家庭心电监测系统的实现提供了技术平台。

1. 心电监测终端设备

除了传统的 Holter 及心脏 BP 机外,院外个人心电监护主要有以下几种:手机式、手表式,贴片式,植入式,起搏器远程心电监护,以及可穿戴设备的心电监测等。在医疗及医疗相关的机构内,存在多种带远程功能的心电监测终端设备,如带有网络功能的心电监护仪、带心电监护功能的多功能检查一体机等。

2. 心电监测传输系统

伴随着因特网和移动通信等基础设施的普及与发展,心电远程传输手段和技术也在不断发展。目前,局域网、宽带网、以太网、公用电话交换网,无线的有蓝牙、WIFI、GPRS/3G/4G 等通信技术已应用到远程心电监测上可实现实时传输。此外,手机的应用软件还可实现一键报警和 GPS 实时定位,在被监护者出现突发情况时可以有效赢得救治时间。

3. 远程监测中心

远程监测中心由监测工作站、心电分析工作站等组成。监测工作站中的监测服务器,是远程心电监测系统的"通信枢纽"和"数据中心",是提供监测服务的桥梁。监测服务器一般由通信服务器、数据处理服务器、Web 服务器、数据库、文件服务器等组成。其中,通信服务器主要负责数据的接收、转发;数据处理服务器主要负责数据处理;Web 服务器负责用户信息交互访问;数据库和文件服务器主要负责各种信息、数据的存储。工作稳定性、通信负载能力、信息处理能力和存储容量等是监测服务器的主要性能指标。

在心电分析工作站,借助计算机软件,心电图分析医师和专家能够实施对心电数据的测量、分析、监护、统计、报告生成与下发等。计算机程序自动测量、分析、监护的准确度,人机交互编辑修改的便捷性,输出报告的标准化与多样化等是监测中心的主要性能指标。监测中心还有专家诊断工作站及急救系统。

4. 云远程心电监测智能数据平台

云远程心电监测智能数据平台,即智能心电监护系统,具有显著的优点:(1)监护系统接入因特网;(2)拥有网络存储平台——心电数据中心;(3)数据格式标准化,能被计算机自动识别并处理;(4)通过 PSTN、3G、4G 等网络,医生能与患者进行多种方式的对话。患者和医生将从智能心电监测系统获得以下益处:(1)在心电监测系统工作期间,患者和医生能够实时获得数据有效性信息;(2)通过因特网,患者不必频繁前往医院将数据交给医生;(3)数据质量得到保证;(4)患者可长时间佩带心电监测系统,避免危险心电信号漏检;(5)标准、大型、动态的心电数据库为医学研究提供重要的数据来源(图 1-1)。

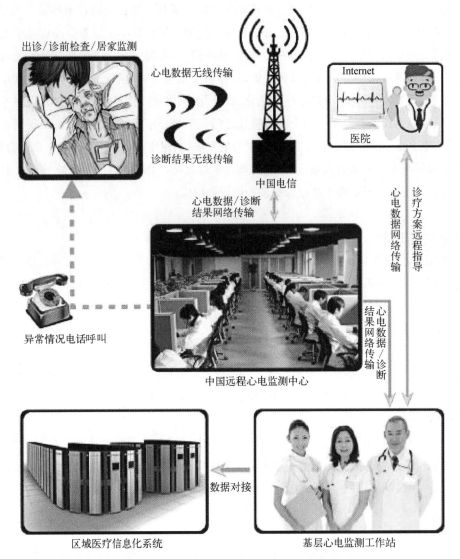

出诊/诊前检查/居家监测

心电数据无线传输

诊断结果无线传输

中国电信

心电数据/诊断结果网络传输

Internet

医院

心电数据网络传输

诊疗方案远程指导

异常情况电话呼叫

中国远程心电监测中心

心电数据网络传输/诊断结果

数据对接

区域医疗信息化系统

基层心电监测工作站

图1-1　远程心电监测系统监护流程

五、中国远程心电监测进展

中国远程心电监测临床应用起步于1979年,也经历了有线电话、移动电话和网络信号传输模式的发展。卫生部于1997年7月正式开通了中国金卫医疗网络,同年9月中同医学基金会"国际医学中国互联网委员会(IMNc)"成立,以电话、卫星通信和可视电话向患者提供全新的远程医疗服务。运行模式有心电监测院内联网、院外联网和国际联网(如上海空中远程心电会诊中心和中亚区联网)等。以企业经营、医疗机构经营和医疗机构联合厂商经营等三种模式,分别在天津、山东、山西、北京、上海和新疆建立了心电会诊中心平台,推动了中国远程心脏监测工作的开展。

远程心电监测系统的无线化、网络化是医学模式发展的必然趋势,移动型、具备无线联网功能的远程心电监测系统将成为未来医疗服务的主流。远程心电监测的应用已从三级医院、二级医院、社区基层医疗机构走向家庭个人保健,从心电监测拓展到血压、血糖、血氧、睡眠和呼吸监测。随着中国医疗器械市场稳步增长,心电监护从危重病人监护到普通病房监护、慢性病日常监护、独立生活老人看护和救助、孕妇和婴幼儿的看护等。监护设备从监测生理参数到用药及手术前、家庭保健、社区医疗、普通病房、急诊室、手术室等方面。中国市场进口远程心电监护的设备有美国 Mitronic 公司心电监护仪、通用 12 导远程心电监护系统,日本 Cadrguard 株式会社电话监护,德国 TMS 公司心电监护仪。中国制造设备有台湾宝贝机,中卫莱康公司单导,郑州新天和复旦大学电子工程系二导,重庆明康和视听达和山东优加利三导,北京世纪今科和上海吉量 7 导,上海华泰、上海吉量、上海群天、上海数创、安徽华升康、郑州华南医、秦皇岛康泰、北京麦迪克斯、重庆新标、江苏常州等 12 导,秦皇岛康泰 12 导心电、血压、血氧、睡眠、呼吸、血糖监护系统,等等。

中国远程心电监测专家现行的服务模式有:(1) 厂商组织的专家队伍,由退休专家、在岗兼职专家和经过培训的技术人员组成;(2) 医院心电图科室承担,由于远程心电监测工作量大、专家水平和专家数量有限、没有合理的绩效分配机制,难于承担覆盖面大、服务人群广、信息数据海量的远程心电监测工作;(3) 组建以远程心电监测为主的相关医疗服务公司,这些第三方机构可以融合目前的医疗资源与先进设备,与医院合作进行专业的远程心电监测。

由共计约 270 名专家组成的中国医药信息学会心脏监护专业委员会,已在提高行业学术权威、建设中国远程心电监护平台、建立心电监护设备和诊疗技术标准及评估制度、引领行业学科发展和加强国际学术交流等方面努力工作,为中国权威性专家库支撑服务,加速远程心电监护事业发展的步伐做出应有的贡献。

随着中国互联网医疗及人工智能平台的广泛开展,远程心电监测应用向更广更深的方向拓展。作为上海第一家云医院——徐汇云医院成立后,开展了一系列远程心电等监测工作,例如开展 24 小时远程实时心电监测、成立华东地区远程实时心电监测中心、带有心电监测及其他多种健康参数的多功能检测一体机系统的应用,以及兼有心电监测功能的智能机器人开发及应用、人工智能智慧医疗平台的建立等,均赋予中国远程心电监测新的内涵及使命。

(朱 福)

参 考 文 献

[1] 顾菊康,小泽友纪雄,肖传实,等.心电远程监护学[M].人民军医出版社,2009.

[2] 陈晓红.远程心电监测与诊断[M].人民军医出版社,2009.

[3] 张开滋,王红宇,肖传实,等.实用心电监测[M].2007,科学技术文献出版社.

[4] Einthoven W. Le telecardiogramme [The telecardiogram] Archives Internationales de Physiologie, 1906:132 - 164.

[5] 李萍,王瑞,钮振伟,等.远程心电监护系统研究的发展与展望[J].当代医学,2011,17(22):18 - 20.

[6] 杨雪,吴水才,张松,等.家庭心电远程监护系统的应用现状及发展[J].中国组织工程研究与临床康复,2007,11(22):4392 - 4394.

[7] 徐立新,陈震,李庆亮.无线数传技术在远程心电监护系统中的应用[J].微计算机信息,2005,21(7):7 - 9.

[8] 欧辉彬.动态心电信号检测技术研究进展[J].中国医疗设备,2016,31(4):87 - 89.

[9] Tamura T, Masuda Y, Sekimoto M, et al. A mobile-phone based telecaresystem for the elderly. Conf Proc IEEE Eng Med Biol Soc, 2004, 5: 3260 - 3263.

[10] 丁玉婷,王德国,王安.远程心电监护的临床应用现状[J].实用心电学杂志,2016,25(4):261 - 264.

[11] 顾菊康.手机心电远程监测进展[J].临床心电学杂志,2008,17(4):259 - 262.

[12] 颜延,邹浩,周林,等.可穿戴技术的发展[J].中国生物医学工程学报,2015,34(6):644 - 651.

[13] Lin BS, Wong AM, Tseng K. Community-Based ECG Monitoring System for Patients with Cardiovascular Diseases. J Med Syst, 2016: 40: 80.

[14] 杨虎.远程心电监测技术进展[J].中国医疗器械信息,2005,11(6):11 - 12.

[15] Page A, Kocabas O, Soyata T, Aktas M, Couderc JP. Cloud-Based Privacy-Preserving Remote ECG Monitoring and Surveillance. Ann Noninvasive Electrocardiol, 2015, 20(4): 328－337.

[16] 王锋, 戚仕涛. 心电监护仪的最新进展及新技术应用[J]. 中国医学装备, 2013, 10(3): 35－37.

[17] 中国医药信息学会心脏监护专业委员会. 中国远程心电监测专家建议(讨论稿)[J]. 实用心电学杂志, 2015, 24(5): 305－308.

第二章　远程心脏监护技术若干进展

近几年中,国内外远程心脏监护技术发生了许多重大进展,但是各有不同特色,下面拟就国外和国内两个部分的若干信息分别予以介绍。

一、国外研究的若干进展

远程心脏监护技术在近几年内飞速发展,使之成为心血管界快速发展的一枝独秀,主要是心电、血压、呼吸气流、体重等远程监测技术进入了医院、社区、家庭和个人保健。

在网络技术空前发展的当今,美、日、欧洲各国均大力发展远程心脏监护事业,看好这项技术发展前景。投入了大量人力、技术和资金,开发各种新的心脏监护产品。以下就近几年来心脏监护的市场发展、设备开发、预防保健和临床应用等四个方面的若干进展作一简介。

(一)从市场角度出发

各国以及有关跨国公司提出自己的远程心脏监护技术的分析报告。举例如下:

1. 跨国公司美敦力在 2015 年分析报告中预计,该公司在欧洲的 2022 年远程保健市场将达到 5.49 亿欧元的销售额。主要是适应慢性心力衰竭、慢性阻塞性肺部疾患、糖尿病人,医师可以远程监测这些病人的病情变化,通过网络系统与家庭医生联系,及时指导病人处理和治疗。

2. 美国卡罗拉公司分析认为全世界 2015 年的远程监测设备的销售额为 314 亿美元。

3. 2015 年 2 月 Facebook 报告,美国在 2015 年远程监控设备销售额达到 320 亿美元,并预计将在 2016 年至 2019 年每年有 9.2% 的增长率。

(二)远程医学监护设备和技术的发展进入一个新的阶段

主要是心脏监护硬件的小型化、携带式、穿戴式,软件和网络化、手机化、长期化。使用非常方便,病人在其家庭就能使用。

1. 美国在 2013 年就已研制出长期使用的贴片式心电图技术,没有心电图导联线,将一个 5～15 克的微型心电图监测装置,贴在受检者相应部位(如胸部),可随时储存和用蓝牙传输技术发送实时的心电信息到受检者手机上,再送到云端服务器,最长时间可以粘贴在胸部一年,起到植入式心脏 Holter 的相应作用。一般监测 3～7 天。这种设备一般是一次性使用。

2. 腕表式心脏监护仪,已开始逐步普及应用。除心电监护外,多数能监测血压、血氧、呼吸等生理信息。

3. 其他穿戴式的心脏监护设备,琳琅满目,主要用于家庭和个人保健,一般不作为诊断的医疗设备。例如:以色列 Master Caution 健康公司发布的"纺织服装式 12 导联心电图和生命体征监护设备"在 2015 年 8 月 26 日获美国 FDA 批准在远程心肌缺血监护中应用。将采集各种体位、各种活动和呼吸条件下的心电信号,通过蓝牙技术由智能手机传送到医院的医生远程分析中心,通过分析提出诊治建议。是健康舒适有效的远程心电监护产品。

4. Cardio MEMS 为无线心脏传感器,如一枚一角硬币大小,植入患者体内后可以远程监视患者心脏肺动脉压力。然后将这些信息发送到一个网站,由他们的医生根据采集数据经过分析后,调整药物治疗及进一步医疗检查。此项研究结论为 Cardio MEMS 减少了 37% 的住院率。

5. Misutal 等在 2016 年心脏病杂志上载文提出，"手机心电图"有着广阔的发展前景，将可能是起搏器安装者心电监护的首要监控手段，对观察患者症状和心电图关系非常方便和有效。医生在办公室就可以随时观察和处理患者的心律失常问题，为判别是需要用药还是来门诊或住院检查等疑问提供有用的科学依据。

6. 2015 年 Touat 等提出低功耗蓝牙技术，延长远程心电监护设备的使用时间，并取得成功。

7. 英国退伍军人健康管理局研制应用一系列远程监护设备，其中对某些阿尔茨海默症（俗称老年痴呆症）的患者采用 RPM 远程保健监护手表，该项 RPM 技术可进行连续监护，促进安全和防止伤害。该传感器可以贴在个人或其辅助移动设备（如步行者手杖内），可监测个人位置、步态、线性加速度和角速度，并预测意外可能性，监测运动变化和向监护人报警。此外，该设备通过 WIFI 连接跟踪功能，用全球定位系统（GPS）或无线电频率使医护人员能找到迷路的老人。

8. 世界上最大医疗集团梅奥诊所，已研制了一套远程医疗监护（包括心电图、心率、呼吸频率和活动状态）系统，通过移动电话将病人信息传送给医生，该系统已于 2013 年获得美国 FDA 认证通过并进入应用。对于降低成本、减少病人住院率、解决医生人手不足都有很好的作用。

9. 美国《"先进远程病人的监测系统"研究年报》第 9 版（2015 年），分析了无线技术、远程监控、远程医疗、应用程序数据、监测设备等方面的详细信息。

（三）远程监护技术在预防保健上的应用

1. 康复医学应用

2015 年英国 Worringham C.等开发出一种智能手机远程监测系统，在 134 例心脏病人康复过程中，对单导联心电图、心率变化（六分钟步行试验、生活质量等指标）进行观察。认为该系统成本低、效果好，是评估心脏康复医学效果的一种安全、简便有用的方法。

2. 老年医学应用

（1）为方便心力衰竭老年人的家庭护理，Gholamhosseini H.等在 2013 年医学生物工程和互联网杂志上介绍对120 名老人采用穿戴式设备，进行连续性远程心电监护的情况。认为其优点是能及时发现心电活动异常和及时采取相应的措施；但也有检测过程中限制了病人活动、电池寿命太短、缺乏隐私的安全感等问题，尚需进一步改进。

（2）澳大利亚心电学杂志报告：在澳大利亚的一所养老院中，非医务人员使用了远程 RPM 监护系统，对无症状的三位老人进行了长达 18 个月的远程心电、血氧饱和度和心率的监护，其中曾有一例出现心绞痛，并发现有血氧饱和度下降和心电图异常，将此信息发送给社区医院的医生，通知决定送医院进行救治；而平时监护正常条件下，受检者没有变化，使工作人员、老年人和家属都感到非常安心，一旦发现有变化及时发送给社区医生，请求指导。这些监护系统在养老院中应用是很有意义的。

3. 家庭和社区应用

（1）新西兰奥克兰大学体育运动系、计算机系、医学系的 Rawsto 等在 2015 年提出：采用远程多探头传感器组成远程监护系统，监测在家庭中的冠心病人和心房颤动病人，将受检者分为窦性心律和房颤心律二种状态，并模拟这些病人在家庭日常生活轻、中、重的活动，观察 12 导联心电图和呼吸频率变化。认为该监护系统可以准确地评估窦性和房颤心律及呼吸频率变化，为评估患者活动能力、药物治疗、康复锻炼提供可靠的科学依据。

（2）2011 年 11 月美国阿肯色大学 Ask 等报道，采用"远程和科学的"远程家庭监护系统（包括蓝牙和互联网传输技术和相应的传感器），根据病情需要定时监测居家老年患者的心电图（ECG）、脑电图（EEG）、呼吸气流、病人体温和运动状况。一般监测一个星期或更长。在家庭医生和医院医生的办公室，就可得到这些居家老年患者的监测信息，发现问题，及时处理。受到老年患者的欢迎，目前已逐步推广到相应社区。

4. 运动医学

（1）2013 年日本 Dokkyo 医学院 Haruki Kosuke 等报道，对 50 例 50 岁以上的中老年登山运动员在攀登富士山时进行远程心电监测,发现 14 例没有任何症状,但有异常心电图出现;发现 5 例有 ST 段压低,其中 1 例有高度怀疑为心肌缺血。这些信息为登山运动健康管理提供了可靠的依据。

（2）日本大学笠卷祐二等采用远程心电监测方法,观察马拉松运动员心电变化,发现有些运动员中有长 Q-T 间期综合征和心律失常等现象,将这些异常心电图的运动员定为马拉松运动的禁入者,使以后的马拉松运动中的猝死发生率减少了 50%。

5. 灾难医学

（1）2011 年日本东部发生大地震,在地震灾区严重缺乏医疗资源,日本大学小泽友纪雄教授携带远程心电监护仪,到灾区为灾民进行远程心电监护,在 306 名灾民中发现了一批心脏病患者,及时采取治疗措施,发挥远程心电监护的优异作用。

（2）澳大利亚墨尔本理工大学 Fahim Sufi 报道,在海啸发生后,用手机 12 导联心电图对灾民进行心电监测,按照心电变化发现重伤病员,对危重者采用优先抢救的方案,取得很好效果。

6. 远程心脏监护技术的教育

2014 年 7 月 Misuger 等提出,在心脏监护技术爆炸性发展的今天,如何正确掌握运用好这些技术,应该对医生、护士和技术人员进行再教育,让他们了解远程监护设备和技术的基本知识,否则不能充分发挥这些新技术、新设备的优秀功能。

（四）临床应用

1. 心力衰竭

（1）2016 年在加拿大不列颠哥伦比亚省有资料报道,采用远程监护新技术方案（TEC4Home）,对家庭中有老年人慢性病（如心力衰竭等）的 900 例患者采用远程监护技术进行心脏功能和肺功能的远程监护,并指导社区卫生服务中心医护人员对他们进行家庭护理。该技术方案明显提高了这些老人的生活质量,降低了医疗成本,减少了急症人数和再住院率,现在准备将这些经验推广到加拿大其他地区。

（2）Mohanraj K.等在《医学互联网研究》2017 年 1 月发表调查报告,作者们检索 2005—2015 年 PubMed 和 EMBASE、CINAHL、护理和联合卫生文献累积索引、Cochrane Library 等 19 份系统评价远程医学监护资料。采用心肺远程监护技术对家庭心力衰竭患者进行监护,有效降低了心力衰竭患者的再住院率和死亡率。

（3）美国约有 570 万例心力衰竭患者,每年还有 67 万新增病例,有 87 万住院,住院费用达到 500 亿美元,不少学者认为加强心力衰竭的远程医疗具有重要意义。2012 年 Dalian 研制成功无创伤性远程心电心率变异性（HRV）的监测传感器（普莱塞 PS25201）,用于监测心力衰竭患者的 HRV 变化,并对患者的康复和治疗进行远程指导,取得较好效果。监测 HRV 的电极为干式电极,不需要导电膏,价格低廉,使用方便,很受患者欢迎,目前正在推广使用中。

（4）2011 年 Inglis 等对慢性心力衰竭家庭 5 613 例患者（分为远程心电监护组和电话咨询组两组）进行研究,重点分析指标是:死亡率、住院率、经济成本、住院天数、生活质量五项指标。研究表明,这五项指标中,除经济成本指标外,其他四项远程监护组优于电话咨询组。

2. 心脏植入性装置

2016 年 8 月,意大利罗马 Boriani 医学博士等报道,安装 CRTD 的 600 例心力衰竭患者进行医院 12 导联心电图和在家远程 12 导联心电监测结果比较。平均随访 24 个月,监测结果无明显差别,但是监测成本下降了,其中交通费用每例可节省 145 欧元。

3. Boriani 博士对急性心肌梗死（STEMI）患者进行远程心电监护研究,评价心肌缺血心电图信号的可靠性。具体方法是观察 60 例 STEMI 患者,所有受试者被要求在同一时间段内进行远程实时心电监护和常规 12 导联心电图监护。测量 P 波时限、P－R 间期、QRS 波时限、QT 间期;P 波振幅、QRS 波振幅、T 波振幅。观察心律失常和

ST 段抬高程度。对数据进行 t 检验、秩和检验、卡方检验。结果表明在 STEMI 患者的心电图中各波形的时限和振幅在两组间无统计学差异(P>0.05),出现心律失常时两组间也无明显差异(P>0.05),ST 段抬高的正确诊断率在两组间无差异(P>0.05)。结论认为两组 ST 段变化的灵敏度相似,远程实时心电监护和常规 12 导联心电图监护都能帮助确定心肌缺血部位。

4. 2016 年 10 月芬兰土尔库大学研究人员开发智能手机应用程序监测心肌梗死,取得初步成功。

5. 心肺联合监护

Miramontes R.等在 2017 年 1 月《传感器杂志》上介绍他们研制的一种可穿戴式心肺功能检测传感器(PlaIMoS),用于远程监测患者的心电图、血氧饱和度、体温及呼吸频率数据。网络技术平台采用 Android 和 Windows 10 的移动操作系统,使用效果良好。

6. 胎儿心电监护

Ibrahimy M.等作者在第 60 届国际电子工程学会(IEEE)年会上发表的胎儿远程心电监护研究报告,由于照顾不周导致孕妇死胎时有发生,胎儿心电监护为一项重要保护手段。作者研制成功一套胎儿远程心电监护系统,随时可将胎儿的心电信息传送到产科医生诊室,以便及时发现异常心电并进行必要的处理。该系统应用效果很好。

二、国内研究的若干进展

近几年来随着网络技术的发展,信息技术专业、心脏监护设备技术专业、临床心脏和心电专业的专家技术人员联合开展合作,使中国心脏监护技术有了飞速进步和发展,在国际上产生重要影响,为提高中国人民健康事业做出了贡献。

(一)建立远程心脏监护网络,远程心脏和心电监护中心

1. 建立了一批远程心电监护和分析诊断中心,开展远程心脏病人监护,救治了一大批危重患者,相关的科研调查工作正在进行。山东齐鲁医院远程心电分析中心每年抢救数十位危重心脏病人;上海交通大学医学院远程心电分析中心,自 2009—2016 年间已完成 150 万例的远程心电监护;山西医科大学第二医院已带动山西省 68 个县市开展远程心电监护;重庆大坪医院建立了西南远程心电分析中心,每年对数万患者开展远程心电、远程动态心电、远程动态血压监护;湖南湘潭中心医院建立了院内和院外近 100 个远程心电监护点,随时发现各种心律失常和心肌缺血患者并及时处理;特别是"翰纬心电监护中心"在北京、湖南、西安、上海等地联网,建立全国最大的心电网络分析中心,每天分析常规心电图和动态心电图达 2 万多例。目前全国远程心电分析每天的量已超过 6 万例,为抢救一大批心脏病患者做出了重要贡献。

2. 全国已有数十家医院建立了胸痛中心,结合远程心电监护和院内绿色快速心肌梗死抢救通道,通过救护车上的远程心电监护等措施,明显提高了心肌梗死病人的抢救成功率,降低心肌梗死的死亡率,缩小梗死范围,明显提高心肌梗死的康复率。

3. 国内一大批医院建立了医院内心电网络系统,成立医院内心电诊断中心,每个病房和病区设立心电监测点,在病房内做心电图,通过网络发送到医院心电诊断中心,统一分析诊断,心电图报告直接发送到病房办公室并打印在病历上。患者不必到心电图室做心电图,同时也解决了心电图工作人员提着心电图机跑病房现象,既方便了病人也提高了工作效率。此外,通过心电网络可以将心电图资料保存,以便在需要时与以往心电图进行分析对比,提高工作效率和医疗质量。

4. 有关部门联合开展各项远程心脏监护的调查和研究,例如:中国医药信息学会心脏监护专业委员会组织有关医院开展"心脏植入式装置"效果的远程心脏监护随访调查;中国医学科学院阜外医院牵头开展远程 24 h 动态血压流行病学调查;上海心电物联网专业委员会组织力量开展有关心电物联网终端设备分类分级技术标准的调查研究,等等。这些调查研究必将推动中国远程心脏监护事业更好地发展。

（二）开展一系列远程心脏学术交流活动

1. 中国医药信息学会心脏监护专业委员会自 1992 年 11 月 28 日成立以来，开展了一系列学术交流活动。2014 年 1 月 11—12 日在北京阜外医院、2014 年 12 月 19—21 日于江苏扬州、2015 年 11 月 11—12 日于上海、2016 年 7 月 1—2 日于湖南湘潭和 2016 年 9 月 4—5 日在福建厦门分别召开了第 7 至 11 届全国远程心脏监护学术交流会议，每届会议有 300~500 位代表出席交流。这些学术交流活动对促进各地远程心脏监护工作经验的交流、培养一批有志于从事远程心脏监护的专业骨干、提高中国远程心脏监护工作水平起到了很大的推动作用。

2. 中国远程心脏监护联盟 2014 年 1 月 11 日在北京成立，有 55 家医疗器械、医学网络公司、医院、学术团体、大学和研究机构参加，共同开发中国远程监护技术，并由全国 131 名心脏医学专家和生物医学专家组建了中国远程心脏监护联盟专家指导委员会，指导联盟工作开展学术交流活动，并先后召开了三次全体联盟大会。

3. 2003 年 2 月 21 日在日本东京举办首届中日两国远程心电监护学术交流会以来，在 2014 年 10 月 10—12 日和 2015 年 1 月 10—12 日分别在日本东京中日友好会馆和中国新疆维吾尔自治区医院学术报告厅举办了第九届和第十届中日两国远程心电监护学术交流会。日本方面重点交流在预防医学和运动医学的应用经验，中国方面主要介绍在临床医学和老年医学的实践经验，双方认为取得了很好的收获。

4. 2015 年 11 月 11 日在上海召开"首届海峡两岸远程心电监护学术交流会"，由台湾台北医科大学附属医院学术副院长叶键全教授和台大医院心脏科王宗道主任，以及大陆著名心脏科专家陈灏珠院士、北京大学徐成斌教授、中国远程心脏监护联盟专家指导委员会主任委员顾菊康教授等进行了学术演讲，交流了海峡两岸各自在远程心电监护学术方面的经验。

（三）近几年我国多个企业和学术团体，积极开展远程心电监护设备和仪器的设计，开发了一系列的适合我国医院、社区、养老院、个人保健需要的远程心脏监护设备和仪器

1. 北京翰纬医疗集团开发了一系列新的远程心脏监护产品，特别开发了一款"远程 12 导联 24 小时实时监护动态心电图"设备，在国内外尚未有同类产品。以往的动态心电图设备，均为回顾式心电分析，翰纬公司开发的新产品既有实时心电监护功能，又有回顾式 24 小时动态监护的双重功能，能够协助抢救一大批正在监护中的危重心脏病患者。

2. 上海联卫公司、北京世纪今科、麦迪克斯、秦皇岛康泰公司、重庆康如来公司等研发了一批家庭和个人应用的远程心脏监护产品，为我国的预防和保健做出了贡献。

3. 上海朗朗公司等近年来研制成功"贴片式远程心电监护装置"，取消了心电图导联线，向随弃式心电图迈进了一大步，监护时间也可以延长到 3~7 天，是一项非常方便患者的远程心电监护技术。目前产量较少，价格尚偏高，大批量生产后价格会有明显下降，将会成为一种非常方便，能够普遍使用的远程心电监护产品。

4. 尼沙赫精准心电图是一种新型心电图检测技术，可以精准记录到常规心电图看不到的窦房结电图、房室结电图、希氏束电图和浦氏纤维电图的变化，同时能精准观察到常规心电图不易察觉的 ST－T 变化，除了能够更细致地了解心律失常发生规律，明显提高诊断心肌缺血的精确度之外，对心肌变性的诊断也有新的重要发现（对尼沙赫精准心电图的详细介绍见第七章）。

5. 采用脉搏波进行心律失常监护简便易行，又没有心电导联线，不需要粘贴监护电极，对监护心律失常很有效，但身体活动对采样有影响，在不活动或睡眠状态下监测心律失常非常方便，是一种简便有效的监测心律失常的新技术。

6. 远程心电监护的发展方向之一是与远程动态血压、远程血氧等检查进行联合监护，目前已有不少医院开展了联合监护，观察心律失常时动态血压改变及相互关系有非常重要的意义，西南地区心电分析中心正在开展该项研究。远程心脏监护除监测心电和血压等指标外，对结果进行联合分析，对临床诊断、治疗和预防措施应用是一个重要的发展方向，现在不少地区已重视这项工作与临床及预防保健紧密结合。近几年来中国远程心脏监护设备和技术以及远程监护网络的技术正处于高速发展阶段,尚需不断完善设备技术和网络传输的标准化,才能保证更好的发展。

7. 远程心电散点图技术是中国远程心电监护研究的又一个新热点,目前在中国数百家医院已经开展该项新技术的应用。该项技术对于 24 h 动态心电图分析报告,具有快速、简明、准确的特点,对常见心律失常如室性早搏、房性早搏、心房颤动、心房扑动等的诊断一目了然。在数秒内就能对 24 h 动态心电图分析结果做出初步判断,一位有经验的心电图医师在数秒内就能对数十种心律失常做出准确的分析判断,并能发现一些新的心律失常规律,对提高动态心电图诊断质量具有重要参考价值。2014—2016 年先后在武汉、北京、湘潭等地召开学术推广和技术交流会。并由人民卫生出版社等出版数本《心电散点图》专著,主要由北京中医研究院望京医院李方洁教授和湖北省人民医院向晋涛主任牵头研究该项新技术。湘潭中心医院心电生理科刘力主任和上海顾菊康教授等开展了远程心电三维散点图临床应用的研究工作,并取得重要进展,这将进一步加快心电散点图的普及工作,为进一步提高无创心律失常的诊断水平提供了广阔的发展前景。

（顾菊康　卞士平）

参 考 文 献

[1]　顾菊康,小泽友纪雄,肖传实,等.心电远程监护学[M].北京：人民军医出版社,2009.

[2]　小泽友纪雄,顾菊康,加藤贵雄,等.携带型伝送心电図—その临床と応用.东京：中外医学社,2011.

[3]　编辑部.中国医药信息学会心脏监护专业委员会历届委员会组成简介[J].国际心血管杂志(汉文版)2015,15(3－4)：54－57.

[4]　李方洁,向晋涛.心电散点图[M].北京：人民卫生出版社,2014.

[5]　刘力,曾建平,顾菊康,等.远程三维心电散点图的临床应用探讨[J].江苏实用心电学杂志,2015,24(6)：408－412.

第三章　远程心电采集及心电设备系统

一、心电图基本概念

心肌在机械收缩之前,首先产生电兴奋即产生生物电流,分布到体表各个部位,通过心电图机从体表记录到心脏每一心动周期所产生电活动变化的曲线图形即称为心电图。心电信号是人类较早研究并应用于医学临床的生物电信号之一,它比其他生物电信号更易于检测,并具有一定的规律性。自 1903 年荷兰学者 Einthoven 首先将心电图引入医学临床以来,无论是在生物医学还是在工程学方面,心电信号的记录、处理与诊断技术均得到了飞速的发展,并积累了相当丰富的资料。当前,心电信号的检测、处理仍然是生物医学工程界的重要研究对象之一。

二、心电采集基本结构

心电信号是一种典型的人体生理信号,具有生物电信号的普遍特征,如幅度小、频率低并且易受外界环境干扰,为采集和测量带来了难度。由于系统需要进行大量的数学运算,所以对处理器的数据处理能力和速度也有很高的要求。如果选用处理速度很快的处理器,则相应的外设也要有与之相适应的性能指标。

心电采集的基本结构如下:

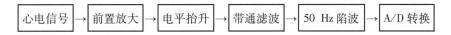

三、心电图导联体系

心电图导联体系是在人体不同部位放置电极,通过导联线与心电图机电流计的正负极相连,这种记录心电图的电路连接方法称为心电图导联。由于电极位置和连接方法不同可组成不同的导联,根据 Einthoven 理论创立并在国际上广泛使用的常用导联组合称为常规 12 导联体系,其中包括标准肢导联(Ⅰ 、Ⅱ 、Ⅲ)、单极加压肢导联(aVR 、aVL 、aVF)及单极胸导联($V_1 \sim V_6$)。

标准导联为双极肢导联,肢导联电极主要放置于右上肢(R)、左上肢(L)和左下肢(F),反映其中两个肢体之间电位差的变化。当正极电位高于负极电位时,心电图记录一个正向波。当正极电位低于负极电位时,记录一个负向波。Einthoven 用数学方法推演出一条定律,称为 Einthoven 三角定律,用以表达 Ⅰ 、Ⅱ 、Ⅲ 导联之间的关系,用 V 代表电压的数值,其关系式为 Ⅰ + Ⅲ = Ⅱ ,即(VL–VR)+(VF–VL)= VF–VR。

单极加压肢导联是在双极肢导联基础上设计出的单极导联体系,其方法是将两上肢和左下肢三个电极互相连通,在每条导联线上各串联 5 000 Ω 电阻,以消除肢体各部位电阻差异的影响,然后将三个电极线连接至一个中心电极或称中心电端。当心肌激动时此电端的电位接近零电位且较稳定,因此可以将中心电端看作是一个无干电极,其电位设为零。这样将上述三个部位探查电极与心电图机正极相连,中心电端与心电图机负极相连,探查部位与中心电端之间的电位差即相当于探查部位局部的电势。

胸导联属单极加压导联,包括 $V_1 \sim V_6$ 导联。连接方法是将右上肢、左上肢和左下肢作为无干电极与中心电端相连,探查电极按规定放置在胸壁固定部位。常用胸导联电极安放位置为: V_1 位于胸骨右缘第 4 肋间; V_2 位于胸骨左缘第 4 肋间；V_3 位于 V_2 与 V_4 两点连线中点；V_4 位于左锁骨中线与第 5 肋间相交处；V_5 位于左腋前线 V_4 水平处；V_6 位于左腋中线 V_4 水平处。

除了上述常规 12 导联体系外，临床上根据需要增加导联称为附加导联，常用两种类型：（1）左室后壁导联（V_7、V_8、V_9），主要用于诊断后壁心肌梗死、肥厚性心肌病及心脏移位等原因造成左室后壁波形异常者。V_7 导联位于左腋后线 V_4 水平处；V_8 导联位于左肩胛骨线 V_4 水平处；V_9 导联位于脊椎左缘 V_4 水平处。（2）右胸壁导联（V_3R、V_4R、V_5R），主要用于诊断小儿心电图、右室肥大、右位心、右室心肌梗死及心脏移位原因造成右室波形异常者。电极放置在右侧胸部与正常 V_3~V_6 对称部位处，因为是右侧胸导联，所以称为 V_3R、V_4R、V_5R、V_6R 等。

四、心电采集模块电路组成

1. 前置放大电路：从强噪声背景中提取心电信号，该范围以外的信号将大幅度衰减掉。

2. 50 Hz 陷波电路：用于滤掉 50 Hz 工频干扰。

3. 主放大电路：将前级放大的心电信号再次进行放大。

4. A/D 转换电路：将系统采集到的模拟信号转换为数字信号。

5. 单片机及液晶显示器输出电路：处理采集到的数据并输出。

6. 带通滤波电路：使频率为 0.05~100 Hz 的心电信号通过。

7. 其他还有线性光耦放大电路、陷波电路、转换电路、输出显示电路等。

五、主流心电采集设备系统介绍

（一）Holter 系统

为了在日常生活中有效监护患者心电，发现异常信息，20 世纪 50 年代，美国科学家 Holter 首创了动态心电图（Dynamic ECG 或 ambulatory ECG）。Holter 博士发明的动态心电记录装置，可以长时间（24~72 h）记录病人正常生活状态下的心电活动，监测患者应激状态下的异常心电和随机病理发作，而且病人可以远离医院在家进行心电监护，所以 Holter 系统可以看作最早的远程心电监护系统。从最初的简单动态心电记录仪到当今的带有大容量存储功能的数字式心电监测系统，Holter 系统一直是心血管疾病诊断领域重要的检测手段，并广泛应用于临床诊断及其他医学研究。但是，Holetr 系统不易实现心电信息的实时分析，更重要的是不具备心电信号的远程传输能力。患者在使用 Holter 系统后，必须回到医院，将存储的心电信息通过专门的设备进行回放、显示和分析。由于 Holter 系统只能回顾心电监护信息，在发病时无法得到及时的诊断与救治指导，从严格意义上讲，Holter 系统只能算作远程心电监护系统的前端装置。

（二）经电话传送的心电图监护系统

早在 1903 年，Einthoven 就描述了通过电话线传送心电图信号。直到 20 世纪 70 年代，国外才开始将经电话线传送的心电图监测（Transtelephonic ECG monitoring，TTM）投入实际应用。TTM 的基本原理是应用心电记录仪将心电信号记录并转换成声频，即时地通过电话线将其传送至监测中心，再经调制解调器转换成心电图信号。心电 BP 机是一种最典型的 TTM。其核心是一个类似 BP 机大小的心电图监护记录单元和通信单元，用户感觉不适或监护单元发现心电异常时可记录下数秒至数分钟的心电图，通过电话线传输到医院。值班医生在收到信号后，短时间内为患者提供诊断及治疗意见，通过电话指导治疗。临床实践证明：心脏 BP 机是一种轻便、易操作、不受时间地域限制的心电监测工具，具有常规心电图、动态心电图和运动试验不可替代的优势，初步实现了心电监护的家庭化，尤其适用于偏远地区患者和外出患者的长期心电监测。

但是心电 BP 机系统尚有不完善之处：（1）操作较复杂，老年患者不易掌握；（2）主机接收信号和 BP 机发送信号同步配合要求高，若配合不好，需重新开始；（3）容量较小，只能记录数量较少的心电图；（4）患者活动剧烈时,干扰较大。

(三)遥测心电监护系统

遥测心电监护系统一般可分为电话心电遥测和无线心电遥测。电话心电遥测是在心电采集器和心电接收器之间进行遥测,通过电话线将遥测的心电信号传输送到医院的心电监护工作站。与 Holetr 系统及心脏 BP 系统相比,电话心电遥测在心电检测的实时性上有所改进,但会限制病人的活动,且难以做到长时期的监护。无线心电遥测由心电检测单元和无线传输单元构成,心电检测单元把检测到的心电信号通过无线电方式发送到心电接收仪中,后者把心电信号传送给 PC 机,由 PC 机对心电信号进行简单的处理,识别常见的几种心律失常,根据严重程度决定是否将心电图上传给医院。无线遥测心电监护可以让病人在一定范围内自由活动,且心电信号能实时地反映在遥测分析系统中,但是由于通信、电视以及医疗电子仪器的广泛应用,其抗干扰能力差。

(四)基于计算机网络的远程心电监护系统

计算机网络通信技术的发展,为远程心电监护提供了广阔的应用平台,也促进了心电监护系统向网络化方向发展。在基于计算机网络的远程心电监护系统中,通常由 PC 机控制心电信号采集器来完成心电信号的采集,然后再把心电数据通过计算机网络传输到医院的心电监护工作站。前端 PC 机可对所采集到的心电信号进行实时处理、报警和提示,也可将心电数据部分或全部发送到医院的心电监护中心进行进一步分析和处理。按照网络接入方式的不同,基于计算机网络的远程心电监护系统又可以分为通过电话线和 MODEM 拨号上网、综合业务数字网(ISDN)、数字数据服务(DDN)等多种,各种接入方式的数据传输速度也不一样。同时,因特网的飞速发展也为建立基于网络的远程心电监护网提供了绝佳的机会,如何利用先进的网络技术实现经济实用的远程医疗系统,是当前研究的一个新方向。然而,基于计算机网络的远程心电监护系统也存在固有的弊端。首先是系统的前端必须要有可以上网的 PC 机,如果用户家中没有 PC 机就无法使用,而且功耗及成本均较高。其次,虽然目前的计算机网络传输速度在不断地加快,由于用户数量的不断增加,致使网络负担较重,无法保证心电信号的传输速度,更不能保证远程监护所需要的服务质量。此外,目前计算机网络的安全性问题日益突出,计算机病毒的侵害和黑客的攻击等,都可能会对远程心电监护系统造成危害,使其可靠性无法得到保证。

(五)基于移动通信的远程心电监护系统

为了保证受检者所检测的心电信号的准确性和科学性,远程心电监护系统要求用户在日常生活中保持一定的活动。由于承载远程心电监护的通信方式不同,系统要求用户的活动范围也不一样,使得系统采集的信号质量和服务质量得不到有效的保证。正因为如此,随着移动通信能为人们提供更大活动范围、更为灵活的通信方式,基于移动通信技术的远程心电监护越来越受到人们的重视,并成为当今远程心电监护系统的研究热点。

六、可穿戴设备相关技术
(一)可穿戴设备相关技术现状

可穿戴技术是实现低生理、心理负荷下人体生理信号长时间动态获取的有效手段。可穿戴远程医疗仪器将成为新的医疗模式下重要的健康监护、诊断和保健设备,它的广泛应用必将极大地推动中国的远程医疗系统、家庭保健医疗系统以及个人健康监护系统的发展。目前中国市场上可穿戴设备种类繁多,按照应用功能可以分为三类。

1. 人体健康、运动追踪类:Nike+系列产品和应用(fuelband)、jawbone up、小米手环、苹果手环、GlassUp 等。这些设备主要通过传感装置对用户的运动情况和健康状况作出记录和评估,部分需要与智能终端设备进行链接显示数据。

2. 综合智能终端类:如谷歌眼镜等。这些设备虽然也需要与手机相连,但功能更加强大,独立性更强,未来有可能成为可穿戴设备的主导产品。

3. 智能手机辅助类：智能手表等。这些可穿戴设备作为其他移动设备的功能补充，一方面必须与智能手机等设备配合使用，另一方面可以简化智能手机操作。

医疗可穿戴设备如果以健康为主要目的，大致可分为运动健康类和病患监测类。运动健康类主要功能是用来监测运动量、消耗热量、心率、睡眠，主要有手环、手表、智能鞋、贴片等一些可穿戴小设备。例如：小米手环、乐心手环、咕咚手环、华为的 TalkBand 系列手环、Apple watch、华为手表等。病患监测类主要功能是用来帮助慢性病患者监测血压、血糖、脑电，主要有 iHealth 血压计、倍泰多参数生理监测仪等。

基于大数据的移动医疗，可分为三个阶段：第一个阶段是数据采集，通过医疗可穿戴设备完成；第二阶段是数据分析与整合，如苹果公司刚推出的 Healthkit 移动医疗应用平台，可以帮助用户来整合数据；第三个阶段是医疗服务，医生通过由这些设备得到的数据来进行诊疗服务。

很多拥有健康监测数据的医疗可穿戴设备企业，就以硬件为入口，尝试自己建设大数据平台，或者找第三方平台合作完善自己的服务，来帮助用户提供医疗解决方案。医疗可穿戴设备企业，自己开发可用于监测健康数据的硬件设备，同时还提供云服务，再通过自己开发的移动应用软件来连接数据，并对数据进行整合分析，形成医疗解决方案。国内的几大医疗企业旗下就有手表、血压仪、血糖仪等智能产品，并且有自己的移动 APP，以 B2B2C 的模式形成完整的商业模式。目前，可穿戴设备在医疗领域的应用正逐步扩大。除了能检测和监控人体各项数值变化外，近期已有智能穿戴设备投入医用治疗领域，日本熊本大学就研发了一种治疗 2 型糖尿病的可穿戴腰带。据医疗领域市场调研机构 Kalorama Information 统计，2016 年全球可穿戴医疗设备市场将超过 132 亿美元。Kalorama Information 表示，可穿戴医疗设备的市场重心已从健身和改善人类生活领域转向诊断监测，预计未来将在疾病治疗方面大展拳脚。据报道，美国西北大学的 John A. Rogers 教授团队研发出了一款超薄的"皮肤贴片"，可以根据使用者运动时产生的汗水里的代谢物和电解质，监测到使用者的身体健康状况，并将数据实时同步到智能手机上。不过这种硬币大小的皮肤贴片本身是不需要电源的，有效使用时间仅为几小时。

人体的汗水包含了丰富的生理信息，这为生物可穿戴设备提供了新的机会。然而，由于人体出汗过程是复杂的，并且需要从多方面提取出与皮肤有关的有效信息，因此想要完成这项研究并不容易。美国 John A. Rogers 教授多年来致力于生物可穿戴电子设备的研究，终于推出了这款能够从汗水中读出健康信息的超薄贴片，并将此次的研究成果发表在《Science Translational Medicine》期刊上。

使用者贴着这种贴片进行运动时，产生的汗水会通过微流体通道通过整个设备，并进入到四个独立的圆形"储存器"中。每个"储存器"中包含了不同的试剂，代表着葡萄糖、氯化物、乳酸盐和 pH 指数，它们会与汗水中的某些生物化学物质发生反应，这些反应会使得各储存器的颜色发生变化。由于使用者的手机上已经安装了专门的应用软件，软件在分析储存器的颜色变化之后确定人体内各项指标的水平。用户只要通过手机上的读数器就能够获得自己的出汗率和总汗液损失等信息。

更重要的是，不久的将来这种装置有可能运用到更广的领域，如在军事训练中。甚至还能帮助人们对于某些疾病进行排查，如对糖尿病患者进行实时监控。同时，国内企业也在相关领域积极布局，开发各类可穿戴医疗设备。

据市场研究机构 Transparency Market Research 研究表明，医疗是可穿戴设备最具前景的应用领域。医疗健康管理类产品成为市场主流，各种手环、手表等可穿戴设备出现了。因为无论是运动健康类还是医疗监测类设备，都与健康相关，而人的身体健康是最基本的需求。

（二）未来可穿戴医疗设备将发挥的重要作用

1. 广泛用于健康管理、运动监测

可穿戴医疗设备可用于健康人群的体检、疾病筛查以及个人运动监测。心率监控器、可穿戴式健身追踪器、可分析人体成分的体重计，可以用来量测和监控其个性化健身锻炼和日常活动的选项。心跳/健身监控装置可衡量一个人的运动量和速率。

2. 广泛用于各种慢性病监测

可穿戴医疗设备可以通过传感器采集人体的血糖、血压、心率、血氧含量、体温、呼吸频率等生理数据,并将数据无线传输至中央处理器(如小型手持式无线装置等,可在发生异常时发出警告信号),中央处理器再将数据发送至医疗中心,以便医生进行全面、专业、及时的分析和治疗。

3. 广泛用于各种疾病治疗

可穿戴医疗设备除用于生命体征的检测外,还可用于各种疾病的治疗,电疗、磁疗、超声疗法、透皮给药等。如电离子透入贴片可以治疗头痛,智能眼镜可以帮助阿尔兹海默症(俗称老年痴呆症)患者唤起容易忘记的人和事,Google Glass 可以全程直播外科手术等。

可穿戴智能医疗设备承载着人们对于未来科技的憧憬与向往,尽管现阶段产品还存在着诸多设计与体验上的不足,但实现智能化生活的道路充满光明。

(张　雄　刘　瑾)

第四章　远程心电信号转输系统

心脏病的发作往往是随机和短暂的,猝死者从急性症状出现到突然心脏性死亡间隔往往不到一小时,减少猝死的关键之一是建立完整有效的院外监测和急救体系。这个体系包括院外心电遥测与监护,现场抢救知识的普及,急救呼叫快速传送及现场有效抢救等环节。20 世纪 80 年代美国研制成功利用电话线传输心电图的监护设备(TTM)。这一设备在发达国家被广泛应用。近年来我国一些地区也发展了自己的 TTM 系统。现在已有的几种通过电话线传输心电信号的装置只具有一次传输一个通道的传输能力,方式有通过声耦合由电话线传输,或者利用红外线将信号传送到与电话线相连的红外接收器再经电话线传送到监护中心,或者通过无线发射方式传输等。为进一步提高 TTM 的诊断正确性,专家们共识的标准是 TTM 必须是能同时实时传输与监护多导联的心电信号,而且频率响应必须从 0.05 Hz 开始,这样才能准确记录 ST 段与 T 波,不仅能诊断分析心律失常,还能诊断分析心肌缺血。

一、心电图经电话传输

电话传输心电数据的基本过程是心电记录仪记录的心电信号经电话线传至心电监测中心,再经调制解调转换为电信号。由于电极拾取的心电信号非常微弱,必须经过放大后才能传输。而且常规的心电图检查或监护系统的心电信号频率一般要求在 0.05~100 Hz 范围内,不适宜在电话线路上直接传送,所以需先将心电信号调制到音频范围才能在电话线上进行传输。心电信号在传送过程中不允许幅度的失真,而不同的电话线路其传输比大不相同,而且在传送过程中幅度易受干扰,起伏大,所以选择调频的调制方式。为实现同时传输多路心电信号,采用频分多路复用技术,由于扬声器与拾音器的幅频响应的带宽是有限的,在这个带宽范围内不易实现三路以上的调频信号频分多路复用信道,所以采用两路信号的频分多路复用信道。另外,为了能同时监测大于两路的心电信号,又尽可能减少导联自动切换的次数,考虑到肢体导联心电信号之间具有互相依赖的关系,可在发射端只发送两导联的肢体导联信号而在接收端通过计算机计算出另外四个导联的心电信号,称为"以 2 代 6 传输协议"。两个任选的胸前导联心电信号只需经过一次导联自动切换,在肢体导联心电信号传输完毕后发送,两路调制信号的中心频率分别为 1.55 kHz 和 2.55 kHz,调频范围为±30 kHz。两路调制信号相加后,通过音频功放推动扬声器,经声耦合由电话机传输出去。在接收端的通过光耦合接收调频信号,然后由自动增益控制放大器放大,经选频电路分开成两路信号,分别送波形变换电路转换成调频方波,然后经脉冲平均值鉴频电路解调,解调后的心电信号送由计算机控制的模数转换器,计算机将采样得到的心电波形在屏幕上实时滚动显示,并自动存储采样数据,由心电数据库管理。

利用电话线以声耦合方式传输心电信号,心电信号并未直接进入电话线路,保证了用户与电话线路的隔离,而且只要在有电话的地方(包括手提电话或移动电话),用户都可随时将自己的心电信号传输到监护中心,在达到机动灵活的同时,又可以实现实时监护,携带这种装置的用户可以定期通过电话向医院监护中心传送自己的心电信号(实现家庭医疗保健),也可以在病情紧急时亲自或由他人协助将心电信号及时传送到监护中心,监护中心根据对心电信号的实时分析,可以通过电话把病情和紧急处理措施告知患者或现场人员,对病人进行治疗指导,为及时抢救赢得宝贵时间(如:可用于急救车与监护中心间的实时联系,进行急救指导),亦可用于医院中对心脏病患者住院或出院后的随访诊断,使用 TTM 系统的患者可长期发挥即刻监护作用,在发生心脏病或出现心脏病症状时可随时发送,及时提供诊断依据。该系统为远离医院的边远地区或山区农村及去医院困难的患者提供方便的监护与服务,而且通过电话传输价廉方便,有较高的性能价格比。

二、心电图数字网络传输

声耦合方式的电话传输方式,仍属于模拟信号传输的方式,传输过程易受干扰;采用数字网络传输可以避免此问题。其传输的基本原理是在采集端用模数转换技术将模拟信号数字化后,以数字化数据的方式传输至心电监护中心,心电监护中心不必进行数模转换,直接利用数字化数据进行绘图分析等操作。

数字化传输方法可以利用成熟的网络技术保障数据的真实性和完整性,避免了信号干扰造成的数据不准确等问题。同时可利用现有的 Internet 技术和设备完成传输,无须单独进行传输控制方法的处理。有效降低整体的研发和传输成本。

心电数字化网络传输的基本原理图如下:

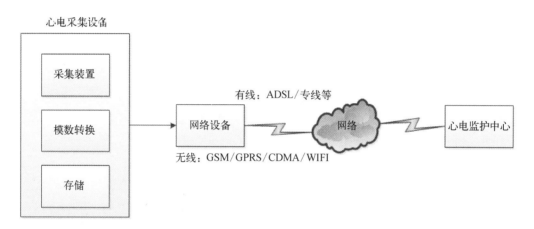

图 4-1　心电数字化网络传输的基本原理

由于当前的数字网络具有带宽高、传输快、网络覆盖广等优点,因此可通过集成不同的网络硬件模块,将心电采集设备与网络设备整合成一个设备,在采集的同时完成传输,即可达到实时监测的目的。

三、心电图经手机传输

当前手机所使用的网络均为数字网络,因此心电图手机传输也是心电图网络数字化传输技术的一个分支。即以手机作为网络传输的一个重要组成部分,用于与心电监护中心交换数据。

手机所支持的网络模式主要有 WIFI、GPRS、CDMA/WCDMA 等方式。从心电采集设备到手机有两种方式:

方法一:通过蓝牙/红外方式完成,在采集设备中加入相关传输模块,并开发数据传输的 APP 植入手机终端,实时将采集设备采集到的数据发送到心电监护中心(图 4-2)。

方法二:将手机与采集设备高度集成为一个主机盒,手机与采集装置共用一个电池,然后通过线路改造,将采集设备中的数据用内部线路传给手机,手机再通过网络传送给心电监护中心。此种方法的优点是集成度高,更可靠更稳定,但相对的开发制造成本要高于方法一(图 4-3)。

心电图手机传输的最突出优点是佩带者不受空间限制,在佩带期间可以自由移动,只要手机信号可覆盖到的位置,数据传输均不受影响。目前主流的手机网络采用的是 GPRS/CDMA/WCDMA 模式,其传输带宽和速率均可满足监护数据的传输要求。

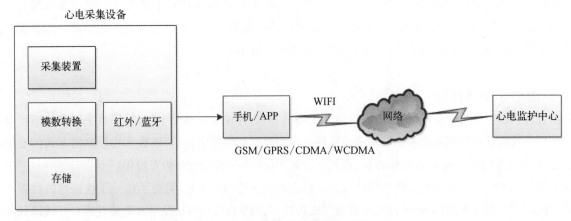

图 4-2　心电图经手机传输示意图（1）

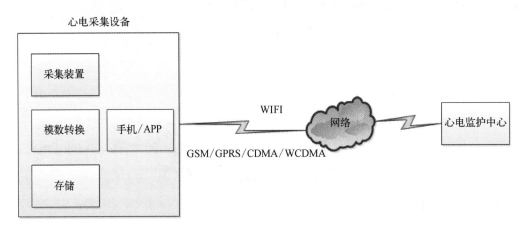

图 4-3　心电图经手机传输示意图（2）

四、嵌入式心电设备

　　心电图手机传输模式下,采集设备与手机是两个独立的设备,且手机仅作为数据传输应用,资源有所浪费:在监护采集的过程中手机不能使用,采集设备需要独立的管理程序,采集设备可能需要独立的显示设备。目前高度集成化的智能设备已成为应用主流,因此,更高度集成化的设备是发展的必然。

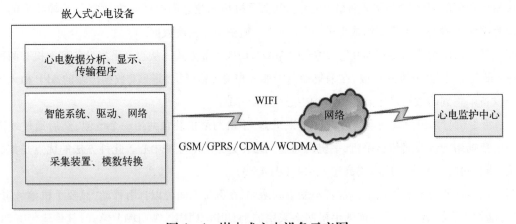

图 4-4　嵌入式心电设备示意图

　　嵌入式心电设备的主体变化为一个智能终端,通过将采集电路集成到智能终端内部,将智能终端打造成为一个智能心电采集、显示、分析、预警、实时传输的设备。

　　该设备具有心电手机传输的全部优点,并且由于其高集成性,总功耗更小,性能更高、更灵活,适用范围更广。

　　远程心电监测终端如图所示:

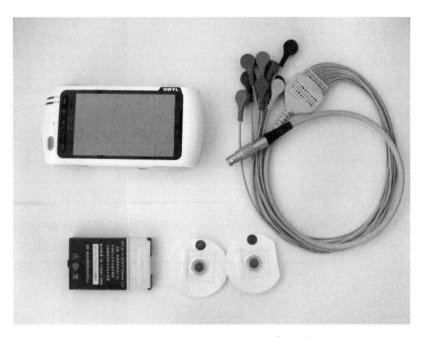

图 4－5　远程心电监测终端实物图

　　应用系统主要用来显示患者心电波形图及自动分析的结果,同时实现前端报警功能。

五、物联网云诊断中心

　　随着科技的不断提高,现代医疗技术高速发展,心血管疾病诊断的数字化方法已经成为不可缺少的临床手段。另外,伴随着网络的不断普及,各医疗机构内部的信息孤岛逐渐消除,在医疗机构内部实现信息共享大大提高了工作效率和医疗水平。

　　目前医疗机构对网络的使用基本处于局域网内,即在医院内部使用网络,因此只有进入医院的患者才能接受医生的观察、诊断和治疗,由于医院的空间有限,上述制约严重影响了医疗观察在地理上的范围。与此同时,在信息网络高度发达的今天,可以看到,各医疗机构由于医生经验、医疗条件的不同,存在着很大的医疗水平差距,优质资源集中在大型医疗机构,普通边远地区患者由于地域、经济条件等原因,很难获得优质医疗资源的专业化诊断和治疗,在消除了信息孤岛后,在更高的层面上发现,各医疗机构仍然存在资源孤岛。

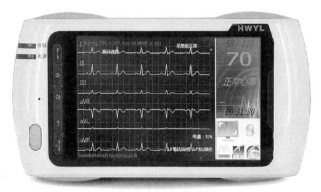

图 4－6　局域网在医院内部传输心电图

　　扩大网络范围,共享优质资源,消除资源孤岛,让普通患者可以就近享受优质医疗资源,及时接受更专业的诊断和治疗,可以大大加强地区整体的医疗服务专业化水平,加强医疗机构间的互相学习,使整体医疗水平共同提高,进而提高全民的健康水平。

物联网技术是由互联网衍生而来,其核心技术,是通过传感器采集物件信息,通过互联网进行信息数据传输,再通过云计算平台等大型计算系统进行处理,最终面向业务提供有用的服务方法的一种手段。

下图为物联网心电平台技术层次图:

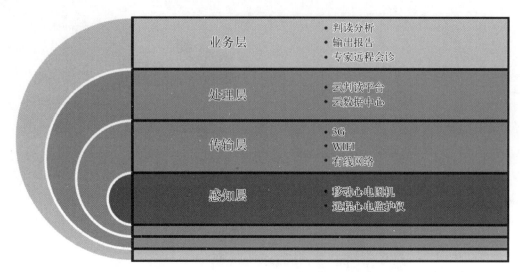

图 4 - 7　物联网心电平台技术层次图

通过物联网与数字化心血管医疗技术相结合,将数字采集的结果通过无线网络技术和互联网技术传入到大型云计算中心,经云计算中心的分析和处理产生分析结果,在安全控制下,经过授权的用户可通过简单的通用终端设备查看相关信息,对患者的心电数据进行人工分析与诊断,大大缩短了患者与医生的距离。

远程心电平台以业务体系为中心,以应用建设、网络建设、数据存储、安全设计、备份系统,以及运行保障等为运行手段,形成可靠的建设和运行体系。

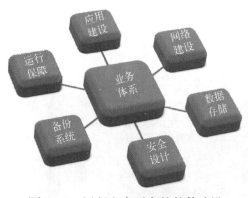

图 4 - 8　远程心电平台的整体建设

通过远程心电平台,医院可向本院及周边患者直接提供心电诊断服务和远程心电监护服务,也可以通过该系统向各级其他医疗机构提供远程医疗诊断及实例化教学等服务,使医院优质资源进一步发挥作用,消除了资源孤岛。

1. 应用建设的主要内容是传感采集端的建设和应用系统的建设。

传感采集端主要使用远程心电监护仪,其主要功能,是实现 12 导联的 24 小时连续、实时心电波形采集与发送,使相关医生可以连续监测患者心电的变化,系统自动分析处理相关信息,实时报警。

系统辅助医生对采集来的数据进行进一步分析和处理,提供了多方面实用的功能,如报警分析、分类诊断、报警模型设计及多角度分析等。其波形分析图如图 4 - 9 所示。

2. 网络建设是以云计算为中心,各应用模块为访问节点进行的,应保证传感层到处理层的正确访问和传输,其数据流处理如图 4 - 10 所示。

根据数据流向,为保证数据传输的质量和减少共有资源的占用,本系统设计同时支持 3G 与 WIFI 模式,同时为保证数据传输的安全性,在采集端到数据中心之间采用了加密数据传输网络。

3. 数据存储是云服务平台云计算服务的重要组成部分。一般通过云平台上部署的操作系统或企业级大型

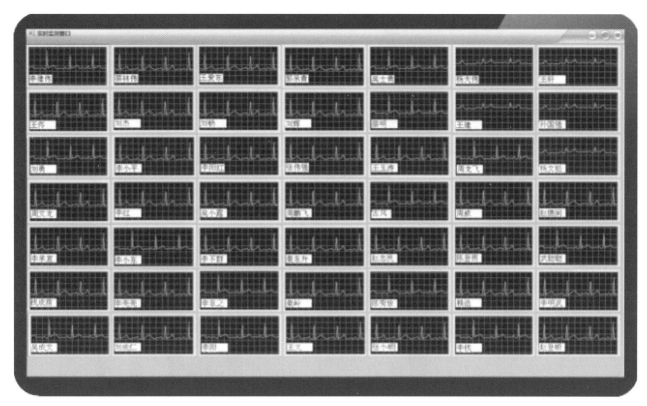

图4-9 远程心电监测综合显示屏

数据库提供的相关服务,可为前端应用交互过程中产生的数据或对象提供有效、安全、无阻塞的归档或查询服务。常见的数据存储方式有四种:在线存储、近线存储、脱机存储和异站保护。不同的存储方式提供不同的获取便利性、安全性和成本开销等级。如条件许可,通过四种存储方式的混合使用,可以达到最有效的存储配置策略。

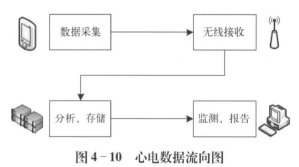

图4-10 心电数据流向图

4. 信息平台的安全与否关键是要认识安全体系中的核心要素,因此需围绕这些要素在系统的每一个环节和系统运行中进行安全防护设计。平台安全的要素包含如下几个方面:

(1)认证:认证是安全的最基本要素。信息系统的目的是供使用者使用,但只能给获得授权的使用者使用,因此,首先必须知道来访者的身份。使用者可以是人、设备和相关系统,无论是什么样的使用者,安全的第一要素就是对其进行认证;

(2)授权:授权是授予合法使用者对系统资源的使用权限,并对非法使用行为进行监测。可以对具体的对象进行授权,例如,某一用户或某台设备可以使用所指定的资源。也可以是对某一组对象授权,或根据对象所扮演的角色授权。授权除了授予某种权利之外,对于非法使用的发现和管理也是很重要的;

(3)保密:认证和授权是信息安全的基础,但是光有这两项是不够的。保密是要确保信息在传送过程和存储时不被非法使用者"看"到。因此,加密技术就成为信息保密的重要手段;

(4)完整性:如果说信息的失密是一个严重的安全问题,那么信息在存储和传送过程中被修改则更严重了。信息安全的一个重要方面就是保证信息的完整性,特别是信息在传送过程中的完整性;

(5)不可否认:无论是授权使用还是非授权使用,事后都是有据可查的。对于非授权的使用,必须是其使用

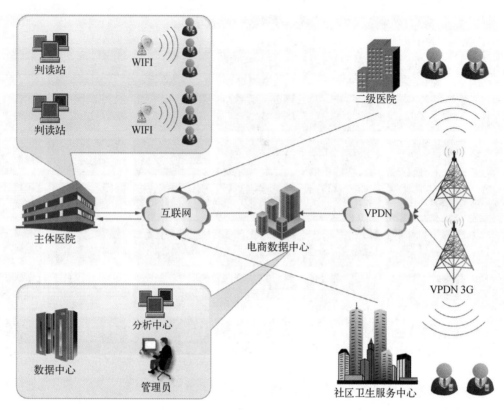

图 4 - 11　心电监护网示意图(VPDN：虚拟网络拨号系统)

者无法否认或抵赖的,这是信息安全的最后一个重要环节。

　　5. 备份系统是数据存储及计算安全得到重要保障的有效补充,一般是为防止系统数据及应用等因软硬件故障而造成的丢失及损坏,而在原文中独立出来单独贮存的程序或文件副本。备份可以分为系统备份和数据备份。系统备份将操作系统事先贮存起来,用于故障后的后备支援;数据备份是用户将数据包括文件、数据库、应用程序等贮存起来,用于数据恢复时使用。备份系统可采用系统灾难恢复、数据远程复制、持续数据保护等相关主流技术。

　　6. 在如上技术层面的基础性建设以外,运行保障和管理也是保证系统持续稳定运行的决定性因素,是系统良性运行的重要保障。远程心电网络系统在一定层面上是大规模的云数据平台,必须通过有效的集中管理系统来运行管理计算、存储、网络等设备,从而快速响应和处理云医疗服务的业务变更、异常事件和持续优化。

(张　雄　邓国辉)

第五章　远程心电分析系统

心电图应用于临床已有 100 余年,是心血管病诊断的重要的常规检查方法之一。但是心血管病往往呈阵发性发作,发作时间短,患者自己平时往往不能发现,这给诊断带来一定困难。心脏病患者和一些心脏疾病高危人群需长期关注自己的心脏状况,定期或随时请求医生帮助。因此,建立有效地延伸到医院以外的远程心电监护及救护体系,是提高心血管病防治水平的有效途径,同时,也有效解决了医疗机构地域间的协同医疗与专业支撑。现在,远程心电监护与分析技术平台就弥补了这个需求,利用计算机及现代通信技术远距离采集、传输、监测心电图,通过实时监测可捕捉偶有或一过性症状出现时的心电图表现,弥补了常规心电图(ECG)与动态心电图(Holter)的不足,可作为远程心电监测及会诊的有效支撑平台。

一、心电图自动分析方法概述

20 世纪 70 年代,Knoebel 等曾用数字计算机分析 24 小时磁带机记录的 Holter。信号经过模数转换后,求 RR 间期直方图。虽不能精确诊断各种心律失常,但能较好地识别 QRS 波群。

心电图自动分析包括初始化、预处理、波形识别及统计结果四个步骤。

初始化包括阈值计算、可接受数据的检验、心动周期始末确定和对各周期检测参数报警界限选择等,据不同要求作相应规定。为了便于管理,有时还需要输入病人编号、姓名等其他信息。

预处理的目的是改善信号质量,提高信噪比。由于要进行基线校准及消除基线漂移干扰、滤波等,所以基线的确定对研究 ST 段偏移尤其重要,滤波的目的是要滤除信号中可能存在的不需要的高频部分。

波形识别的研究进展缓慢。研究所采用的方法很多,包括模拟微分、数字微分、频率分析、连续傅立叶变换、离散傅立叶变换、快速傅立叶变换、功率谱分析、峰值及谷值检测等。

统计结果要求对分析结果做出统计。有的 ECG 自动分析系统能给出病情详细报告。如果 Holter 系统报表是 24 小时 ECG 数据分析处理结果的概括与统计,它全面反映了患者 24 小时 ECG 状况,包括每小时的最大、最小与平均心率,心搏总数,最大 ST 段偏移,以及各种类型的异常波形发生数。

二、心电图自动分析算法

心电图是由 P、Q、R、S、T、U 各波所组成的,这些波具有不同的电生理意义。在临床诊断中,医生根据各个波的幅度、形态、各波之间的间隔时间和波的持续时间的测量来判定分析心电图是否正常。在心电图自动分析中,为了测量各个参数,对于各个波的起点、顶点和终点的自动识别,即特征点的识别是最基本的第一步。心电诊断的准确性大部分都取决于波形识别的精确度。

(一) QRS 波检测

QRS 波检测是心电波形识别算法中的关键部分。其中,R 波顶点、S 波终点的检测又是最重要的。根据这些测量点可以判断或计算出心率、基线、RR 间期及 ST 段测量点等,为后面的心律失常检测提供原始的分析数据。

1. 基于经验逻辑的 QRS 波实时检测方法

（1）峰值检测法

在通常情况下，R 波峰值是 ECG 信号中的最大值，因而可以采用逐点比较寻找其最大值，并再设置一定的阈值，超过阈值即为 R 波的峰值。这种算法简单，但可靠性不高。当噪声较大、基线漂移严重、T 波幅度可能超过 R 波峰值时，误检率很高。

（2）差分阈值法

由于 QRS 波的变化率最大，而 P 波、T 波及基线漂移的变化率都较小，若对心电波形做差分运算，便能突出 RQS 波。根据 ECG 信号的自学习过程求得的波差分值，将每拍现时的 R 波差分值和阈值比较，超过阈值者即为 R 波。

（3）可变斜率阈值法

其设计思想与差分阈值法相似。但这种方法每次心动周期 ECG 斜率阈值 K_g 为前次心拍 ECG 斜率最大值 K_{max} 的 0.7。若连续两次出现相临采样点之差大于 K_g，则认为此时为 R 波。这种算法可根据 ECG 信号幅度的变化对阈值作及时地调整，避免了高 P 波、高 T 波、ECG 信号幅度变化及基线漂移时出现误识别的情况。

（4）微分法

利用 A/D 数模转换来的采样数据，取 △t 等于采样间隔 T。将最新采样点与前一个采样点相减作为导数的相似值。由最大正微分值来确定 R 波的出现。若在最大正微分值前 0.128 秒内，微分值大于 9.375 mV/s，则 R 波存在；若微分值不大于 9.375 mV/s，则无 R 波。

2. 基于数学模型的 QRS 波检测方法

基于数学模型的方法，一般采用频域谱分析、随机信号统计、子波分析等信号处理技术。神经网络理论和模式识别技术等方法也逐渐移植到 ECG 检测中。

（1）数字滤波。滤波技术的应用主要是为了消除干扰，滤去基线漂移，提高信噪比。

（2）模板匹配法。其原理是把 ECG 采样信号与预存储的 ECG 波形模板逐点比较，当待处理信号与模板耦合时其相关性最大。常用的比较方法有平均方法、最小二乘法和面积差分法等。所存储的信号可以是正常或非正常的 QRS 信号。

（3）基于先验的最大估计可变阈值法。

（4）隐式马尔可夫模型分析法。这种方法把 ECG 信号看作一个随机序列，每个波和线段作为隐式马尔可夫链的隐形状态，根据先验知识即提供的已知 ECG 的状态与采样值，计算各种状态相应于采样点的概率，而后把这种概率分布与待处理的 ECG 信号结合，识别出信号中的 QRS 波。这种方法对高 P 波和高 T 波有一定区分能力，但计算量很人，实际应用困难。

（5）句法算法。这是一种基于图像识别的方法。其根据 ECG 信号的病理特征不仅与波形的各种参数有关，而且与其波形形态有直接的关系。句法算法是把 ECG 中不同的波形和线段分解成一系列的模式（线段或尖峰），把每个模式的特征参数（如线段的斜率、起点、终点等）用一组符号表示。检测这些符号构成的序列，当某一序列符合 QRS 波所具有的符号序列时，则判定该序列所对应的线段为 QRS 波。

（6）包络法。这种方法就是求取 QRS 波的包络，形成对应于 QRS 波的正向脉冲，从而检测出有关参数。求 QRS 包络的问题最终归结为对原始信号具有微分特性的 FIR 滤波器进行处理等问题。这样求出的包络可经平滑处理消除可能产生的波动。这种算法有时会把高大的病态 T 波误检为侧 T 波。

3. 基于数学形态学的 QRS 复波检测方法

数学形态学首先是作为一种集合论方法应用于几何结构的分析上。形态学算子其实质是由表达物体或形状的集合与另外称为结构元素的较简单集合之间的相互作用。结构元素的形态决定了这种运算所提取的信号的形态信息。

（二）心律失常检测算法概述

心电图波形识别的主要目的是为心律失常检测提供数据。不同的医生诊断心律失常的标准不同。

每个心脏科专家都有他们自己分析心电图的方法,并且更多应用以往的经验而不是依靠数据定量分析。某一个专家认为是危重的心动过缓,在另一位专家看来不过是缓慢而正常的心律而已。因此诊断心律失常是一个眼和脑并用的数据信息处理过程,计算机都不具备这种灵活性。现时应用于心律失常自动分析的算法是专家经验数据化的结果。

心律失常检测的种类很多,一般根据计算时间的限制和实际应用的需要选择十种左右。常用的心律失常检测内容有:心动过速、心动过缓、漏搏、停搏、室性早搏、联律、室性早搏伴 RONT 现象、室扑、室颤及室上性早搏等。

采用模块化的结构程序设计方法可以方便地实现心电图自动分析系统。基线漂移和干扰产生的伪差造成误诊的情况很多,这主要依靠波形识别算法的改进,同时要提高诊断的正确信噪比;注意心电图导联和电极的选择,避免特殊图形;改进程序,提高对 P 波的识别能力等。

三、远程心电图分析系统的网络架构

远程心电分析系统基于生物医学工程、物联网、蓝牙通信技术、3G/4G 移动网络技术、云计算及网络安全架构统一构建,在成熟 IT 技术支撑下,实现病人、医院、诊疗服务中心、医生服务团队的协同服务,为心血管疾病防治提供完美的解决方案。

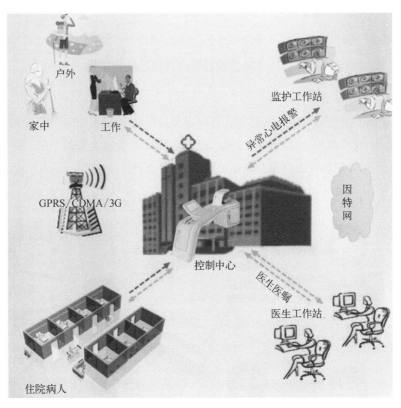

图 5 - 1　远程心电分析系统的网络架构

（一）远程心电分析系统的应用

1. 全面优化心血管病救治流程

利用移动物联网技术,通过 3G/4G 网络将患者的生命体征数据远程、实时、同步传输到医院各相关科室,全面优化核心流程,实现院内绿色通道各环节无缝衔接,协同救治。

(1)120急救转运患者救治流程优化

通过在救护车上搭载急救包(包括远程动态心电、动态血压、动态血氧监护仪)可以满足救护车到达患者身边或突发公共事件现场,即可为患者佩带远程传输设备,通过网络将患者生命体征数据传递给医院急救指挥中心,并同步传输到急诊科医生工作站、心导管室、CCU以及相关临床科室。实现各相关救治科室,能够远程、实时、同步掌握患者的各项生命体征数据,提前了解患者病情。急救指挥中心根据实际情况远程指导用药、并通知相关临床科室、手术室提前做好接诊、抢救准备。以上心血管疾病救治流程的优化,大大缩短急救的时间,达到国际标准,可以为心梗患者创造生存的奇迹。

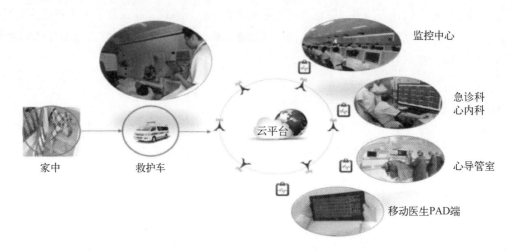

图5-2 120急救转运患者救治流程优化

(2)基层医院转送患者救治流程优化

基层医院发现胸痛疑似心脏疾病患者,依据患者情况启动远程会诊或向上级医院转诊转运流程,在医院或救护车上使用远程动态心电、动态血压、动态血氧监护仪,进行远程实时传输患者的心电、血压、血氧等生命体征数据,上级医院进行远程指导,并启动院内胸痛中心绿色通道,随时进行接诊急救。搭建了远程互联网+医联体的服务架构,推动了分级诊疗,实现优质医疗资源下沉。

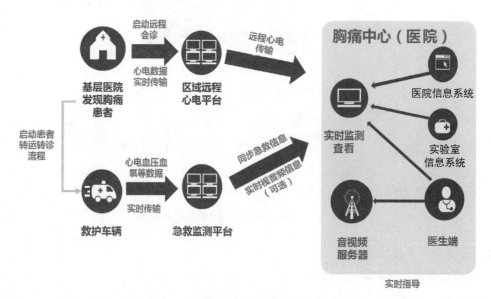

图5-3 基层医院转送患者救治流程优化

（3）自行来院患者救治流程优化

患者自行来院就诊,急诊科心脏诊室进行远程动态心电监护仪、动态血压等检测,通过平台实时同步传输患者的心电、血压、血氧等生命体征数据到心内科,确诊后启动院内胸痛急救绿色通道并同步激活导管室。

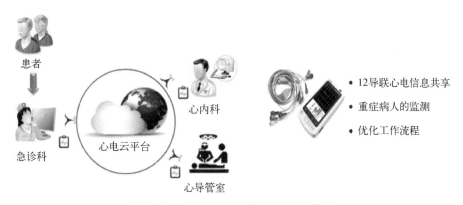

图 5-4　自行来院患者救治流程优化

（4）院内发病患者救治流程优化

院内各科室、门诊、病房、监护室等的病人发生胸痛状况,可以迅速进行心电检测,通过平台实时同步传输患者的心电、血压、血氧等生命体征数据到心内科,确诊后启动院内胸痛急救绿色通道并同步激活导管室。

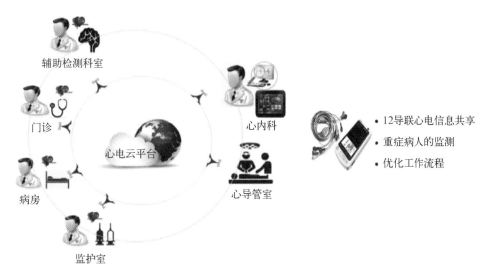

图 5-5　院内发病患者救治流程优化

（5）低危患者救治流程优化

针对低危胸痛患者可以进行动态心电图的持续监测关注,确保病情变化时可以及时评估,平台提供多科室会诊及 24 小时检测服务（图 5-6）。

（6）术后患者的院外康复治疗流程优化

医生可对术后出院患者进行远程实时动态心电 24~72 小时监护,监测平台会进行不间断监测及高危异常状况报警,医生根据患者康复状况进行专业的术后康复指导（图 5-7）。

2. 对分级诊疗服务体系的支撑

远程心电分析系统也可协助医疗机构搭建分级诊疗体系,上级医院与基层医院可进行双向转诊,实现社区、各级医院相互转诊一体化（图 5-8）。

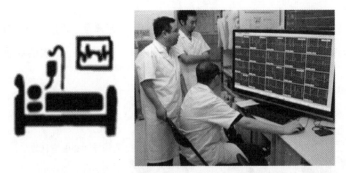
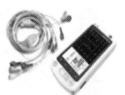

动态心电监护仪

图 5-6 低危患者救治流程优化

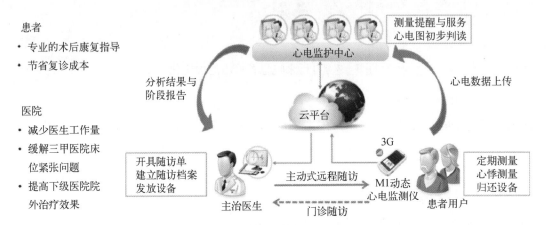

患者
- 专业的术后康复指导
- 节省复诊成本

医院
- 减少医生工作量
- 缓解三甲医院床位紧张问题
- 提高下级医院院外治疗效果

图 5-7 术后患者的院外康复治疗流程优化

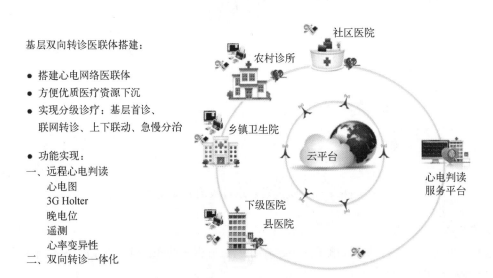

基层双向转诊医联体搭建:

- 搭建心电网络医联体
- 方便优质医疗资源下沉
- 实现分级诊疗:基层首诊、联网转诊、上下联动、急慢分治

- 功能实现:
  一、远程心电判读
    　心电图
    　3G Holter
    　晚电位
    　遥测
    　心率变异性
  二、双向转诊一体化

图 5-8 对分级诊疗服务体系的支撑

　　基于互联网+远程心电监护的远程心电中心整体建设方案,完美地实现了"院前急救→全程监测→联动治疗→术后随访"的全覆盖服务。强化对周边基层医院的业务指导和分级诊疗管理,有利于医院的渠道建设,可以带来良好的社会效益和经济效益。将急救、发现恶性心律失常的时间大大缩短,不仅可以挽救更多的生命,还可以减少住院时间和费用,加快病床周转。同时实现地区内主要医疗单位心电数据、急救数据的上传,实现构建和谐心电网,打造医院新特色,为智慧医疗提供新亮点。

（二）大数据时代远程心电分析系统的展望

心电大数据平台借助目前的大数据分析及处理技术，通过整合区域乃至国际医疗资源，将医院内的心电数据、基层医院与上级医院远程诊断的心电数据，以及院前120急救心电数据进行集中存储，从而实现覆盖跨地域的立体化心电数据中心和服务平台。通过无限量心电数据库，全球各国各地区之间可实现联网传输，将中心工作站的心电图像通过手机、Pad或计算机发送给医生；将各级医院、社区卫生服务机构、诊所、急救中心、养老院和家庭都接入互联网，利用可携带式心电监测仪对个人进行实时监护，还能根据医院特点量身定制特殊的系统。随着信息技术的发展，心电大数据网络时代即将拉开序幕。

1. 心电大数据平台的构建

（1）心电大数据采集

心电大数据有四个主要的来源：一是院内环节，包括医院门诊、病房、急诊传输的心电图数据。二是院外环节，包括社区卫生服务中心、体检中心、急救中心、养老院传输的心电数据。三是移动环节，即正在兴起的可穿戴式心电监测设备，如基于蓝牙和智能手机的心电监护，以此来获取我们日常行为中产生的健康大数据。四是研究环节，包括临床对比研究、临床随访，这些数据尤其对药企的帮助非常大。

（2）心电大数据系统的搭建

在录入受检者基本信息后即可进行心电数据的采集，通过无线、有线或者互联网系统将数据传输到心电工作站，由心电专科医师出具诊断报告，同时可以邀请全球专家协助诊断，而临床医生则可以直接从网络上调阅心电图报告。利用心电大数据平台，各国各地区都能实现院前、门诊、病房心电图的数字化采集、记录、诊断、存储和一体化发布，并实现全球联网传输。

2. 心电大数据的应用

心电大数据平台实质上是一个以点带面的立体网络构架，该构架从初级库过渡到标准库、从数据储存过渡到数据管理调用、从应用类产品过渡到服务类产品、从单一心电数据库过渡到多参数联合数据库、从数据整理过渡到数据挖掘。这样层层相扣实现了基层医院与中心医院以及各国专家之间的心电检查会诊功能，从而实现区域内心电图检查设备和高端人才资源的全面共享，乃至从整体上提高全球心电诊断质量和卫生服务水平，为物联网和云计算的未来奠定基础。

（1）临床价值

对于心电专科医师来说，心电大数据平台彻底改变了心电医师的工作方式，包含了诸多特殊功能，如：远程会诊、自动序列比较、精确的测量工具、自动工作量统计生成表、各科室工作量检索等。其中远程会诊功能实现了与全球心电专家的网络交流，开阔视野的同时对心电专科医师自身技术的提高大有裨益。心电图与患者病史及临床诊断脱节，难以实现心电图数据共享。基于智能手机的可穿戴式心电监护系统体积小、性能强、操作方便，并且对穿戴中的日常生活行为不会造成任何的约束与干扰，能够存储穿戴者大量的心电信息，该装置的报警功能可以将异常波形片段及时传送至心电医师工作站，最终实现远程实时心电监测，为患者生命的每一刻护航。

对于临床医师来说，心电大数据平台无疑为他们的工作提供了更加便捷、高效的武器，主要体现在及时性，尤其是对急症、危重症患者的心电诊断上。临床医师不必长时间焦急地等待心电图结果而影响对病人整体病情的判断，该平台提供的检索功能更是方便临床医师调取患者以往的心电报告，依据心电图的动态演变对患者整个病情进行全面掌握。及时了解患者病情（介入术后）；及早发现各种治疗的毒副作用和并发症（药物）；减少医疗纠纷（及早诊治）。此外，还提高了诊断的准确性，避免了高血压、高血糖的老年人记录笔误；提高了检出率，多次心电监测可以发现一过性异常，发现了许多亚健康状态的功能异常，如糖耐量异常，从而提早预报，促进居民健康的生活方式，预防糖尿病；提高了社区医生工作效率；全面进行生理监护，加强慢性病管理，资料准确，健康档案备份，多种慢性病同时管理，医院、社区、患者及时有效沟通，无创、多次、效价比好。

对患者来说,心电信息的共享可减少就诊于不同医院所带来的不必要的重复检查,方便患者上网查询自己的心电检查报告。增强了社区患者自律性,提高了慢性病患者的依从性。此外,有助于部分解决看病难的问题(社区就医);减少了医疗费用(偏远地区患者);避免误诊误治。

对心电图或心功能科来说,心电大数据平台实现了数字化网络管理,无纸化操作,同时降低了科室的运营成本。在传统模式下,人工干预过多,如检查收费、报告生成等流程皆需人力介入,易造成监管混乱,而心电大数据平台大大降低了心电诊断流程的时间成本。同时可以对科室员工的工作量和状态进行统计,能够发现管理薄弱环节,更好评价员工,激励员工,为科室创造更大的效益。在全球一体化进程的推进下,心电图室或心功能科将不再是心电信息的"孤岛",而是构成全球心电大数据平台不可或缺的一个单元。

(2)科研价值

心电大数据平台在科研上的价值主要体现在对海量数据的处理,如:自动检索所有 V_5 导联 R 波超过 1.3 mV 的高血压患者的 ECG、年龄在 50~59 岁的女性下壁心梗患者的 ECG 等。此外还可以进行大规模正常人群的流行病调查、新医疗技术的评估(如房颤消融的效果)、前瞻性临床试验、相关指南的实施情况研究。构建区域性心电数据库可以开展以下研究:提早复极的流调、正常变异心电图的重新认识、冠心病 J 波大小的变化、猝死预警信号的变化、离子通道复极 T 波改变临床基础研究、猝死研究注册登记、酒后晕厥 ECG 出现 Brugada 波、遗传性 Brugada 家族、Tp－e 间期、复极离散的临床研究、不同地区心电图的正常值、HRV 协作研究、T 波电交替、P 波新指标协作研究(测量软件)。心房颤动数据库可以开展以下研究:建立注册管理系统、无症状性房颤的发生率及其对血栓栓塞的影响、特发性房颤及有器质性心脏病房颤血栓栓塞发生率的差异、前瞻性评价射频消融围手术期药物治疗对房颤复发率的影响、房颤与猝死的关系、阵发性房颤演变为持续性房颤的预测指标。室性心律失常数据库可以开展以下研究:心脏猝死、儿茶酚胺敏感性室速、特发性室性心律失常对心功能的影响、ICD/CRT/CRTD 适应证的情况。

（张　雄　邬小玫）

第六章　远程贴片式心电监护机

一、远程贴片式心电监护概述

1. 产品简介

远程贴片式心电图技术是指将"微型心电图机"直接粘贴在受检者的胸部或其他相应部位的皮肤上,采集受检者的心电信息,并能储存在该"微型心电图机"的芯片内,根据临床需要,用蓝牙技术,将储存在芯片内的心电信息,发送到电脑、手机上,再传输给心电分析中心,然后作出心电诊断报告的一种新技术。

这种远程贴片式心电图机采用随弃式一次性使用的方法,用毕即丢弃。有的时候为了节约成本,可将该产品回收,剥离外表电极,取出芯片,然后经过加工再重复使用。

目前器械设计生产界,在新型材料使用、产品形态、附着方式、是否可重复使用、人机交互模式、实时与离线工作模式、人工智能辅助判读、大数据分析及专家系统、是否支持云端部署、数据安全与兼容性等方面展开着充分、扎实的工作,并在国内外已有规模性的临床试验和批量使用。

2. 产品分类

按照产品形态可以分为采集、存储、联网一体机和蓝牙/WIFI 加无线网关两种类型;

按照产品的人机交互方式可以分为通过手机交互和哑终端离线存储两种类型;

按照电极可以分为通用电极、定制专用电极贴片和变形的织物电极等类型;

按照导联数量可以分为单导联和多导联两种类型。

其中采用皮肤粘贴,蓝牙与手机或无线网关数据传输,云端接入与心电分析等是目前的主流形态。已从实验室走向临床,并在 2015 年取得突破性进展。可以预见织物电极、电子纹身薄膜材料在验证可靠后,将会进一步完善贴片式心电图的用户体验和使用范围。

3. 关键技术

远程贴片式心电图涉及多个交叉领域,其中的技术关键点包括设备小型化及低功耗处理技术、附着材料及导电材料技术、数据结构保密性及兼容性、人工智能信号处理及识别技术、测量信号与多导联心电图金标准对应关系、医疗服务资源与现有医疗服务体系融合的交互模式等。

二、远程贴片式心电图系统架构

远程贴片式心电图,基于成熟的网络通信技术和数据库技术,拉近了用户与心电专家及临床医生之间的时间和空间距离,使实时服务成为可能。通过远程贴片式心电图应用系统(图6-1)

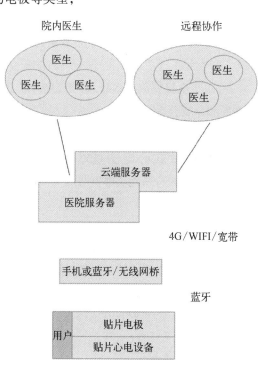

图 6-1　远程贴片式心电图应用系统框图

可以实现：

1. 心电图远程监测,本地实时/准实时/离线诊断;

2. 与医院信息系统对接;

3. 历史数据汇总、追溯、比对;

4. 人工智能辅助过滤、事件识别、异常筛查、预警;

5. 协助远程会诊单位、受检者、分析中心以及有关机构的心电信息共享。

用户为家庭个人受检者或医疗单位受检者,贴片式心电图采用贴片电极,电极内藏芯片,具有记录、发射功能,通过蓝牙技术,将心电信息发送到受检者的手机上,再经过网络系统(4G/WIFI/宽带),将心电信息发送到云端服务器再转送到医院服务器,由相关远程心电监测中心或医院心电会诊医生,对受检者发来的心电信息进行分析,并出具心电图诊断报告。再通过网络系统发回给受检者或受检单位。

三、远程贴片式心电图主要特点

1. 远程贴片心电图机的优点是体积小(一般质量在5~15克),可以粘贴在身上携带使用。一般可以采集3~7天心电图,通过增加存储容量和降低设备功耗,最多的可以采集心电图信息一年(事件记录)。由于没有传统心电图机的导联线影响,可随时随地和连续采集心电信息,使用方便,很受受检者欢迎。

2. 采集心电信息的时间长,通常每天有10万次心跳,即10万次心电信息,一周就可采集到70万次心电信息,一个月就能采集到300万次心电信息,这是一般Holter所不能达到的。尤其适合于偶发性心律失常(室上性或室性心动过速、阵发性心房颤动等)的监测和诊断。需要分析时,可启动蓝牙功能,将已采集到的心电信息发送到心电信息接收器(如手机、电脑或云端工作站)。经心电监测中心医生并出具心电图报告,供临床医生分析参考。

3. 远程贴片心电图机目前价格还比较贵,一般监护一天要数百元,这是由于产品初始投入经费较大。如果能形成大批量生产,能降到几十元监护一天,这样就可以与常规Holter竞争。随着人工智能技术的加入,用户和病员的使用成本将进一步降低,有利于该产品使用范围进一步扩大。

4. 由于电极片长时间粘贴在皮肤上,皮肤反应问题尚未完全解决。目前贴片时间在三天以内,受检者可以接受,若超过三天就需要优质的皮肤粘贴制剂。主要看临床需要和受检者的皮肤耐受能力。由于长期粘贴在皮肤上,透气性差,毛孔无法出汗,会导致皮肤发痒、发红。

5. 由于电极安放在胸部,是模拟胸导联,记录的心电图波形与12导联心电图波形略有不同,这样对心电信息的判断和分析会受到影响。

四、远程贴片式心电图基本结构

远程贴片式心电图系统由四组设备组成,分别是贴片设备、数据网关设备、数据服务器及存储服务器、医生服务工作站及移动终端。

1. 贴片设备

本组基本结构由四个部分组成:(1)心电芯片:可以接收、储存心电信号。(2)蓝牙芯片:用于发送心电信息。一般心电和蓝牙芯片是制作和集成在一起的。(3)电池:提供芯片和蓝牙的电能和动力。记录时间越长,要求电池容量越大,电池体积增大,多数采用纽扣电池。(4)贴片:制作成一定的形状,以便将该种微型心电图设备(即贴片式心电图)能粘贴在人体皮肤上,供受检者连续采样应用,改变了传统动态心电图设备导联线的心电信息采样模式(图6-2,图6-3)。

2. 数据网关设备

与贴片设备配合使用的数据网关设备一般是智能手机,也有一些在研发的专用网关设备。其主要功能是接

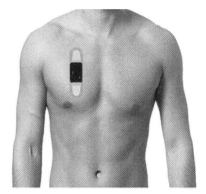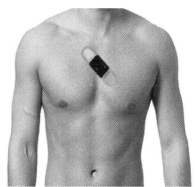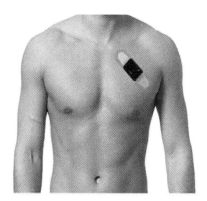

图6-2　远程贴片式心电图佩带示意图

根据临床需要可在受检者胸部的左上、中上、右上按需各粘贴一片(必要时也可多片)贴片式心电图电极,并接收受检查的心电信息,并将接收的心电信息全部储存于贴片设备内,在需要分析时,用蓝牙技术将储存的心电信息发送出来(一般发送给相应的手机)。

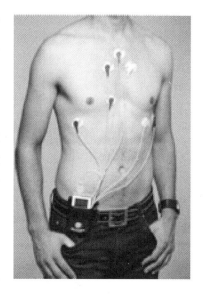

收贴片心电通过蓝牙发送的心电数据,进行数据压缩、加密、本地暂存,并传输至服务器端,同时,也是贴片式心电用户获取医学信息、与医疗人员进行交互的设备。随着智能手机的普及,在智能手机中安装定制的应用软件,即可使智能手机具备贴片心电的数据网关设备。

3. 数据服务器及存储服务器

传统的数据服务器和存储服务器往往配合医院信息系统使用,随着移动医疗、互联网医疗和互联网健康的兴起,基于云端部署的服务器系统从可靠性和经济性方面,越来越凸显优势。但是需要注意以下几个问题:(1)隐私保护与数据安全;(2)敏感信息发布及医学伦理;(3)跨平台数据互通互联;(4)服务质量保证。

4. 医生服务工作站及移动终端

配合贴片式心电图的使用需求(实时性和远程性),除了传统的心电医生工作站之外,一种基于移动智能手持设备的移动服务终端也逐渐普及。这种移动服务终端,提供了一种无缝连接医疗资源与用户之间的有效手段,提供心电信息分析报告(图6-4)。

图6-3　传统动态心电图需要导联线连接电极片

传统动态心电图检查时,受检者身上粘贴了许多心电图电极片,以及心电导联线,一般只能在24小时监测结束后,再进行心电图回放和分析,身上导联线很多,操作较复杂和麻烦。很难得到实时心电信息检测结果。

五、远程贴片式心电图相关工作人员组成

远程贴片式心电图技术服务链由下列相关工作人员构成。必须将这三组人群合理组合,才能做好远程贴片式心电图工作。

1. 受检者与工作人员

指用户例如体检人群、亚健康保健人群、心脏病人以及需要急救和监护治疗的人群,以及安装贴片电极和使用心电设备及心电信息远程传送的设备的人员;也包括医疗保险收费等相关部门。

2. 心电信息诊断与分析专家

由第三方心监测中心或医院内心电会诊医生组成,主要是将传送的心电信息进行分析,作出心电图诊断报告。

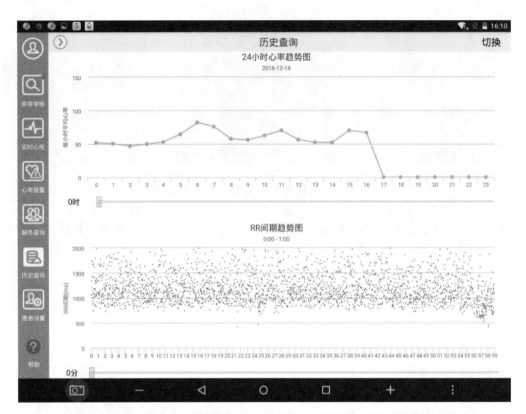

图6-4-1　贴片式心电图的PDA移动医生终端显示的追溯功能分析

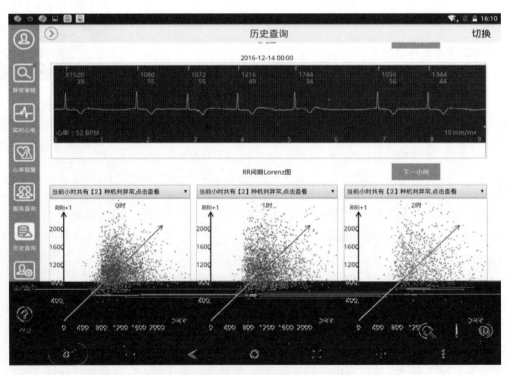

图6-4-2　贴片式心电图PDA移动医生终端的Lorenz散点图

3. 提供后续服务人员

发现心电正常或异常后给予善后服务,明确临床诊断,给予相应治疗,观察随访以及康复护理保健等一系列服务的相关人员等。

六、国内外主要产品简介

1. 美国产品

美国较早开始对便携式、穿戴式心电设备的开发与推广,其中较为代表性的企业有 Cardionet, Vital Connected 公司的产品(图 6-5);Ihealthlabs 公司产品(图 6-6);Zio 公司产品(图 6-7);美敦力公司的产品(SEEQ)(图 6-8)。

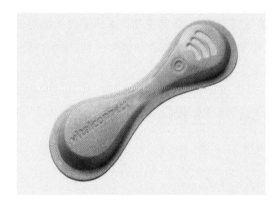

图 6-5　美国 Vital Connected 公司的
贴片式心电图产品

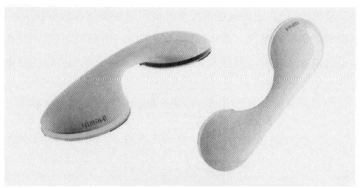

图 6-6　Ihealthlabs 公司的贴片式心电图产品

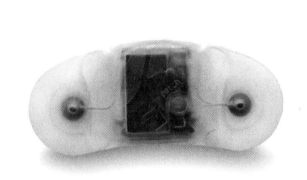

图 6-7　Zio 公司的贴片式心电图产品

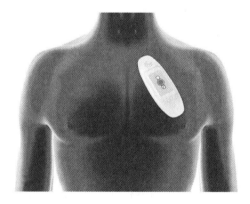

图 6-8　美敦力公司的 SEEQ 移动式心脏
远程监护系统(MCT)

Zio 公司贴片式心电图用于复杂心律失常检测,尤其是心房颤动的检测。该公司宣称"获得了比常规 Holter 更加准确的结果"。

美敦力公司的 SEEQ 移动式心脏远程监护系统(MCT)。SEEQ MCT 系统远程监护每一次的心动,并自动将重要的心律数据传回到美敦力监护中心。

国外研究者认识到,尽管心电图诊断标准依然是基于常规 12 导联心电数据,鉴于远程心电数据的收集和分析的便携性及低成本,这种超便携式的心电监测设备对于家庭及工作场所的心电监护、检测依然有着突出的优势。

　　2016 年 7 月,美国 Bardy Diagnostics 公司将 Carnation 与 Zio 贴片式心电图进行了对比试验。旨在确定贴片式心电图的新型 P 波检测技术。

　　贴片式心电图或基于同样检测原理的变形设备(如手表、腕带、臂环等),也获得了国际上顶级公司的极大关注,包括美国苹果公司、TI 公司、Intel 公司。而与此同时,更多的美国厂家在提升贴片式心电图的可靠性和舒适性方面展开卓有成效的研究工作,譬如 SIP(片载系统)、电子纹身、形状记忆材料、石墨烯薄膜、干电极,等等。

2. 日本产品

　　日本是老龄化严重的国家,很早便开始了移动心电设备的研发,但是随着中国电子产业的崛起,日本贴片式心电图领域的研发和临床重点逐渐向基础材料及老年看护应用转移。也研制一些类似于贴片式心电图的织物贴身式心电图技术,制成织物式心电图产品(图 6-9、图 6-10、图 6-11),使用此类织物电极的好处在于穿着方便,可反复水洗,可以很好地缓解传统心电图电极凝胶和压敏胶所带来的皮肤不适,但是目前的技术水平尚无法对于滑动情况很好地解决。此外,日本 UNI Tools 公司和东芝公司也正在开发贴片式心电图产品(图 6-12、图 6-13),但是这两家公司的产品尚未获得 FDA 认证,目前应用方向为健康级服务。

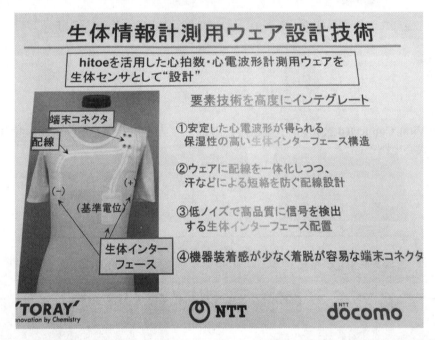

图 6-9　日本 NTT Docomo 公司与合作伙伴 TORAY 公司的织物贴身式心电图有关信息资料之一
(这份信息资料显示"织物式心电图本身的图式",介绍设计技术)

3. 中国产品

　　随着中国的制造技术在全球逐步占据主导地位,以及科研实力的迅速发展,中国的科研机构和企业在贴片式心电图领域取得了令人欣喜的发展。

　　大量的传统医疗设备企业和新兴研发企业在很短的时间里推出了具有中国特色的设备和系统,并且做了大量扎实的研究、开发工作和严谨的临床试验。

　　借助中国领先于全球的互联网技术及基础设施,顺应互联网医疗和健康大数据的浪潮,中国企业的产品具有一个共同的特点,即设备结合云数据服务。其中代表性的产品和系统包括:深圳迈瑞公司的贴片式心电图(Mr. Wear)产品(图 6-14);南京熙健公司的 SnapECG 贴片式心电图产品(图 6-15);上海朗朗信息公司的多种款式贴片式心电图产品,以及采用人工智能技术所实现的信号自动采集、预处理系统(图 6-16)。

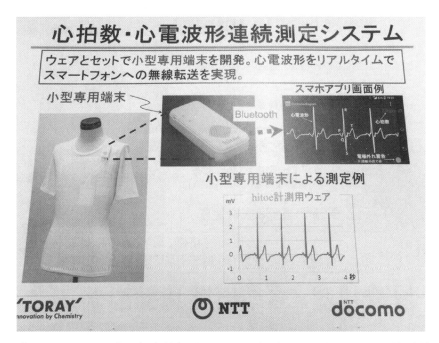

图 6‑10 日本 NTT Docomo 公司与合作伙伴 TORAY 公司的织物贴身式心电图有关信息资料之二
（这份信息资料同时介绍心电信息的采集和发送，并显示出采集到的心电图）

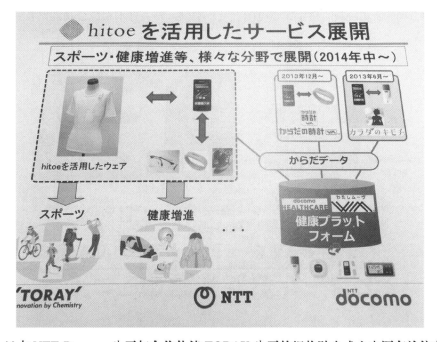

图 6‑11 日本 NTT Docomo 公司与合作伙伴 TORAY 公司的织物贴身式心电图有关信息资料之三
（这份信息资料显示织物贴身式心电图的应用领域示意）

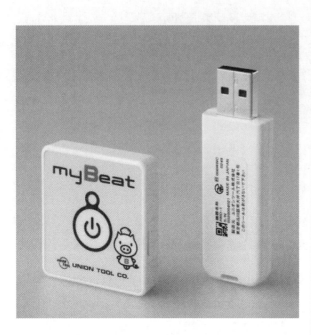

图 6‑12　日本 UNI Tools 公司研制的贴片式心电图
（仅提供心率变异性分析用）

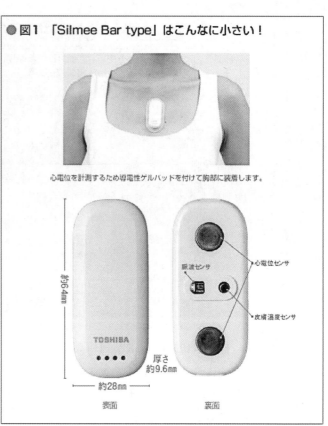

图 6‑13　日本东芝公司的贴片式心电图设备
（目前仅具备心电波形采集功能）

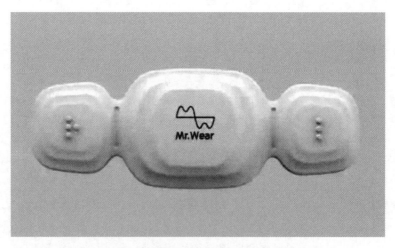

图 6‑14　迈瑞公司的 Mr. Wear 型贴片式心电图
（心电数据可直接上传云端，进行计算和分析，辅助医生决策）

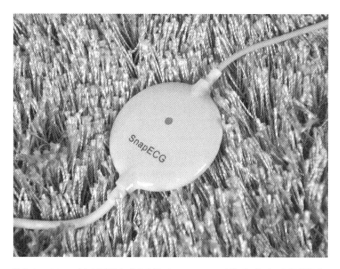

图6-15　南京熙健公司的SnapECG贴片式心电图设备

（通过手机APP实时显示佩带者的心电图，数据传至云端，由医生实施检测和诊断）

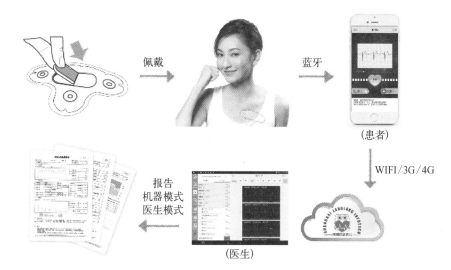

图6-16　上海朗朗信息公司的贴片式心电图产品及信号自动采集、预处理系统

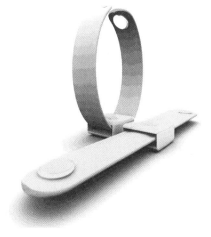

同时中国国内还有很多企业获得了贴片式心电图设备的医疗器械注册证，或者正在检测过程中，例如上海康朋公司产品（见图6-17），以及北京泰控公司、上海恩识公司、上海越光公司、深圳达尔美前海公司等。

七、临床应用

贴片式心电图技术的发展，引起心血管界医师和心脏病患者极大的关注，这是心电图技术一次革命式的发展，消除了100多年来的心电图测量使用的心电图导联线，并能长期记录心电图，通过远程发送到心电会诊中心，可迅速得到心电信息分析报告，极大地方便了病人。主要应用价值如下：

1. 对于原因不明晕厥的诊断。这在既往临床上是非常棘手的。据报道约有50%的反复晕厥发作的病人，经频繁的急诊室就诊、多次住院、多次

图6-17　上海康朋公司的贴片式心电图设备

动态心电图检查、直立倾斜试验,以至做心导管电生理检查,其晕厥原因仍不能明确诊断。为此在近十年来,植入性动态心电图开始应用,即将微型心电图记录芯片,通过手术埋藏在原因不明晕厥病人的胸部皮下。一般可以记录两年的心电信息。文献报道显示对晕厥的病因诊断成功率提高到80%以上。但这种技术有创伤性,需要手术,心电信息采集和发送比较繁复,价格比较昂贵。而贴片式心电图,基本可以达到埋藏式动态心电图的技术要求,无创伤、操作方便、价格也更合理、信息发送方便,是代替植入式动态心电图的最佳技术之一,有着广泛的应用前景。

2. 对于偶发性和阵发性心律失常的检测,有重要价值。只要成本低于动态心电图,由于没有导联线,大大方便了病人,Holter 系统的大部分功能均有可能完成,有可能成为 Holter 系统的升级换代产品之一。

3. 目前心电散点图技术对动态心电图广泛应用起到重要作用,除疑难动态心电图分析的高深技术外,只要经过简单培训,便可迅速普及推广到基层医务和护理人员分析使用。心电散点图的精确程度是和采集的心电信息数量密切相关,即心电信息采集量越多,其诊断信息越丰富也越精确;而贴片式心电图技术一般至少提供 72 小时以上的约 30 万次心动周期的数据,大大提高了心律失常的诊断质量。一些常见心律失常只要通过适当网上培训,就能使基层医生和护士通过心电散点图技术知识培训,很快掌握常见的十多种心律失常诊断技术,对于推广动态心电图基本知识非常有用。为心律失常的诊断、治疗、随访、康复、慢性病管理提出新的普及和实践新途径。

4. 对于心肌缺血的诊断,如采用单导联会有一些遗漏,如果采用贴片式心电图多片同时使用的方法,可以基本上检测到各个部位的心肌缺血。由于监测时间一般达到 72 小时,因此比常规动态心电图对阵发性无痛性心肌缺血或心绞痛的诊断效率可能更好,但尚待大量临床证实。

5. 由于所检测的电极置放部位、方法和常规心电图、动态心电图不完全相同,对心电图波形的时间间期影响不明显,但是对心电图的振幅会有一定影响,凡是涉及振幅的心电图诊断标准就应重新调整(如室肥大、心房肥大等);此外和动态心电图一样还要考虑体位变化对心电图波形振幅变化的影响。这些问题需要进一步深入研究。

6. 大大加强运动医学服务能力,如运动医学对马拉松等项目的运动员进行一次贴片式心电图监护,排除参加比赛禁忌证,将会大大降低运动员的猝死发生率。又如在登山运动、高原运动等项目中,进行贴片式心电图实时监护,将有助于预防运动中的心源性意外事件发生;在航天生理学研究中也大大提高了心脏监护效能;在潜水生理学等特殊情况下也将发挥更好的心脏监护功能。

7. 在灾难医学中,贴片式心电图也将会发挥更好的效能。如在交通事故、地震、海啸、矿难等特殊情况下,采用贴片式心电图对人体生命体征监护也可发挥出特殊的效能。

八、展望

1. 电极贴片透气性能的提升,加速了远程贴片心电图技术的普及。透气性能差的皮肤贴片,24 小时皮肤就瘙痒难忍,而透气性好的皮肤贴片,即使 72 小时,皮肤也无瘙痒。因此研制透气性能优良,减轻皮肤反应的皮肤贴片,对更长时间的心电监护将起到决定性因素。同时也期待着佩带这种心电贴片的患者能洗澡、能游泳。临床上盼望贴片技术进一步改进,进一步拓展应用范围,贴片式心电图取代大部分心电图技术,已不是遥远的梦想。那将会开辟心电图发展的新时代。

2. 如能采用更高能量密度的电池,进一步缩小贴片式心电图的体积和延长监测时间,尤其进入石墨烯时代的电池普及应用后,贴片式心电图的发展空间将更加广泛。

3. 织物电极技术将随着编织技术更好地发展,英国、意大利在 2009 年就有研究报道,日本最近有新的产品(见图 6-12)的研究报道,今后将成为贴片式心电图发展的又一种新的模式,将会成为更方便于病人的心电监护新技术。

4. 可以预见,随着我们国家全民大健康时代的到来,随着医疗政策的改革发展,互联网及人工智能技术的日新月异,伴随健康物联网、互联网医疗事业在中国的蓬勃发展,贴片式心电图这一崭新的技术必将走进千家万户,成为心脏健康的守护神,将可能在以下领域获得突破。

(1) 贴片式心电图能融入医疗改革体系。

(2) 贴片式心电图融入传统医院及云医院,实现随时、随地心电监测、检测。

(3) 大数据分析、人工智能大幅提升心电专家工作效率,弥补医疗资源短板。

(4) 新型电子皮肤材料、仿生技术和片上系统技术引入贴片式心电图。

(5) 随着我国老龄化程度加重,贴片式心电图成为养老心电监护的主流技术,更好地为中国和世界各国老年人服务。

(顾菊康)

参 考 文 献

[1] Lobodzinski SS. ECG patch monitors for assessment of cardiac rhythm abnormalities[J]. Prog Cardiovasc Dis. 2013 Sep-Oct; 56(2): 224 - 229. doi: 10.1016/j.pcad.2013.08.006.

[2] 顾菊康.迎接五项心电技术发展的新时代[J].国际心血管杂志,2016,16(1): 23 - 32.

第七章　远程尼沙赫精准心电图临床应用

一、简介

（一）概述

远程尼沙赫精准心电图是近十多年来由美国菲士医学仪器有限公司研制的一项远程心电图新技术。2013年起在中国逐渐开展和推广，并在上海进行生产和进一步开发。该技术主要特点是：除了在常规心电图基础上显示 P-QRS-T 波群外，还能显示常规心电图不能显示的窦房结电图、心房电图、房室结电图（房结区、结区、结希区）、希氏束电图、左右束支电图、浦肯野氏电图，以及 ST 段新的小波形。经过临床和实验室研究表明，这些检测电位与有创性电生理检测的时相一致。由于是"逐搏-逐搏检测"，因此波形稳定，在许多方面还优于有创性心导管电生理检测。目前在中国已有多家医院开展临床研究和应用，并在国内有关专业杂志发表了很多研究论文信息。

（二）尼沙赫精准心电图的命名

尼沙赫精准心电图的名称近年来在国内进行了广泛的讨论，在《国际心血管杂志》（汉文版）2016年第1期第43～44页发表了专题讨论。从目前国内的文章中对此项心电图新技术共计提出了10种称谓，我们推荐暂时命名为"尼沙赫精准心电图"（简称 Nisaah ECG）为宜。该项技术在2014年以前能观察到"房室结的心电信息"，提出的称谓是"无创房室内电图"。到2014年初该项技术可以明确检测到窦房结电图，因此认为继续用"无创房室内电图"不够完整。提出应称为"无创窦房结、心房、房室结、希氏束电图"，无创的英文为"noninvasive"，缩写为"Ni"，中文发音为"尼"；窦房结为"Sinos node"、心房为"artro"、房室结为"artro-vantrucular node"、希氏束为"His bundle"，这些名称的英文缩写为 Nisaah，中文简读的发音为"尼沙赫"，但是还不能反映左右束支、浦氏纤维以及 ST 段的小波变化的含义，所以即使称为"尼沙赫心电图"也不能客观表达所检测的全部内容。但是对目前沿用114年的常规心电图（简称 ECG）而言，其精准度明显提高，暂时命名为 Nisaah ECG（尼沙赫精准心电图）比较恰当。通过大量临床和实验室的研究，将来可能会提出更合理的命名方案。

（三）尼沙赫精准心电图与常规心电图的异同

从尼沙赫精准心电图检测设备外表上看，与12导联常规心电图机器外表非常相似，但是从机器结构与功能对比来看有以下10个方面的不同：

1. 设备的硬件不同，有其专用的硬件。

2. 设备的软件不同，有其专用的软件。

3. 在常规心电图的波形中，主要有 P、QRS、T、U 波和 P-R 段、ST 段 T-P 段。在尼沙赫精准心电图中，除上述波形以外还能显示 P 波前的窦房结波形，在 P 波至 QRS 波之间除了能显示心房波外，还能显示房室结（房结区、结区和结希区）、希氏束和束支及浦氏纤维波形，在 ST 段中还能显示一些新的小波形，对心肌缺血和心肌变性有重要参考意义。

4. 使用的电极不同，尼沙赫精准心电图使用的是专用电极（优质导电和高抗干扰性能的一次性粘胶样电极），这样可以降低皮肤电阻，提高抗干扰性能，使心电图中细小的波形如窦房结、房室结波形更为清晰。

5. 检测地点要求有较高的抗干扰性能,一般应在屏蔽室内进行检测,否则有时有干扰信号影响图谱质量,妨碍诊断分析。

6. 心电图分析报告方式不同、报告时间相应延迟,必须将该种心电信号,用网络(宽带)传送到美国菲士电生理公司试验室,才能做出尼沙赫精准心电图分析报告。操作人员只能初步看到图形,无法做出分析报告,一般15～20分钟就可完成,但是如果网络故障或延迟,就会大大影响诊断速度,甚至延误诊断时间。

7. 该设备是同步描记12导联心电图和12导联尼沙赫精准心电图;紧急情况下可以利用12导联心电图先做出初步诊断,等待12导联尼沙赫精准心电图分析结果出来后再做进一步诊断和处理。同时可以比较这两种心电图的相互关系。

8. 尼沙赫精准心电图设备上有一个"标记显示灯",能初步定性分析得出"尼沙赫精准心电图的初步评估意见"。如显示"绿灯",表明"正常";如显示"黄灯",提示"可能有异常";如显示"紫灯",提示"有异常"。通过我们近2 000例临床病例分析,这个"标记显示灯"的符合率超过90%。

9. 由于精准度要求较高,一位病人的操作时间约需要15～20分钟,要慢于12导联心电图。

10. 设备价格不同,普通12导联心电图设备约数万元人民币一套,而尼沙赫精准心电图设备每套的价格约数十万元人民币。

二、设备和检测方法

(一)检查设备

目前主要应用的是A–10型尼沙赫精准心电图仪(图7–1)。

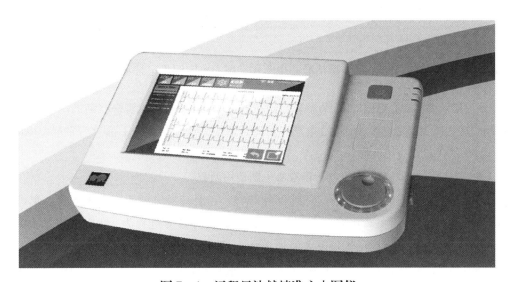

图7–1　远程尼沙赫精准心电图仪

美国菲士电生理公司研制的A–10型Nisaah ECG仪,表面上看来与常规心电图机没多大差别,但在右下角有一个"标记显示灯"。在检测过程中,指示灯就能显示出不同颜色,能提示"定性分析初步意见"。

(二)检查方法和步骤

1. 检查前嘱受检者安静休息5 min后,双手抱握人体静电释放仪,等待红灯转绿灯(消磁)完毕后,进入屏蔽房检查。受试者取平卧位,平静呼吸,暴露小腿下部、手臂及胸部,并采用PhyDx涂擦,以防止肌电干扰。

2. 采用美国菲士电生理公司提供的 A-10 型远程尼沙赫精准心电图仪,在密闭的屏蔽房进行测试,按心电图检查前要求操作,连接胸壁、肢体导联,开机同步描记 12 导联心电图与 12 导联尼沙赫精准心电图,记录纸速为50 mm/s,标准幅度 10 mm/mV(根据测量需要可调 20,40,80 mm/mV),获得二种心电图的同步扫描记录图,采集信息远程传输到上海菲士公司,经过储存处理将图纸打印并进行分析。

3. 尼沙赫精准心电图的基本图形(图 7-2、图 7-3)。

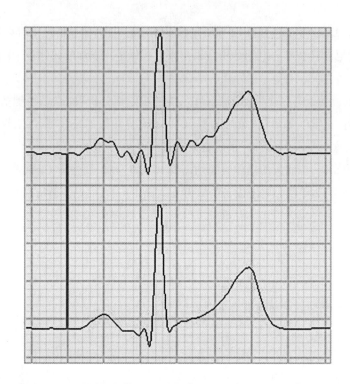

图 7-2 尼沙赫精准心电图和常规心电图同步记录示意图

图中上部分为尼沙赫精准心电图的波形,可以看到在 P 波前和 P-R 段出现一些新的小波形。在 ST 段也有一些新的小波形,这些新小波是尼沙赫精准心电图中有特殊意义的波形。图中下部分为常规心电图的波形。在P 波前、P-R 段以及 ST 段没有小波形。

4. P-R 段的方法(见"三、健康人尼沙赫精准心电图使用调查")。

5. ST-T 的测量和常规心电图略有不同,除时间因素外,还要转换成频率因素来评价。尼沙赫精准心电图的 ST-T 标测方法,目前采用在 PDF 格式上进行人工测量,具体计算过程为:我们测得每一大格的距离为5 mm,按照 25 mm/s 的走纸速度计算,则每一大格为 200 ms,即每 1 mm 代表 40 ms;如图 7-3 中第一个心搏,测得 $Ri = 2.77$ mm,换算成时程为:2.77×40 ms $= 110.8$ ms,再换算成频率为:$1/(110.8 \times 10^{-3}$ s$) = 9.0$ Hz(图 7-4、图 7-5)。

第一种方法:将 T 波段的新小波分成二段(有新小波段和无新小波段),并测量时程,再将 mm 乘以 40 变为ms,再转换成 Hz(比值)。$Ri > Rt$ 正常(心脏功能越强,数据之比差距越大。数据中男性大于女性,尤其是 Ri 数据。T 波上升支小波,男性 4~5 个居多,女性 3~4 个居多)。

第二种方法:由于有些小波的形态改变,就不适宜测量 $Ri:Rt$ 数据比值,新小波一般会出现增多型、平行型、下弧型、顶峰型、消失型以及不规则型等 6 种表现,可以考虑使用其他方法测量(因篇幅所限,不作详细解释)。

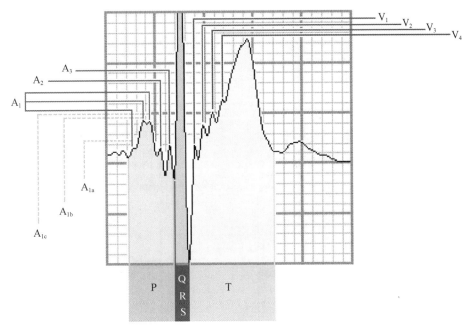

A₁ SAN region signal	V₁ His Bundle & Purkinje's systems terminal signal
A₂ AVN region signal	V₂ Myocardial cell region signals one
A₃ His Bundle & Purkinje's systems initial signal	V₃ Myocardial cell region signals two
	V₄ Myocardial cell region signals three
A₁ₐ Sinus node region signals one	A：Atrium　V：Ventricle
A₁ᵦ Sinus node region signals two	
A₁ᵪ Sinus node region signals three	

图 7 - 3　尼沙赫精准心电图各个 P - QRS - T 波及一些新小波的生理学意义解释

　　A_1 为心电生理学的 P 前波，相当于窦房结部位的波形，代表窦房结电图（SAN）；A_2 代表房室结电图（房结区，结区和结希区）；A_3 代表希氏束电图和浦肯野氏早期电信号；V_1 代表浦肯野氏纤维的晚期电信号；V_2，V_3，V_4 代表 ST 段及 T 波升支的心室肌收缩的电活动信号。这些信息经心导管电生理同步监测证明，是可靠和准确的。

　　A：（心房），V：（心室），这里的 P 包括 P - R 段，T 包括 S - T 段。

三、健康人尼沙赫精准心电图使用调查

　　为了病人的分析，必须了解健康人尼沙赫精准心电图的生理规律。只有掌握了健康人的规律，才能了解心脏病人的病理生理改变及其临床价值。我们在湖南湘潭中心医院健康体检中排除心血管病、糖尿病、高血压等疾病和各种健康检查指标均正常的健康人群 205 例（男性 40 例，女性 165 例），年龄在 22~77 岁（55.4±8.4 岁）。按照图 7 - 4 的要求，对 P - R 段进行统计分析，结果表明和经典心脏生理学信息基本符合。

　　根据 205 例健康人群的 P - R 段监测结果，表明健康人群和经典生理学的标准很相似，结果如下：

　　1.（P - A 间期）为 30.46±3.0 ms（与正常生理学的 25~40 ms 近似）；

　　2.（A - H 间期）为 88.20±14.21 ms（与正常生理学的 60~110 ms 近似）；

　　3.（H - V 间期）为 44.76±4.04 ms（与正常生理学的 35~55 ms 近似）。

　　关于健康人 ST - T 段新小波的调查表明：男性为 4~5 个；女性为 3~4 个。

四、动物实验探讨

　　为了进一步探讨尼沙赫精准心电图的病理生理意义，本文作者对六头猪进行阻塞冠状动脉血流，造成

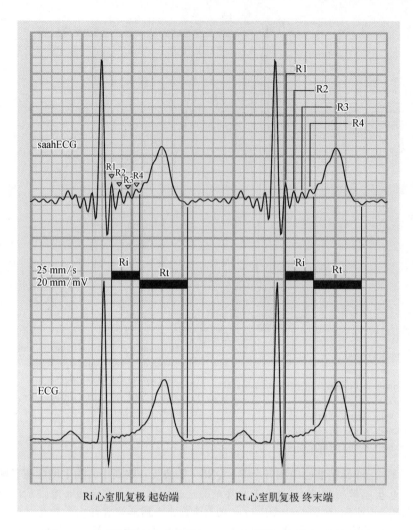

图 7 - 4　尼沙赫精准心电图 ST - T 标测和计算方法示意图

　　Ri 的正常新小波的时段,一般位于心室肌急速收缩时相(相当于心室肌的等容收缩晚期和快速射血期),一般在 ECG 的 ST - T 部位。当出现异常或有心脏病变时,可能会延长到 T 波升支和顶点或更后,这可能还包括一部分缓慢射血期的时相。

　　Rt 时没有新小波的时段,一般位于 T 波的起点到 T 波止点。但在有心脏病变时,可推延到 T 波定顶点或 T 波降支上。

心肌缺血模型,观察尼沙赫精准心电图和常规心电图的演变。观察正常—缺血—梗死过程的尼沙赫精准心电图演变过程。将冠状动脉球囊导管的球囊堵塞冠状动脉前降支的对角支,建立实验猪经皮冠状动脉腔内血管成形术(PTCA)球囊封堵冠状动脉急性心肌梗死模型,研究急性心肌缺血梗死过程中尼沙赫精准心电图的时间轴心室测量标量参数 S - VS 和 VS - VD 的变化,以及探讨该变化对心肌缺血的早期诊断价值。实验结果表明:

　　1. 用 PTCA 球囊封堵法成功建立猪急性心肌梗死模型。球囊封堵 12 秒后尼沙赫精准心电图即出现 VS - VD (Ri 和 Rt)改变,39 秒后 S - VS(Ri)显著增加,而常规心电图的 ST 段改变则于 24 秒后出现。

　　2. 尼沙赫精准心电图心室时间轴标量参数 S - VS(Ri)、VS - VD(Rt)改变早于常规心电图改变。

　　3. 球囊封堵前及封堵 2 小时后,尼沙赫精准心电图标量参数 S - VS(Ri)、VS - VD(Rt)差异显著。

　　通过动物发现了一种新的监测心肌缺血的体表心电图,即尼沙赫精准心电图比常规心电图提前反映并可以实现数据化的心肌缺血改变,对心肌缺血更早期的诊断有重要价值(图 7 - 6、图 7 - 7)。

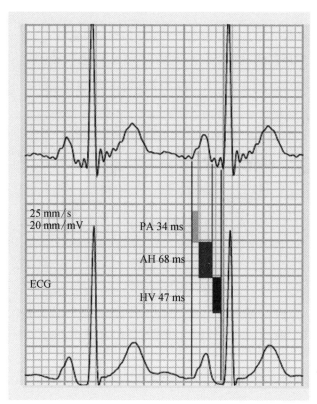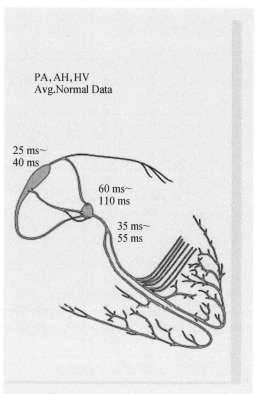

图 7-5　尼沙赫精准心电图的 P－A、A－H、H－V 间期

　　左上图为尼沙赫精准心电图;左下图为 ECG;右图为心脏传导系统示意图;通过特制计算机软件识别,自动测量分隔成三个时程,分别标测 P－R 间期内的 PA－AH－HV 间期。P－A 间期:从 P 波起始点至房间隔下部,相当于到向上坡度的犄角处(第一根线右移至结束处),代表心房传导时间;A－H 间期:自犄角处(第二根线)右移至结束处,即自房间隔下部到希氏束起点的时间间期,代表房室结传导时间;H－V 间期:自第三根线右移至结束处,是希氏束起始点至体表 ECG 的 QRS 波的起点,代表希氏束到心室激动的起点。

　　右图为心房室传导示意图,图上方为心房到房室结的传导时间(P－A 间期),正常为 25~40 ms,房室结到希氏束传导时间(A－H 间期)正常为 60~110 ms;希氏束到左右束支的传导时间(H－V 间期)为 35~55 ms。

五、心脏电生理检测对照观察

　　在湘潭市中心医院对急性心内电生理检查和射频消融治疗的患者进行心脏电生理检测,同时进行尼沙赫精准心电图和常规心电图检测,观察心脏房室传导系统的时相关系,共计观察 31 例患者(阵发性室上速 22 例、晕厥原因待查 2 例、窦性心动过缓 1 例、心悸原因待查 4 例,间歇性 A 型预激综合征患者 1 例,Ⅰ度房室传导阻滞 1 例),其中男 15 例,女 16 例,平均年龄 52.23±15.46(14~78 岁)。所有患者术前均停用抗心律失常药物至少 5 个半周期。31 例实验证明:有创性心内电生理检测结果和无创性尼沙赫精准心电图检测结果基本一致。图 7-8 为 1 例Ⅰ度房室传导阻滞患者的观察图谱。

六、临床研究

　　尼沙赫精准心电图面世十多年来,在冠心病、心房颤动、间歇性预激、J 波综合征以及窦房、房室传导阻滞、早搏等患者中,从不同角度包括电生理检测、冠状动脉造影以及动物实验等方面进行了研究,探讨尼沙赫精准心电图的临床应用价值。

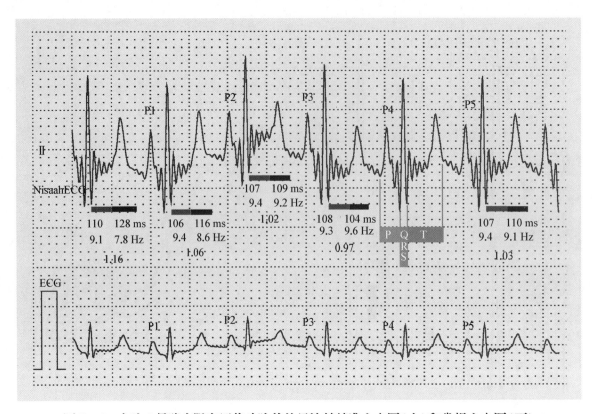

图 7-6 实验 2 号猪在阻塞冠状动脉前的尼沙赫精准心电图(上)和常规心电图(下)

其中 Ri 和 Rt(Hz)的比值在 0.97~1.16 之间。

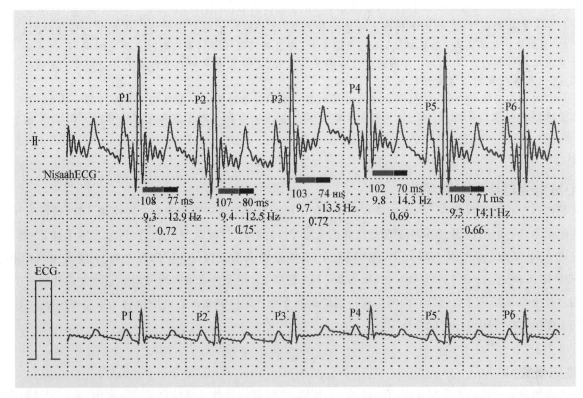

图 7-7 球囊封堵实验 2 号猪冠状动脉 5 分钟后,同步记录尼沙赫精准心电图(上)和常规心电图(下)

表明在阻塞冠状动脉 5 分钟时,Ri 和 Rt(Hz)比值明显降低,从 0.97~1.06,减少到 0.66~0.75。

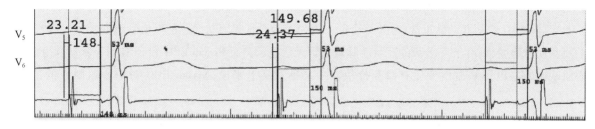

图 7 - 8 - 1　心内电生理检测的房室传导系统图谱

临床资料：女性,51 岁,先天性心脏病,房间隔缺损(5 mm),偶感心悸。本图 3 条同步记录,其中第 1、2 条为心电图 V_5、V_6 导联,第 3 条为心内希氏束电图,图文说明见图 7 - 8 - 2。

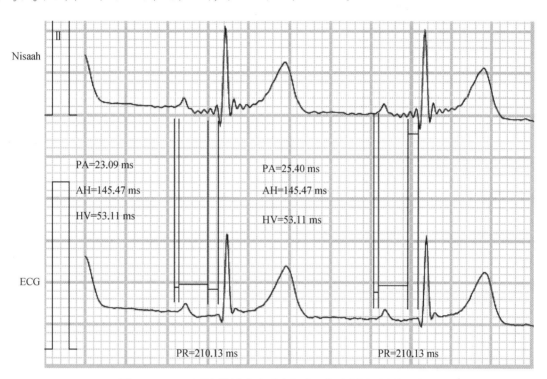

图 7 - 8 - 2　尼沙赫精准心电图(上)和常规心电图(下)

心电图特征：窦性心律,心率 60 bpm,P－R 间期轻度延长(P－R 间期 210 ms)。图 7 - 8 - 1 为心内希氏束电图,图 7 - 8 - 2 为尼沙赫精准心电图,两种记录方法测量指标基本相同。由图可见以下数据:AH 间期明显延长(149 ms VS 145.47 ms),PA 间期和 HV 间期仍在正常范围值内,提示房室传导阻滞发生在房室结区。图 7 - 8 - 1 两次心动平均值:PA/AH/HV = 23.79/149/53;图 7 - 8 - 2 两次心动平均值:PA/AH/HV = 24.25/145.47/53.11。有创性心内电生理检测结果和无创性尼沙赫精准心电图检测结果基本一致。

(一) 冠心病

对 437 例通过冠状动脉造影诊断冠心病的患者,其中心绞痛组 239 例和急性心肌梗死组 198 例,所有患者均同步进行冠状动脉造影(CAG)、尼沙赫精准心电图(Nisaah ECG)和常规心电图(ECG)检查,对其结果进行分析比较。

1. 心绞痛组中 CAG、Nisaah ECG、ECG 三组的阳性检出率分别为 98%、93%、24%。表明在心绞痛患者中,CAG 组阳性率最高(98%)、Nisaah ECG 组次之(93%),ECG 组最低(24%),几乎只有前二组的四分之一。

2. 急性心肌梗死组中 CAG、Nisaah ECG、ECG 的检出阳性率均为 100%。

3. CAG 检查 41 例冠状动脉正常,为 X 综合征。因为 X 综合征是冠状动脉的微血管病变,CAG 仅能显示 6 级以上的冠状动脉病变,而对于 7~8 级的冠状动脉微血管无法显示。而 Nisaah ECG 和 ECG 对冠状动脉微血管病变引起心肌缺血的心电图缺血性变化有诊断价值。从某种意义上来说,Nisaah ECG 对于心肌缺血的诊断不亚于 CAG。

4. 2 支和 3 支冠状动脉病变 174 例,Nisaah ECG 全部为阳性,而 ECG 仅 54 例阳性(阳性率为 31%),120 例阴性(69%)。表明 Nisaah ECG 对于冠心病诊断敏感性明显优于 ECG。在我们观察的 174 研究资料中,2 支和 3 支冠状动脉病变和 CAG 诊断阳性率是一致的。

5. 对 427 例患者(年龄 14~88 岁)ST 段新小波的"Ri∶Rt"数据之比的统计初步研究发现有以下特点:

(1) Ri(心室肌复极起始端)数据都小于 Rt(心室肌复极终末端)。

(2) 心脏功能越弱,数据之比差距越小。

(3) 数据男性小于女性,尤其是 Ri 数据。

(4) T 波上升支小波(男性 5 个以上,女性 4 个以上)。

(5) 小波的斜率在性别上也有差异。

(6) 小波逐波之间的稳定性与年龄也有关系。

Nisaah ECG 提供了一种全新的记录心脏电活动的无创方法,初步研究证实,其对冠心病诊断有很高的敏感性,值得进一步探讨其诊断和早期诊断标准。

(二) J 波综合征

常规心电图的 QRS 波终末部与 S-T 段起始处连接点称之为 J 点。J 波是指 J 点抬高振幅>0.1 mV,时限≥20 ms 的圆顶状或驼峰状心电波,又称为 Osborn 波。中国健康成人 J 波的发生率约为 7.26%。J 波在导联分布上,可见于下壁导联(Ⅱ、Ⅲ、aVF)、胸前导联(V₁~V₆)以及高侧壁导联(Ⅰ、aVL)。不同疾病的 J 波出现导联也不同,例如 Brugada 综合征的 J 波出现在 V₁~V₃导联,早期复极综合征出现在下壁、高侧壁和左胸侧壁导联(V₄~V₆)。通常连续两个导联上出现 J 波/J 点抬高才能被用来作为 J 波综合征的心电图诊断标准。1996 年旅美学者严干新首先提出 J 波综合征的概念和机制,开创了心脏性猝死和离子通道病的细胞电生理学研究和临床处理的新领域。现在大家已经认识到 J 波综合征是一个广义的概念,包括 Brugada 综合征、早期复极综合征、低温性 J 波、部分原发性心室颤动以及 ST 段抬高型急性冠状动脉综合征早期的恶性心律失常,都具有 J 波的心电图特征。它们的共同机制都是跨膜离子离散度增加,其离子流基础都是 Ito 电流(又称瞬时外向钾电流)明显增加,电生理基础都是心外膜与心内膜(包括 M 细胞)电位差增大和产生 2 位相折返,容易诱发室性心动过速、心室颤动和心脏性猝死。健康人早期复极综合征的 J 波,其发生的离子流机制也基本相同,但是一般情况下不会产生 2 位相折返,因此多属于良性的。

对 10 例常规心电图出现 J 波的受检者进行尼沙赫精准心电图检测,其中 2 名年轻受检者的常规心电图中出现 J 波,受检者无任何症状或体征,也无追溯到有意义的病史,暂时归类于早期复极综合征。另 2 例受检者有明显阵发性胸痛,不发作时常规心电图无明显异常,冠状动脉造影无明显的狭窄,但尼沙赫精准心电图提示在 ST 段有异常小波出现。另 3 例有明显阵发性胸痛,1 例已施行过冠状动脉搭桥术,另 2 例施行过冠状动脉支架术,现经冠状动脉造影或冠脉 CT 检查,证明仍存在明显冠状动脉严重狭窄,尼沙赫精准心电图发现有明显的 ST 段异常小波。另 3 例有 J 波的受检者,尼沙赫精准心电图有明显的 ST 段异常小波,当时并无明显症状或体征,但在追问病史时,1 例有室性心动过速多次发作史,1 例有阵发性晕厥发作史,另 1 例本人无心脏病史,但有家属猝死史。

根据以上研究我们认为,如果仅存在常规心电图 J 波,而无任何症状和体征,也无有意义的病史,尼沙赫精准心电图无异常,只能诊断为早期复极波。如果有冠状动脉缺血依据,尼沙赫精准心电图有轻微或明显 ST 段异常小波,则提示为异常 J 波或缺血性 J 波,需结合临床进一步检查和观察。如果受检者有恶性心律失常发作史、阵发性晕厥史或家属猝死史,尼沙赫精准心电图出现明显的 ST 段异常小波,应及时与临床医师联系,作为高危病人进行密切随访观察,并采取相应积极措施。我们的研究观察病例不多,但是可以预料尼沙赫精准心电图技术对 J 波的危险分层是一项有发展前途的新技术。

(三) 心房颤动

心房颤动简称房颤,是临床上最常见的持续性心律失常,仅次于窦性心律失常和早搏,占第三位。成年人群中房颤的发生率为 1%～2%。房颤的发生率随着年龄增大而增加,40～50 岁时为 0.5%,80 岁时为 5%～15%。男性发生率高于女性。房颤可增加患者的死亡率,增加脑卒中和其他血栓栓塞事件的发生率,以及心力衰竭的发生率和住院率。房颤也会降低患者的生活质量和活动耐量,加重左心室功能障碍。

房颤患者的心室起搏位置很少见到研究报道。从理论上分析,房颤患者的心室起搏点可能有房室结的房结区、结区、结希区、希氏束、左右束支和浦氏纤维等 6 个部位。

采用尼沙赫精准心电图对 43 例心房颤动患者进行检测和分类的探讨。结果表明:房室结的结希区起搏有 23 例(53.49%);房室结的结区起搏有 18 例(41.86%);希氏束起搏有 2 例(4.65%)。未见房室结的房结区、左右束支和浦氏纤维起搏病例。房颤时不同的心室起搏点对左心室功能会产生不同的影响,与性别、年龄、病程、类型、预后、治疗方式等的关系,尚待今后大量临床资料进一步验证。

(四) 预激综合征

预激综合征是由于心房冲动经正常房室传导系统以外的先天性旁道束下传心室,使部分心室肌预先激动,因此称为预激。常规心电图具有典型预激表现,即短 P－R 间期、QRS 波增宽以及预激的 δ 波,常伴有多种快速性心律失常为特征的一种综合征。但是如何能够显示心房冲动预先激动心室,通过什么样途径将心电活动传导进入心室,鲜有文献报道。

有 1 例间歇性 A 型预激综合征患者的尼沙赫精准心电图病例图谱,患者女性,43 岁,常规心电图显示典型心室预激 A 型,有阵发性心动过速发作。尼沙赫精准心电图与常规心电图同步记录,显示 V_5 导联。图中基本心律为窦性心律,在 V_5 导联中出现两种形态 QRS 波,第一种为室上型 QRS 波,其前有窦性 P 波,P－R 间期>0.12 s。第二种为增宽的 QRS 波,其前有窦性 P 波,P－R 间期<0.12 s,QRS 波起始处可见明显的 δ 波,而且 QRS 主波向上,为 A 型心室预激。在该例常规心电图记录的 16 次心动中,出现间歇性心室预激表现,其中窦性 P 波从正常房室通道下传至心室和从房室旁道下传至心室的各有 8 次(图 7－9－1、图 7－9－2)。

从图 7－9－1 和图 7－9－2 中发现,在常规心电图出现心室预激波的心动中,同步尼沙赫精准心电图上同时显示两个特征:(1) 测量从房室结顶端到浦氏纤维终端的传导时间,有预激波的传导时间要比单纯窦性心动的传导时间缩短 30 ms。这是因为窦性 P 波从房室旁道下传,绕过了房室结直接到达浦氏纤维终端,所以传导时间缩短。(2) 在每个预激波中浦氏纤维终末的电位振幅要比窦性搏动低三分之二。

在 ECG 普查发现,预激综合征发生率为 0.14%,约 60%～70% 的预激综合征发生在无器质性心脏病患者,仅少数发生于先天性心脏病例如 Ebstein 畸形患者(发生率 5%～25%),且多为 B 型典型预激。部分室间隔缺损、大动脉转位等患者可以合并预激综合征。部分后天性心脏病患者例如瓣膜病、各类心肌病以及冠心病等也可合并预激综合征。

临床上通常采用有创性心脏电生理方法来检测房室旁道的电活动,但是在一些间歇性预激综合征患者,有创性心脏电生理方法也较难发现房室旁道的存在。尼沙赫精准心电图可以在间歇性预激综合征患者中通过较长时间观察,记录到房室旁道的电活动所产生的异常心电图特征。图 7－9 用尼沙赫精准心电图清楚地显示窦性 P 波是如何跳过结希区和希氏束而进入心室的传导全过程。这种现象在有创性心导管电生理检测中是难以检获的。

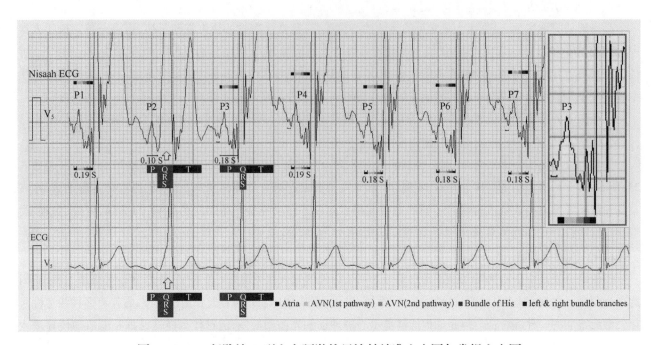

图 7 - 9 - 1　间歇性 A 型心室预激的尼沙赫精准心电图与常规心电图

临床资料： 女性，43 岁，有阵发性心动过速发作史。

心电图特征： 图中 8 次心动中除第 2 心动为典型心室预激图形，其余 7 个心动均为窦性心动的正常 QRS 波。图上部为同步尼沙赫精准心电图，下部为同步常规心电图。V₅ 导联第 2 个心动在 QRS 波起始处可见明显的 δ 波，QRS 形态增宽。

评注： 在同步尼沙赫精准心电图中，窦性 P 波从心房传导到房室结的房结区，可能看到结区，但是结希区和希氏束波形消失，提示窦性 P 波是从房室旁道下传，跳过了结希区和希氏束，而直接进入心室形成激动。其他的 7 个心动均为窦性搏动，依次有清楚的 P 波起点、心房波、房室结的房结区、结区、结希区、希氏束、左右束支的激动波进入心室引起 QRS 波。QRS 波时限正常。说明窦性 P 波从正常房室通道下传至心室（将第 3 个窦性心动的心电信号放大于右上角，可以清晰地看到窦性搏动的传导过程）。

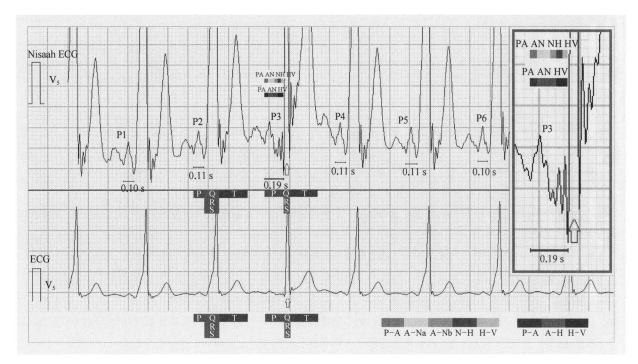

图7-9-2　间歇性A型心室预激的尼沙赫精准心电图与常规心电图

心电图特征：本图8次心动中除第4个心动为窦性P波从正常房室通道下传外，其余7个心动均为窦性P波从房室旁道及正常房室通道同时下传，呈典型心室预激图形，上部为同步尼沙赫精准心电图，下部为同步常规心电图。图中第4个心动为窦性P波从正常房室通道下传，在QRS波起点左起有清楚的希氏束波形。在希氏波左侧，依次有清楚的房室结波、左房波，右房波和P波起点左侧50毫秒的窦房结波形。QRS波时限正常，说明窦性P波从正常传导途径（经过希氏束）下传到心室。而其他7个心动在QRS波起始处均可见δ波，QRS波形态增宽，结希区和希氏束波形消失，提示窦性P波是从房室旁道下传，跳过了结希区和希氏束，而直接进入心室形成激动。各色块表示各部位的传导时间，见图7-9-1标示（第3个窦性心动的心电信号放大于右上角，可以清晰地看到窦性搏动的传导过程）。

该信息的贡献在于：（1）第一次人类用无创伤的技术，描记到经房室旁道的预激波从房室结到QRS波终末电位的传导过程和时相变化。（2）房室结是传导系统中的重要环节，图7-9中看到从房室结传导到S波终末电位的时间，在窦性心律和预激波是不一样的，缩短了30 ms，我们认为心内膜电位和心外膜电位相差约30 ms，是否在预激波的传导至心内膜就激发了心室肌收缩？而窦性心律时，要传导至心外膜才激发心室肌收缩？这个30 ms相差问题的临床和生理学意义尚待进一步探讨。（3）在QRS波的终末电位，窦性心律和预激波心律是不同的，前者电位差大，后者电位差小，是否前者为心外膜电位差，所以较高；而后者为心内膜电位差，所以较低。这个规律是非常清楚的存在，但其确切的临床和生理学意义，尚需进一步探讨。

在图7-9的心电图中，窦性心律时ST段升支出现许多异常小波，提示在心室复极早期存在异常电活动。是否伴有心肌细胞病变从而容易诱发心房颤动，尚需进一步探讨，也可能是成为推测预后的重要参考指标，应予以深入研究。本文研究病例少，但是很有启发提示意义，有待今后做进一步开发该领域的研究工作。

（五）已有研究报道

目前已有一些关于房室传导阻滞和房性早搏与室性早搏不同特点的研究报道。均有一定的临床新经验。虽然尼沙赫精准心电图临床研究仅有十余年历史,尚属起步阶段,很多研究尚不成熟,随着研究的深入,一定会在临床应用方面取得重大突破。尼沙赫精准心电图有着广泛的临床应用发展前途。

（顾菊康　卞士平）

参 考 文 献

[1]　顾菊康.关于《尼沙赫精准心电图》名称的讨论[J].国际心血管杂志(汉文版),2016,16(1):43.

[2]　美国菲士医学仪器公司.无创房室内电图[J].国际心血管杂志(汉文版),2013,13(1-4):55.

[3]　刘力,曾建平,赵文姣,等.应用无创精准新心电图对 205 例健康人 P-R 段小波的检测的探讨[J].国际心血管杂志(汉文版),2016,16(1):6-8.

[4]　刘力,赵文姣,曾建平,等.尼沙赫电图对早期心肌缺血的预先诊断价值探讨[J].实用心电学杂志,2016,25(1):17-23.

[5]　赵文姣,刘力,曾建平,等.应用精准新心电图与心腔内电图对照性研究心脏传导系统 PR 间期的基本电生理特征[J].中国起搏与电生理杂志,2016,30(4):15-17.

[6]　赵文姣,刘力,曾建平,等.精准新心电图对冠心病临床价值的初步探讨[J].临床心电学杂志,2016,25(1):57-59.

[7]　顾菊康,刘力,曾建平,等.异常 J 波检出者的尼沙赫精准心电图初步对比分析[J].国际心血管杂志(汉文版),2016,16(1):36-39.

[8]　顾菊康,刘力,曾建平,等.尼沙赫精准心电图评价房颤的心室起搏点的探讨[J].国际心血管杂志(汉文版),2016,16(1):40-42.

[9]　顾菊康,刘力,曾建平,等.尼沙赫精准心电对间歇性预激综合征希氏束电位初探(附一例分析)[J].国际心血管杂志(汉文版),2016,16(1):12-14.

[10]　刘力,赵文姣,曾建平,等.对 404 例健康者精准新心电图 ST-T 段新波的分析[J].实用心电学杂志,2016,25(2):101-105.

[11]　刘力,曾建平,赵文姣,等.应用无创精准新心电图对 397 例健康人体检测 P-R 段各小波的间期值[J].中国心脏起搏与电生理杂志,2016,4(30):351-353.

[12]　刘仁光,常清华.体表心电图的新小波[J].临床心电学杂志,2015,24(3):167-169.

[13]　Renguang Liu, Qinghua Chang. An attempt of "new wavelet" analysis on electrocardiogram in locating the site of atrioventricular block[J]. International Journal of Cardiology, 2015, 189: 228-230.

[14]　Michael Ringborn, Daniel Romero, Esther Pueyo, et al. Evaluation of Depolarization changes during acute myocardial ischemia by analysis of QRS slopes[J]. Electrocardiology, 2011, 44: 416-424.

下篇 临床篇

第八章 监护心电图的临床应用

监护心电图是在静态心电图基础上发展起来的,利用各种心电监护仪器对患者的心电信息活动进行长时间及/或远距离监护,再通过计算机分析直接显示或打印出心电波形和测量数据的心电信息检测技术。是心电信息学中最基础的内容和最重要的心电信息检测技术之一。监护心电图的雏形是用一台3.5英寸显示屏的单导联心电显示器,在急诊室和手术室床旁监护患者的心率及心律变化情况。随着心电监护仪器质量提高,大屏幕心电监护仪逐步在心脏病监护病房(CCU)、重症监护病房(ICU)中使用,极大地方便了临床医护人员对重症患者的心脏监护,明显降低了包括心肌梗死在内的心血管病的死亡率。此后,床旁心电监护从医院急诊室、手术室、重症监护病房扩展到各科病房监护室以及普通病房。现在心电监护已经走出医院,在120救护车、养老院、乡村卫生院、运动场所等各个地方广泛使用。随着社会化的现代通信、计算机技术、互联网和心电网络管理技术的普及,历经了医院内的床旁有线监护、床旁无线遥测监护、医院外的有线电话传输心电监护和手机网络心电监护等技术的发展,远距离心电监护的医疗活动迅速展开并不断更新。广泛应用于危重、急救病人的抢救过程、各种无创或有创性手术及急性心肌梗死演变过程中的监护。促进了心血管病诊断和治疗事业的发展,也将成为未来院外慢性病管理和健康保健的重要手段。

一、监护心电图用途

1. 了解患者心脏电活动基本情况,包括心脏搏动起源、心率、心律、心脏内各部位传导、心肌供血状况、电解质水平以及药物反应等重要生理、病理变化在心电图上的表现。

2. 对心律失常进行定性和定量分析,明确心律失常的种类、发作频率、出现和持续时间。对高危心律失常,如心房颤动伴快速心室率、快速室性心律失常、长时间停搏、重度传导阻滞等进行危险性评估。尽早识别具有临床意义的恶性心律失常并提出处理建议。

3. 评定窦房结功能,检出更多的窦房结功能障碍而产生的心律失常。

4. 在其他心脏病如心肌病、二尖瓣脱垂综合征、预激综合征、肺心病等,提高这些疾病导致心律失常的检出率及协助判断其预后。

5. 对急性心肌梗死监护及预后评估,观察心肌梗死的演变过程,尤其是注意观察合并恶性心律失常表现。了解心肌梗死PTCA患者术后有无再狭窄等。

6. 查找不明原因晕厥的发病原因。

7. 在麻醉、手术过程中监测心率、心律、心律失常表现及其他异常心电图表现。

8. 在心肺复苏过程中监护。

9. 在外科、妇科以及儿科危重疾病的监护。

10. 检测心脏起搏器功能,对起搏器功能异常进行评价。

11. 观察与评价抗心律失常、抗心肌缺血、抗心绞痛、正性肌力药物的疗效。

二、心电监测适应证

1. 在危重、急救病人的抢救过程中。

2. 经临床医师诊治及常规 12~18 导联心电图检查后需要进一步观察和对照者。

3. 经常或偶有一过性心律失常发作,而常规心电图及动态心电图不易捕捉到。

4. 有头晕、黑矇、晕厥等症状发作者。

5. 药物治疗前后需观察心律、心率及其他不良反应者。

6. 冠状动脉支架术或心脏搭桥术后。

7. 急性期及恢复期心肌梗死。

8. 安装心脏起搏器手术过程中以及术后 24 小时内。

9. 有胸闷、心悸、疲劳、乏力等症状明显而常规检查未能确诊者。

10. 临床病史或有关实验室检查提示有电解质紊乱者。

11. 社区医疗、健康保健、咨询、特殊人群中需进行心电图监测者。

三、心电监测注意事项

1. 不能与除颤器同时使用(进行心脏除颤时,应将导联线和电极取下)。

2. 使用电外科设备或者电凝治疗期间。

3. 靠近很强的电磁干扰源(如天线、高压变压器、发电机、磁共振成像设备)。

4. 在易燃气体环境下不应使用本仪器。

5. 安装心脏起搏器患者,建议无线发射机与起搏器之间至少保持 30 cm 距离,从而避免对起搏器产生潜在干扰作用。

6. 佩带助听器者应谨慎使用,一些数字式无线发射机会给某些助听器带来干扰。

7. 远程心电监测仪的无线通信部分采用专业的无线通信模块,该模块在通信工作状态下会发出射频信号。多数现代电子设备都屏蔽射频信号,但某些电子设备无法屏蔽远程心电监测仪无线发射机所发出的射频信号,产生潜在干扰作用。

四、心电监护仪特点

心电监护仪通常以每秒 400 个数据采样点的速率进行心电数据采样,以保证一些细小波形(如小 r 波、小 q 波)或起搏脉冲可以清楚显示。随着显示屏幕心电波形扫描动态出现,监测仪定时刷新一次显示界面。心电数据采样同时进行心电数据分析,获得受检者的心率、心律以及心电图中各项数据,在监护仪屏幕上显示出来,并可打印心电图信息资料,包括心电图图谱及诊断报告。部分监护仪具有远程传输会诊功能,监护仪的心电信号处理器系统自接收心电图至转发心电图全过程均自动运行,无须配置专门人员进行日常操作。此系统内数据库为双备份,一般性维护可采用远程操作。

1. 监护仪器功能分类

(1)单功能心电监护仪

能监护受检者的动态心电图波形,显示实时心率、心律、心电图波形、30 s 平均心率、ST 段分析。有 30 s 日常测量或长期监护模式,危急值超限告警等。

(2)多功能心电监护仪

除监护动态心电图波形以外,还能同时监护病人的呼吸、体温、血压(分无创和有创)、血氧饱和度、脉率等生理参数。适用于病情危重需要进行持续不间断监护心率、心律、体温、呼吸、血压、脉搏及经皮血氧饱和度等生理参数。

2. 监护导联与电极

（1）单、双导联系统

常用模拟胸前导联，即在胸前右肩部、左肩部和剑突下三个部位安放三个电极，选用任意一对电极，显示单导联，如Ⅰ导联、Ⅱ导联或Ⅲ导联心电图波形。还有一种安放五个电极，除了上述胸前电极外，还有两个电极分别放在 V_1、V_5 导联处，选用任意两对电极，显示双导联例如Ⅱ、V_5 导联或 V_1、V_5 导联心电图波形。这种方式的心电监护只能用于心律失常监护，无法对心肌缺血、心肌梗死及室性早搏进行定位。

（2）12导联系统

12导联心电监护仪除了用于心律失常的监护，还可以通过多导联检测，有助于判定心肌缺血、心肌梗死以及室性早搏部位。对心电监护过程中发生心肌梗死、急性冠状动脉供血不足以及严重致命性心律失常做到实时监护、及时发现、自动或手动发送异常心电图片段进行远程传送和会诊，使临床医师能及时采取干预措施，防止出现严重后果。

（3）粘贴式电极

用电极片将心电导联固定后进行采样，优点是电极和皮肤粘贴紧密。心电信号受干扰少，而且可以连续记录较大的心电信息。缺点是粘贴电极很少能超过四天，皮肤红痒，难以忍受。

（4）非粘贴式电极

心电监护电极多用金属或优质导电材料制成，没有皮肤受电极粘贴带来的麻烦。一般携带身边，需要检测心电信号时，接触人体的相应部位皮肤，采集心电信号，再发送到心电远程接收分析中心，进一步分析报告。

五、心电监测诊断模式

心电监护仪的远程终端为适应不同患者、不同临床诊断的需求，在终端仪器配备了3种不同用途的远程监护仪器，对上传来的心电图图谱分别由会诊中心终端进行自动诊断、人工诊断以及自动与人工混合诊断。

1. 自动诊断

多数监护仪都具有心电图自动测量、分析和诊断功能，可直接打印出心电图报告，包括心电图图谱及图中各波形测量数据以及心电图诊断报告。也可通过远程心电监控系统中设置心电图的计算机自动诊断平台，当患者心电信息上传到远程心电监控系统的自动分析平台后，自动出具心电图报告，然后通过远程心电监控系统将诊断信息反馈到终端客户。

2. 人工诊断

远程心电监控系统设置心电专业医务人员诊断平台，当患者心电信息上传到远程心电监控系统的人工平台后，相关医务人员即对心电信息进行测量、分析和诊断，再将诊断信息反馈到终端客户。

3. 混合诊断

远程心电监控系统设置的平台系统包括计算机自动诊断和人工诊断两个，分别进行心电监护，即原始、大量上传的心电信息先经计算机心电自动诊断系统进行初筛，当诊断其存在心电异常后，再将该心电信息传送到人工诊断平台，做进一步的诊断及处理。

六、心电监测分类

（一）床边心电监护

床边心电监护主要用于院内急诊、病房、手术室及各个监护室患者，在常规12导联心电图检查后需要进一步观察或治疗而开设的,监护时间可分为短程(<24 h)或长程(>24 h)。患者的心电信号经心电导联线传输给床旁监护仪,进行床旁实时心电监护与分析。床边心电监护可以事先设定异常报警阈值,当心电监护仪发现心电图节律或频率超出正常范围时就会自动报警并且记录心电图。心电监护信息同时经院内网络传至护士台或值班医师办公室,也可以连接至医院心电监护中心。自从床旁心电监护在 CCU 或 ICU 使用后,急性心肌梗死或其他重症患者一旦发生恶性心律失常时能得到及时处理,使死亡率显著下降。

(二) 中央心电监护

中央心电监护系统多用在大型 CCU、ICU,由 1 台中央监护仪和多台床边心电监测仪组成。心电监护仪的心电信息可以通过线路传输至中央监测台,也可以由无线遥测仪将心电信息发射至中央监测台。中央监护台同时显示这些患者的心电信息,同时具有报警功能。现在中央心电监护已配有心电、心率、血压、血氧饱和度、呼吸、体温等生命体征的全方位监测(图 8 - 1 ~ 图 8 - 3)。

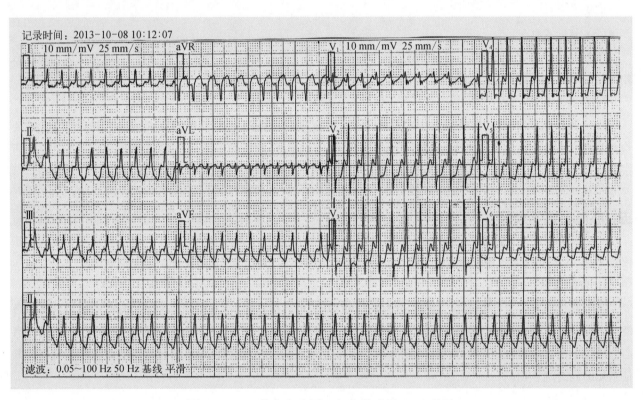

图 8 - 1 - 1 静息心电图:心房扑动呈 1 : 1 传导

临床资料: 男性,72 岁,冠心病。因胸闷心悸 2 小时来院急诊,即刻记录心电图,以往无心动过速发作史。

心电图特征: 图中快速室上型 QRS 波,心室率 250 bpm,R - R 间期相等。在部分肢导联如 I、II、III、aVF 导联及 $V_1 \sim V_3$ 导联 QRS 波之前见 P'波,P'-R 间期 0.10 s,QRS 时限 0.06 s,多数导联 ST 段显著压低。

心电图诊断: 阵发性室上性心动过速或心房扑动呈 1 : 1 传导。

评注: 这是一份窄 QRS 波心动过速心电图。图中 QRS 波呈室上型,R - R 间期相等,部分导联在 QRS 波之前见 P'波,P'-R 间期 0.10 s,心室率 250 bpm。鉴于患者以往无心动过速发作史,也无预激心电图记录史,图中心室率快达 250 bpm,考虑诊断为阵发性室上性心动过速,但是心房扑动呈 1 : 1 传导不能除外。

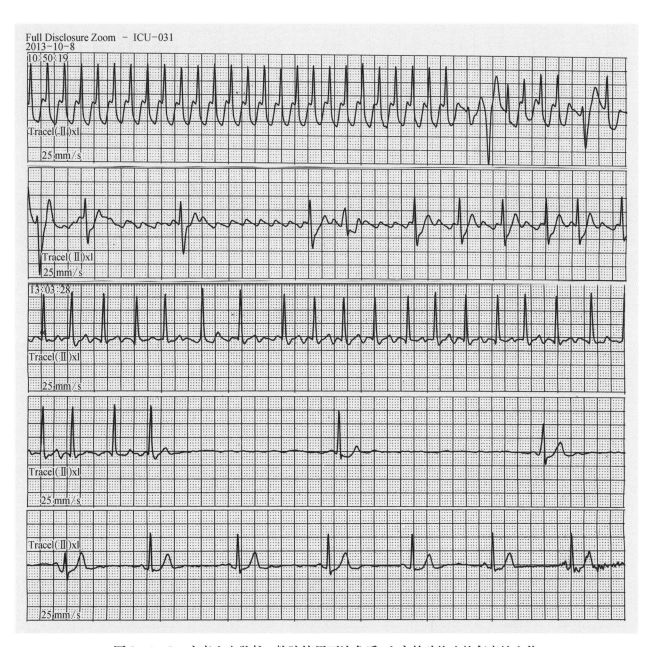

图 8 - 1 - 2　床旁心电监护：静脉使用可达龙后，心房扑动终止恢复窦性心律

临床资料：男性，72 岁，冠心病。继图 1 在静脉推注可达龙 150 mg 后在床旁心电监护下记录本图。

心电图特征及诊断：第一条图仍然是快速室上型 QRS 波，心室率 250 bpm，QRS 波前后 P′波不清。宽 QRS 波为
　　　室性早搏(V)。第二条图 P 波消失，可见清晰锯齿状 F 波，前半段最长 R - R 间期达 1.96 s，后半段 F 波以
　　　3∶1 下传心室。第三条图 F 波以 2∶1~3∶1 下传心室，QRS 波呈室上型，继续给予可达龙静脉滴注。根据
　　　第二、三条图心电图特点，对照第一条图及图 8 - 1 - 1 心电图特点，实际上在 Ⅱ 导联 QRS 波之前是一个负正
　　　双向的 F 波，因此确立了心房扑动呈 1∶1 传导的诊断。第四条图前 4 个 QRS 波为 F 波下传。其后出现长达
　　　2.84 s~3.12 s 的 R - R 间期，QRS 呈室上型，其前有窦性 P 波。导致长间歇是由于持续的房扑抑制了窦房结
　　　的自律性，当心房扑动终止后，窦房结恢复时间>2.0 s，第五条图恢复窦性心律，频率 60 bpm。

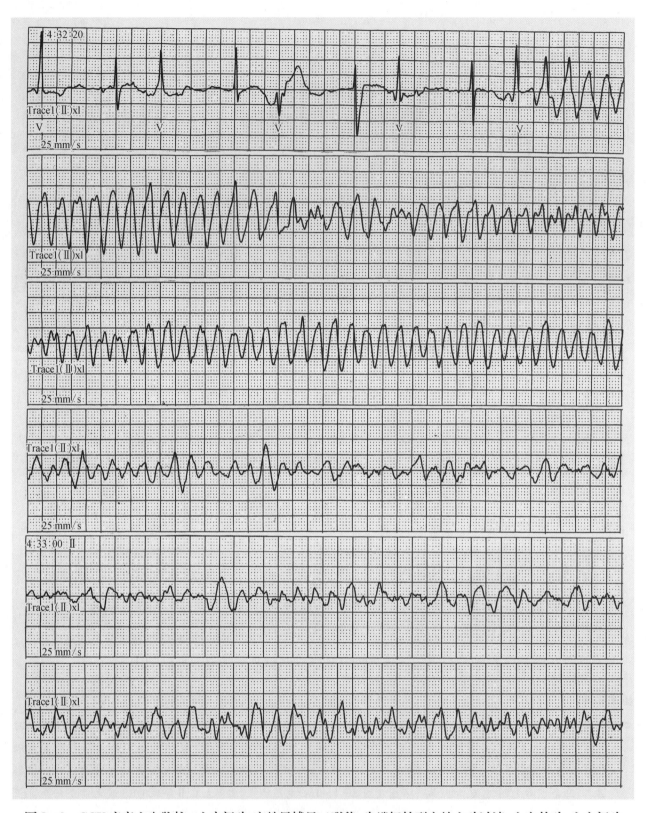

图 8-2 CCU 床旁心电监护：心房颤动，室性早搏呈二联律，尖端扭转型室性心动过速，心室扑动，心室颤动

临床资料： 女性，87 岁。因反复晕厥发作收入 CCU 监护治疗，血清钾 3.7 mmol/L。

心电图特征： 图中均为 Ⅱ 导联连续记录，第 1 条图基本心律为心房颤动，QTc0.40 s。第 1、3、5、7 个宽 QRS 波提早出现,为室性早搏二联律。第 7 个提早出现的宽 QRS 波后出现长 R-R 类代偿间歇,与第 9 个提早出现的宽 QRS 波形成长短 R-R 周期,随着这个室性早搏诱发尖端扭转型室性心动过速,直至第 4 条图迅速演变为心室扑动,心室颤动。

心电图诊断:心房颤动,室性早搏呈二联律,尖端扭转型室性心动过速,心室扑动,心室颤动。

评注:本图室颤是由尖端扭转型室速演变而来,因此也称为继发性室颤。部分颤动波粗大,及时给予电击除颤有
　　可能复律。

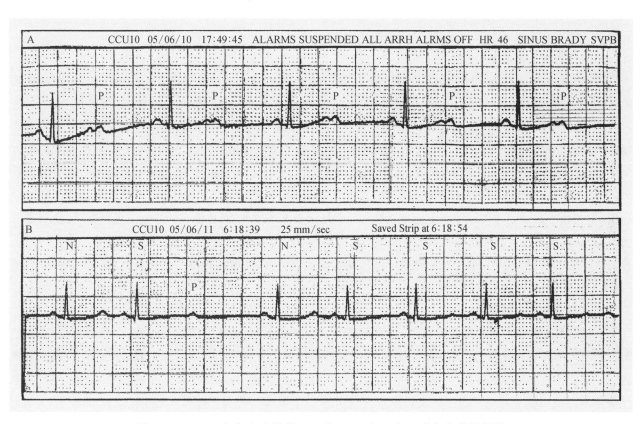

图 8-3　CCU 床旁心电监护:Ⅱ度 2:1 和Ⅱ度Ⅱ型房室传导阻滞

临床资料:女性,76 岁。因头晕伴发作性黑矇 10 余天,当天再次发生晕厥被送急诊,并转入 CCU。

心电图特征:A 图窦性 P 波按顺序发出,P-P 间期相等,心房率 92 bpm。P 波以 2:1 下传心室,未下传的 P 波
　　用"P"标记,下传的 P-R 间期固定为 0.14 s,心室率 46 bpm。B 图窦性 P 波按顺序发出,P-P 间期相等,心
　　房率 79 bpm,第三个 P 波后无 QRS 波,其余心动下传的 P-R 间期固定为 0.14 s,心室率 79 bpm。

心电图诊断:窦性心律,Ⅱ度 2:1 房室传导阻滞(上图),Ⅱ度Ⅱ型房室传导阻滞(下图)。

评注:在窦性心律时,Ⅱ度房室传导阻滞可分三种类型,分别是:(1) Ⅱ度Ⅰ型;(2) Ⅱ度Ⅱ型;(3) Ⅱ度 2:1。
　　因为Ⅱ度 2:1 房室传导阻滞时无法根据下传的 P-R 是否固定或逐步延长来判断是Ⅰ型或Ⅱ型,所以作为
　　单独一种类型。有学者指出在 2:1 房室传导阻滞时,若 P-R 间期延长和不伴有束支阻滞多属于Ⅱ度Ⅰ型
　　房室传导阻滞,其阻滞部位多数在房室结。若 P-R 间期正常和伴有束支阻滞则属于Ⅱ度Ⅱ型房室传导阻
　　滞,其阻滞部位多数在希-浦氏系统。若心率加快使 2:1 变为 3:1 阻滞,使房室阻滞程度加重,反映这类
　　2:1 阻滞属于Ⅱ度Ⅱ型房室传导阻滞。部分Ⅱ度 2:1 房室传导阻滞的阻滞 P 波被掩埋在其前的 T 波之中
　　不易辨认,易误诊为窦性心动过缓。同样部分房性早搏二联律,P'波均未下传心室,易误诊为房室阻滞。因
　　此,需仔细辨认Ⅱ、V₁、V₂导联 P 波出现的规律,进行鉴别诊断。

（三）远程心电监测

远程心电监测（Remote ECG monitoring，REM）是利用现代计算机及通信网络技术远距离采集、传输监测心电图，对以心律失常为主的心血管病进行远程心电监测，弥补常规心电图与动态心电图的不足，也可进行远程医疗会诊。远程心电监测的诊断设备包括：（1）心电采集器；（2）数据传输系统；（3）专家诊断工作站。设备具有心电信息采集、存储、智能分析及预警等功能，并具备精准监测、触屏操控、简单便捷等特点。按照远程心电信号传输特点分为3种主要类型：第1种是电话（有线）传输远程心电监测；第2种是手机（无线）传输远程心电监测；第3种是网络传输远程心电监测。近年来出现12导联远程实时长程动态心电监测，同时具有网络传输、24~72 h长程记录、远程实时动态监测以及记录动态心电图全过程的特点。

1. 电话远程心电监测

远程心电监护仪从20世纪60年代起研制应用。最初人们利用电话和有线电视网作为传输工具，进行实时远程心电信号传输。因此，这种电话远程心电监护仪也称为电话传输心电图或电话传送心电图（Transtelephonic electro-cardiographic monitoring，TTM）。电话远程心电监护仪的最大特点是依靠固定有线电话线路传输心电监护信号，是远程心电监护仪的雏形。心电信号监测传输流程如下：受检者在家中或其他地方接受心电信号采集（在胸部安放电极或左右手各放一个电极，通过心电导联线）通过调制器转成心电音频信号或心电数字信号，然后通过电话话筒及电话线传送至医院或心电接收中心，再通过解调器恢复成原来的心电电压（电流信号），在心电图记录纸上记录或显示器上显示心电图波形；对传输来的心电图进行分析，出具心电图报告，再用电话或传真将心电图报告及临床咨询通知告知受检者，有关的心电原始信息保存在电脑中备查。经历数十年的发展，电话远程心电监测技术从有线转向无线传输，使电话传输心电信息更为快捷、通畅、方便（图8-4~图8-6）。

2. 手机远程心电监测

手机远程心电监护仪的最大特点是无线发送远程心电监测信号，心电监测不受时间、空间限制，发送心电信息后不久即可收到检测中心发回的监测报告，同时可以用短消息或微信方式向家人或指定的人发送监测报告。心电信号监测传输流程如下：从受检者身上采集心电信号（肢导联或胸导联），用调制器将采集的心电电压信号调制成心电音频信号或心电数字信号，用手机将该心电音频或数字信号发送至医院或心电接收中心，通过解调器恢复成原来的心电电压信号（毫伏级），并记录储存，值班医师读图分析后将心电图报告及临床咨询通知告知受检者。这样可以保证更加快速、准确地反映真实的心电信息数据，使远程心电传输获得更多优点及进步。伴随着移动通信技术的完善，无线远程心电监测有了更多更新的平台，心电信息可以快捷地实时监测，临床应用效果也大大增强。作为无线远程心电监测的手机应该具有远程心电监测和打电话、发短消息功能。作为个人实行点对点发送方式进行联系（一位受检者对一个远程心电监测中心）。作为单位实行一个中心或多个远程心电监测中心分别与多个单位（基层医院或保健站）联网形成网络系统，进行规模经营服务。

3. 网络远程心电监测

网络远程心电监测最大的特点是通过互联网传送远程心电监测信号，心电监测不受时间、空间与电话线路限制，实现远程心电监测信息共享（自己在短时内收到监测分析报告，还可以将监测报告发至当地医院或主管医师），可以实行多级监测中心分片监测管理。心电监护仪工作原理是通过对心电原始信号放大、滤波、整形处理，把通过前级处理的心电信号送入MCU采样，得到量化的数字心电信号。通过数学运算提取心电信号特征参数，送入智能诊断分析程序，判断患者当前的心脏电活动状况。监护设备自动通过网络发送监测数据，及时得到医师的诊断救治意见。同时采用固态存储芯片连续存储心电监测数据。

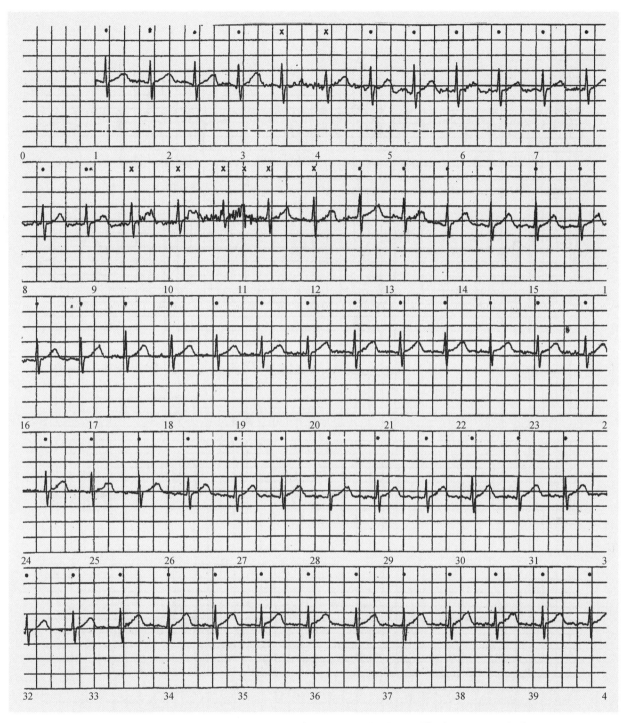

图 8-4-1　电话远程心电监测：加速性房性心动过速，窦性停搏，房室交接性逸搏心律

临床资料：男性，46 岁。发作性短暂意识丧失，半年从未就诊，既往无心脏病史。近几日胸闷、心悸明显到医院就诊后，给予佩带电话远程心电监护仪。当再次出现上述症状时，患者自己按压远程心电监护仪按钮开始记录。

心电图特征：P 波直立，P-P 间期 660 ms，心率 90 bpm，P-P 间期相等，QRS 波呈室上型，ST-T 无异常。从图 8-4-2 继续记录至第 87 s。

心电图诊断：加速性房性心动过速。

评注：此图的特点是 P 波直立，振幅较低，P-P 间期相等，初看上去容易认为是窦性 P 波形成的窦性心律，但是从图 8-4-2 出现的变化以及后面的演变过程，还是考虑本图是加速性房性心动过速为宜。

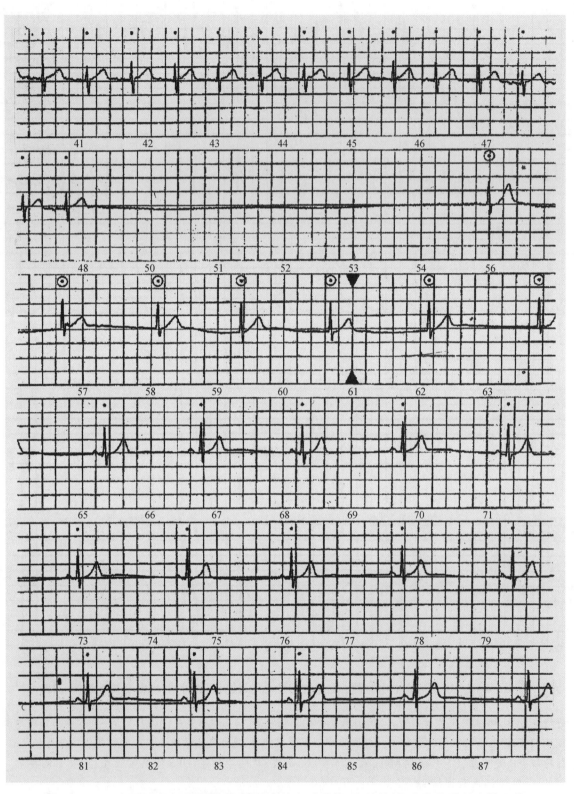

图 8 - 4 - 2   电话远程心电监测：加速性房性心动过速，窦性停搏，房室交接性逸搏心律

临床资料：男性,46岁,本图从第41秒持续记录。

心电图特征及诊断：第1行全部及第2行第1个P-P间期均为660 ms,与图8-4-1相同。第2行第2个QRS波后突然出现长R-R间期,长达6 600 ms。长R-R间期内无任何心房、心室活动波,显示全心停搏。长R-R间期6 600 ms是图8-4-1和本图第1行短R-R间期660 ms的10倍,怀疑高度窦房传导阻滞可能。第2行最后一个及第3行全部QRS波均呈室上型,QRS波前后无相关P波,R-R间期缓慢相等,心室率45 bpm,是房室交接性逸搏心律。第4~6条P波直立,P-P间期1 400~1 700 ms,为窦性心动过缓伴不齐。

评注：本病例在电话远程心电监护下,通过长时程连续记录,两幅图可分为4种类型：(1)图8-4-1全部、本图第1行及第2行第1个R-R间期均为660 ms。(2)本图第2行的第2个QRS波后突然出现6 600 ms的长R-R间期。(3)本图第2行最后1个、第3行全部QRS波均呈室上型,QRS波前后无相关P波,R-R间期缓慢相等,心室率37 bpm,是房室交接性逸搏心律。(4)本图第4~6行P波直立,R-R间期1 400~1 700 ms,平均1 600 ms,心率为37 bpm,为窦性心动过缓伴不齐。结合以上4个特点可以作出两种推论：(1)窦性心律,高度窦房传导阻滞,房室交接性逸搏心律。但是此结论无法解释本图第4~6行心率为37 bpm这个缓慢的窦性心律,即如果提示高度窦房传导阻滞,那么图8-4-1心率90 bpm的节律与本图第4~6行37 bpm的节律哪个是窦性心律?(2)加速性房性心动过速,窦性停搏,房室交接性逸搏心律。这样就可以解释图8-4-1是加速性房性心动过速,本图第2行加速性房性心动过速终止后,窦房结及房室结的自律性受到抑制无法及时苏醒,而出现长达6 600 ms的全心停搏。此后房室交接性节律点先苏醒,出现房室交接性逸搏心律,而后窦房结自律性恢复,出现缓慢的窦性心律伴不齐。根据以上分析,作者认为第二种结论比较接近临床情况。本图反映窦房结与房室结功能明显低下,存在双结病变,应及时给予安装心脏起搏器治疗。

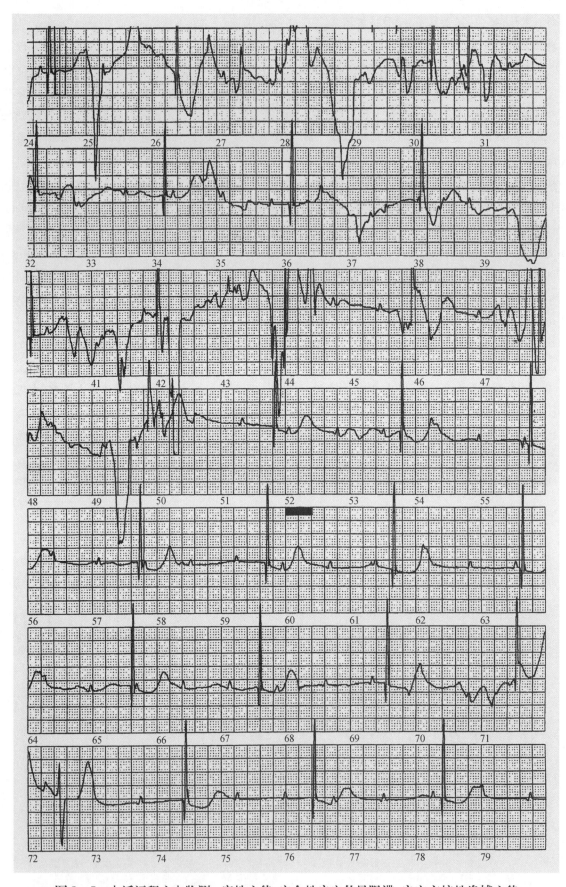

图 8−5 电话远程心电监测：窦性心律，完全性房室传导阻滞，房室交接性逸搏心律

临床资料：男性,51岁,因突然发生意识丧失被家人发现,家人随即按压佩带的监护仪按钮记录心电图并经远程心电实时传输,同时送医院急诊。

心电图特征：图中心电图基线不稳,伪差较多。从24 s开始可以清晰辨认心电图波形至79 s结束。图中窦性P-P间期相等,心房率79 bpm。QRS波呈室上型,R-R间期缓慢相等,心室率30 bpm,P-R间期不等,显示完全性房室传导阻滞,房室交接性逸搏心律。

心电图诊断：窦性心律,完全性房室传导阻滞,房室交接性逸搏心律。

评注：本病例在突然意识丧失,由家人按压佩带的监护仪按钮记录心电图并经远程心电实时传输。图中P-R间期相对快而相等,R-R间期相对慢而相等,P-R间期不等,这三个特征符合完全性房室传导阻滞诊断标准。房室传导阻滞按照阻滞程度可分为不完全性和完全性两类,不完全性房室传导阻滞包括Ⅰ度、Ⅱ度Ⅰ型、Ⅱ度Ⅱ型以及高度房室传导阻滞,完全性房室传导阻滞是指Ⅲ度房室传导阻滞。由于完全性房室传导阻滞导致完全性房室分离,所以心房由窦性节律控制,频率相对于心室要快。心室由房室交接区节律控制,频率相对于心室要慢,心房节律与心室节律完全无关,所以出现以上三个心电图特征。图中QRS波呈室上型,R-R间期相等,心室率30 bpm,支持房室交接区逸搏心律。正常的房室交接区逸搏心律的频率在40~60 bpm,室性逸搏心律的频率在20~40 bpm,本图房室交接区逸搏心律的频率在30 bpm,考虑存在房室交接区节律自律性下降,应该密切随访,防止房室交接区节律自律性继续下降,引起室性逸搏心律或更严重的心室停搏。同时本病例符合安装心脏起搏器的指征,应该做好准备。

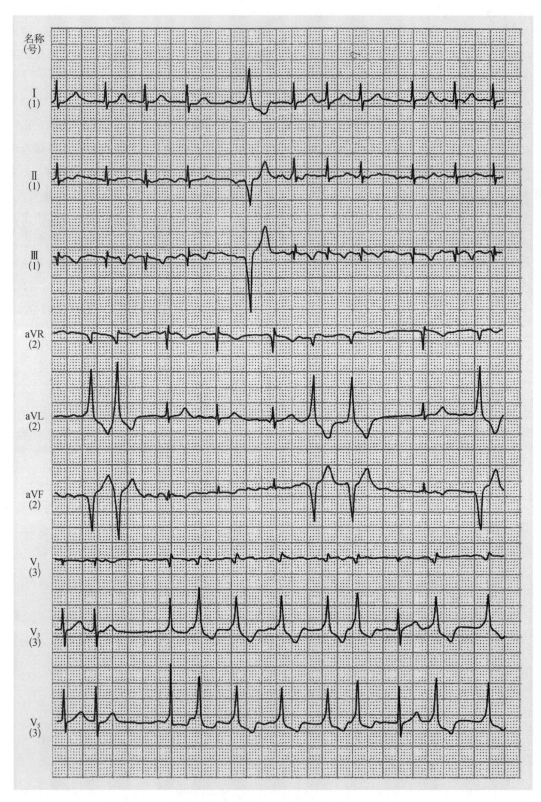

图 8 - 6　电话远程心电监测：心房颤动合并间歇性心室预激

临床资料：男性,82 岁,高血压,心房颤动病史 10 余年。因心悸就诊,给予佩带 9 导联电话传输远程心电监护仪,记录同时进行远程心电实时传输。在操作时按压佩带的监护仪按钮即可以记录 6 个肢导联和 V_1、V_3、V_5 三个胸导联,如果需要记录 V_2、V_4、V_6 导联,必须卧位更换三个胸部电极。

心电图特征：P 波消失,代之以大小不等的心房颤动波(f 波),R-R 间期绝对不等,平均心室率 90 bpm。肢导联可见宽大畸形 QRS 波,部分成对出现。在 V_3、V_5 导联见持续的宽 QRS 波,R-R 间期绝对不等,符合心房颤动心室节律,在宽 QRS 波起始处见 δ 波,尤其是在 V_3、V_5 导联长 R-R 间期后 QRS 波起始处 δ 波更清楚,ST-T 继发性改变。

心电图诊断：心房颤动,间歇性心室预激。

评注：图中心房颤动诊断依据是 P 波消失,代之以大小不等的 f 波,R-R 间期绝对不等。胸导联连续宽 QRS 波伴有 R-R 间期绝对不等,据此排除室性心动过速。诊断间歇性心室预激的依据是宽 QRS 波起始处见 δ 波,QRS 波宽窄不一,尤其是长 R-R 间期后 QRS 波起始处 δ 波更清楚,据此可以与间歇性束支传导阻滞鉴别。

　　网络远程心电监护仪可分为以下两种类型：

　　（1）网络传输双导联实时动态远程监护仪。该监护设备具有：① 同步双导联24 h连续监测,在显示屏上显示双导联例如Ⅱ、V₅导联或 V₁、V₅导联心电图波形；② 心电图实时智能分析；③ 24 h连续心电图数据存储；④ 心脏异常事件自动数据记录；⑤ 受检者或相关人员（主管医师或家属）手动记录；⑥ 通过无线数据发送、宽带网络发送和 USB 接口数据传输等多种方式；⑦ 用户心电图图形实时浏览,有心电活动趋势图、模板图；⑧ 受检者的心电图图形实时显示以及异常心电图事件自动显示等特点（图8-7~图8-13）。

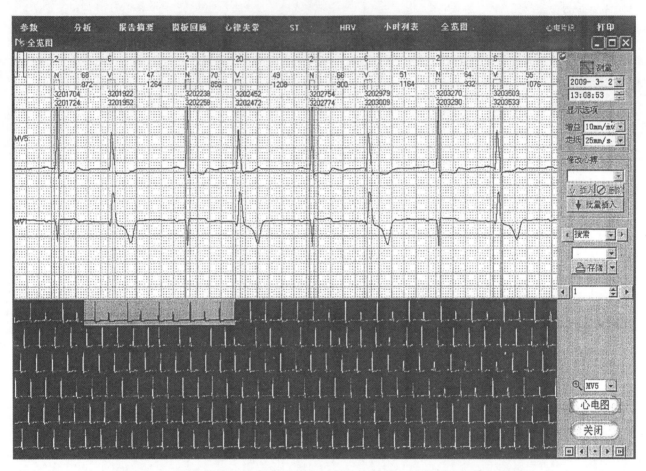

图 8-7　网络传输双导联实时动态远程心电监测：频发室性早搏二联律

临床资料：男性,70岁,高血压,网络传输实时动态远程心电监测。显示屏下方为连续记录的心电监测图形,选取其中一段心律失常图谱置放在显示屏上方。

心电图特征：P波按顺序发出,P-P间期相等,心率60 bpm。见提早出现宽大畸形 QRS 波,其前无相关 P 波,宽QRS波与正常 QRS 波的起始向量不同,宽 QRS 波与窦性 QRS 波交替出现呈二联律。V₅导联 ST 段水平型压低1.0 mm,T 波低平。

心电图诊断：窦性心律,频发室性早搏呈二联律,ST-T 变化。

评注：本图是从网络传输动态远程心电监护仪存储的监测图中选取的图谱。图中显示提早出现宽大畸形 QRS波,除了考虑室性早搏呈二联律外,还应与房性早搏伴室内差异传导进行鉴别。当提早出现宽大畸形 QRS波之前无相关 P 波则支持室性早搏。

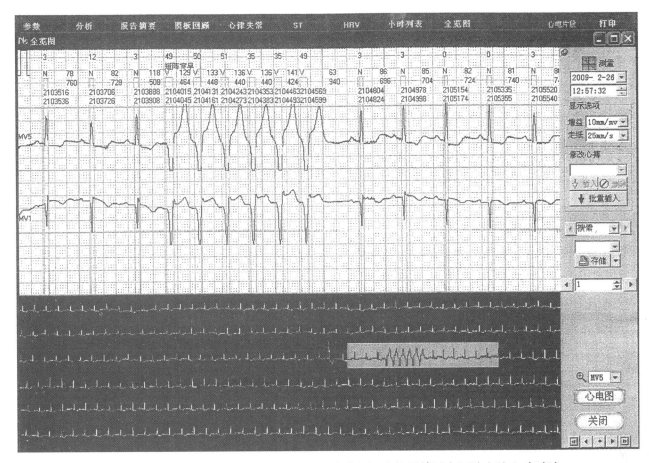

图 8-8 网络传输双导联实时动态远程心电监测：室性早搏诱发短阵室性心动过速

临床资料：男性,74 岁,冠心病,网络传输实时动态远程心电监测。显示屏下方为连续记录的心电监测图形,选取其中一段心律失常图谱置放在显示屏上方。

心电图特征：图中第 1~3 个室上型 QRS 波为窦性搏动。第 4~9 个宽 QRS 波连续提早出现,其前无相关 P 波,显示由室性早搏诱发短阵室性心动过速。第 10~14 个室上型 QRS 波为窦性搏动。MV5 导联显示窦性搏动时 ST 段压低和 T 波低平。

心电图诊断：窦性心律,室性早搏诱发短阵室性心动过速,ST-T 变化。

评注：当室性早搏连续 3 次或以上时称为短阵室性心动过速。

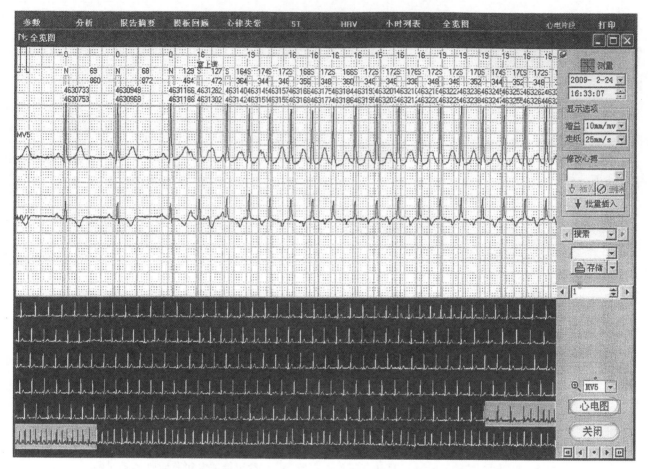

图 8 - 9　网络传输双导联实时动态远程心电监测：房性早搏诱发短阵房性心动过速

临床资料： 男性,70 岁,高血压,因心悸就诊。网络传输实时动态远程心电监测,显示屏下方为连续记录的心电监
　　测图形,选取其中一段心律失常图谱置放在显示屏上方。

心电图特征： 图中第 1~3 个 QRS 波为窦性搏动,P 波直立,P - R 间期>0.12 s,QRS 波呈室上型,心率 75 bpm。第
　　4~20 个 QRS 波提早出现,QRS 波之前有 P′波,P′- R 间期>0.12 s,QRS 波呈室上型,心率 151 bpm,ST - T 无
　　异常。

心电图诊断： 窦性心律,房性早搏诱发短阵房性心动过速。

评注： 当房性早搏连续 3 次或以上时称为短阵房性心动过速。

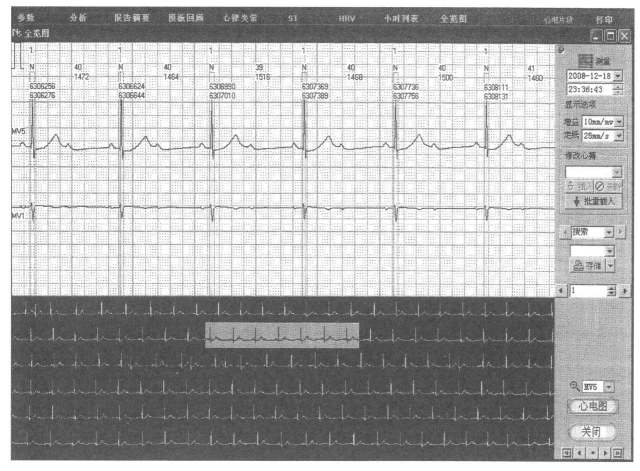

图 8-10 网络传输双导联实时动态远程心电监测：Ⅱ度房室传导阻滞 2 : 1 传导

临床资料： 女性,64 岁,晕厥待查。网络传输实时动态远程心电监测,显示屏下方为连续记录的心电监测图形,选取其中一段心律失常图谱置放在显示屏上方。

心电图特征： 窦性 P 波按顺序发出,心率 79 bpm,P-P 间期相等,P 波以 2 : 1 下传心室,QRS 波室上型,QRS 时限 0.08 s。

心电图诊断： 窦性心律,Ⅱ度房室传导阻滞 2 : 1 传导。

评注： 2 : 1 房室传导阻滞的心电图特征是 P 波每间隔一个下传心室。因无法根据 P-R 间期逐步变化来区分Ⅰ型或Ⅱ型房室传导阻滞,而单独作为一种类型。有学者指出在 2 : 1 房室传导阻滞时,若 P-R 间期延长和不伴有束支传导阻滞多属于Ⅱ度Ⅰ型房室传导阻滞,其阻滞部位多数在房室结。若 P-R 间期正常和伴有束支传导阻滞则属于Ⅱ度Ⅱ型房室传导阻滞,其阻滞部位多数在希-浦氏系统。若心率加快使 2 : 1 变为 3 : 1 阻滞,使房室阻滞程度加重,反映这类 2 : 1 阻滞属于Ⅱ度Ⅱ型房室传导阻滞。部分Ⅱ度 2 : 1 房室传导阻滞的阻滞 P 波被掩埋在其前的 T 波之中不易辨认,易误诊为窦性心动过缓。同样部分房性早搏二联律,P′波均未下传心室,易误诊为房室传导阻滞。因此,需仔细辨认Ⅱ、V₁、V₂ 导联 P 波出现的规律,进行鉴别诊断。

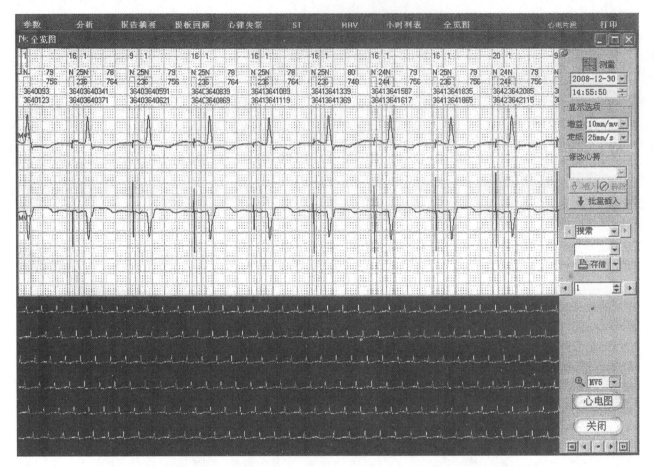

图 8 - 11　网络传输双导联实时动态远程心电监测：全自动双腔起搏器（DDD）以
心房按需起搏（AAI）形式起搏

临床资料：患者女性,77 岁,冠心病,DDD 起搏器安装术后。网络传输实时动态远程心电监测,显示屏下方为连
　　　续记录的心电监测图形,选取其中一段心律失常图谱置放在显示屏上方。

心电图特征：起搏脉冲按顺序发出,每个起搏脉冲信号均带出起搏 P 波,然后下传心室,QRS 波呈室上型,显示心
　　　房起搏功能正常。

心电图诊断：DDD 起搏器以 AAI 形式起搏。

评注：本图是 DDD 起搏器以 AAI 形式起搏,图中起搏脉冲带出 P′波,然后下传心室,表现为心房起搏心电图。由
　　　于目前临床上已经没有单独的心房起搏器,所以能见到心房起搏心电图均是 DDD 起搏器以 AAI 形式起搏的
　　　心房起搏心律。

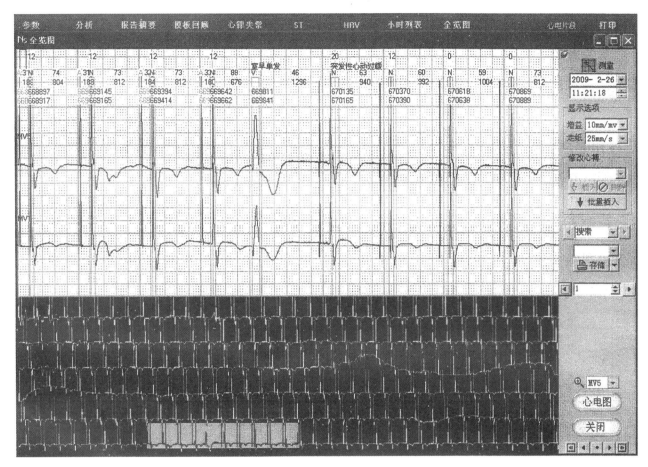

图 8-12　网络传输双导联实时动态远程心电监测：全自动双腔起搏器（DDD）以房室顺序起搏

临床资料：患者女性，83 岁，高血压，冠心病，DDD 起搏器安装术后。网络传输实时动态远程心电监测。显示屏
　　　　下方为连续记录的心电监测图形，选取其中一段心律失常图谱置放在显示屏上方。

心电图特征：第 1~4、6~9 个心搏的 P 波和 QRS 波起始处均可见起搏脉冲信号，以房室顺序起搏方式起搏，心率
　　　　72 bpm。显示起搏功能正常。第 5 个宽 QRS 波提早出现，其前无相关 P 波，QRS 波起始处无起搏脉冲信号，
　　　　为室性早搏。

心电图诊断：DDD 起搏器以房室顺序起搏，室性早搏。

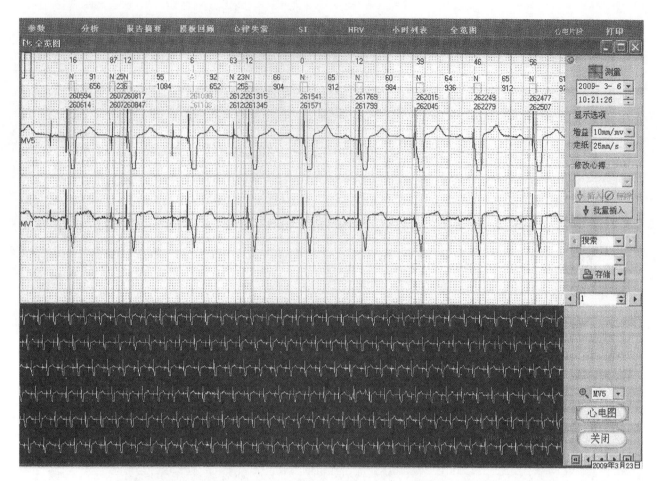

图 8 - 13　网络传输双导联实时动态远程心电监测：全自动双腔起搏器（DDD）以房室顺序起搏（DDI）、心房感知触发心室起搏（VAT）形式起搏

临床资料：女性，73 岁，高血压，冠心病，Ⅱ 型糖尿病。DDD 起搏器安装术后 1 年。网络传输实时动态远程心电监测，显示屏下方为连续记录的心电监测图形，选取其中一段心律失常图谱置放在显示屏上方。

心电图特征：第 1～4 个心搏的 P、QRS 波起始处均可见起搏脉冲信号，QRS 波形态呈左束支传导阻滞型，显示以房室顺序起搏方式起搏（DDI 型起搏），心率 65 bpm，起搏功能正常。第 5～9 个心动规则出现，为窦性心律，QRS 波增宽，P - R 间期>0.12 s，QRS 波之前有起搏脉冲信号，P - R 间期固定，为心房感知触发心室起搏（VAT 型起搏），起搏功能正常。

心电图诊断：DDD 起搏器以 DDI、VAT 形式起搏。

　　（2）移动式网络传输实时动态远程心电监护仪。该监护设备具有：① 同步 12 导联 24 小时或更长时间连续心电监测，同时在患者佩带微型心电信息采集仪上显示 12 导联实时心电图波形；② 24 小时或更长时间心电图数据存储；③ 通过无线网络实时传输监护心电信息；④ 整个记录过程由远程心电监测中心值班医师进行实时监测，并随时与患者主管医师或所在病房值班医护人员联系，通报心电监测情况；⑤ 全部监测结束根据记录心电信息进行分析，并出具动态心电图报告。

　　通过无线网络实时传输监测心电信息过程：通过患者佩带微型心电信息采集监测仪上采集心电信号（胸部模拟 12 导联监测导联），将采集的心电电压信号转换成能传送的心电信号，再用调制器调制成心电数字信号，然后通过网络通信将其传送到远程心电监测中心。整个过程进行 24 h 连续实时动态远程心电监测（图 8 - 14～图 8 - 15）。

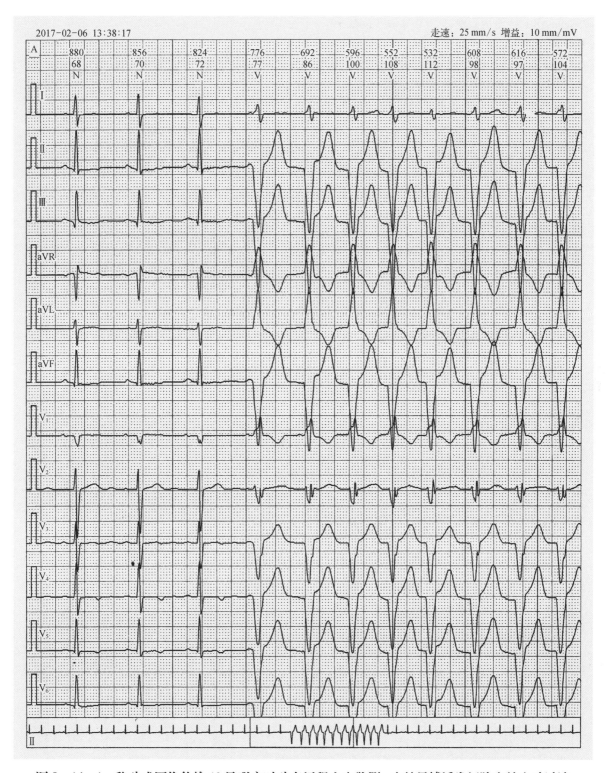

图 8 - 14 - 1　移动式网络传输 12 导联实时动态远程心电监测：室性早搏诱发短阵室性心动过速

临床资料：女性，80 岁，冠心病。因胸闷、心悸伴有晕厥反复发作而入院，给予 12 导联实时动态远程心电监测。
入院后即给予 24 h 12 导联实时动态远程心电监测。

心电图特征：图中 A、B 两幅图为连续记录。图 A 第 1~3 个心动为窦性 P 波下传，心率 75 bpm，QRS 波呈室上型，
V4~V6 导联 T 波低平。第 4 个心动为提早出现的宽 QRS 波，其前无相关 P 波，引发其后连续 7 个宽 QRS 波，
形成短阵室性心动过速。图 B 第 1~8 个宽 QRS 波为室性心动过速，第 9~12 个心动为窦性 P 波下传，心率

75 bpm,QRS 波呈室上型,$V_4 \sim V_6$ 导联 T 波低平。

心电图诊断: 窦性心律,室性早搏诱发短阵室性心动过速,T 波低平。

评注: 本图是由网络传输 12 导联实时动态远程心电监护仪记录,该仪器同时具有网络传输、24~72 h 远程实时监护、全程记录动态心电图特点,与远程心电监护中心平台联网实行 24~72 h 实时远程监护,一旦发现问题及时与受检者所在医院或主管医师联系,给予及时处理(下接图 8 - 14 - 2)。

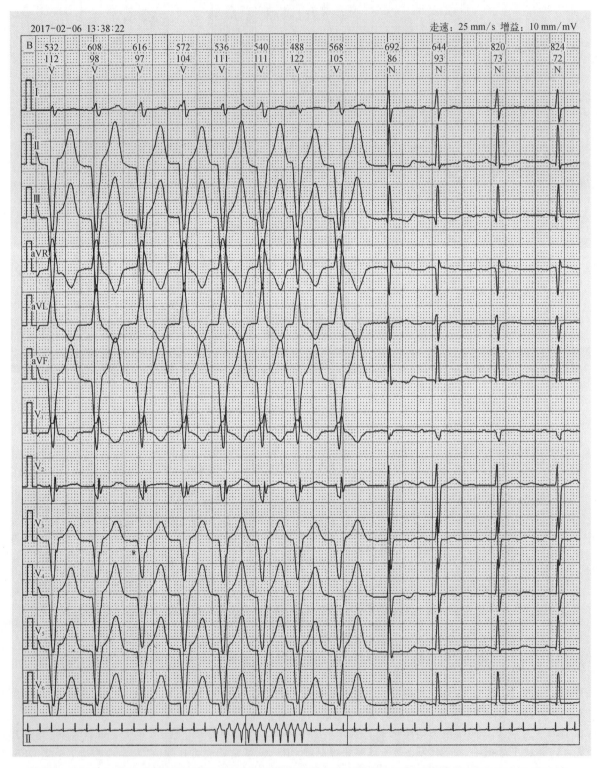

图 8 - 14 - 2　移动式网络传输 12 导联实时动态远程心电监测:室性早搏诱发短阵室性心动过速

（上接图8－14－1）全程监测结束后所有监测信息进行动态心电图分析并出具报告。因此该系统是目前各类远程心电监测中最好的监测形式。图中显示由一个室性早搏诱发的短阵室性心动过速。12导联同步显示可以全面观察室性心动过速的心电图特点，图中肢导联电轴右偏，V₁导联呈右束支传导阻滞图形，证实室性心动过速的起搏点位于左心室，病理性的室性心动过速可能为大。同时，图中在窦性节律时存在ST－T变化也反映存在心肌缺血，是产生室性心动过速的病理基础，应该予以重视，及时处理。12导联远程实时动态监测可及时发现重要的心电图变化，当监护中心发现患者发生室性心动过速时，立刻通知主管医师或值班医护人员，及时采取措施给予处理，避免出现严重后果。

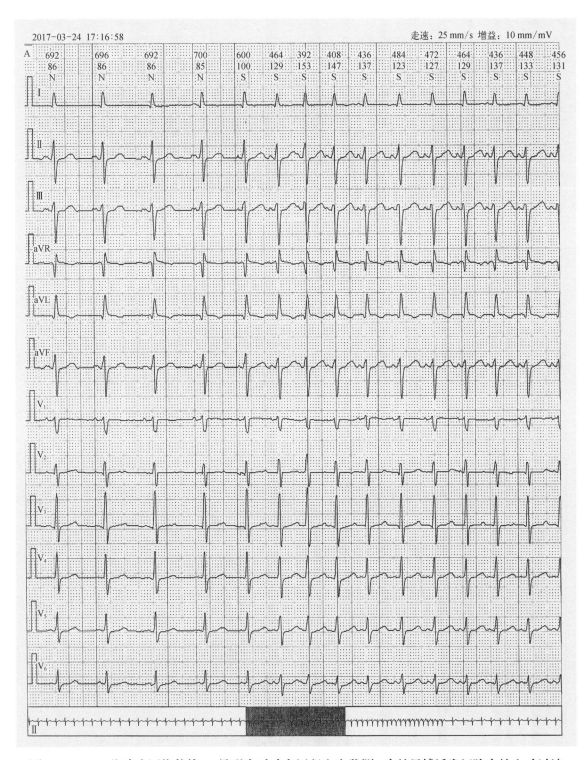

图8－15－1　移动式网络传输12导联实时动态远程心电监测：房性早搏诱发短阵房性心动过速

临床资料: 女性,81岁,冠心病。因阵发性胸闷、心悸就诊,给予24 h 12导联实时动态远程心电监测。

心电图特征: 图中A、B两幅图为连续记录。图A第1~4个心动为窦性P波下传,心率88 bpm,P-R间期0.10 s,
　　　　QRS波呈室上型,QRS时限0.10 s。第5个心动为提早出现的室上型QRS波,其前有相关P′波,P′-R间期
　　　　0.08 s,为房性早搏,引发其后连续10个房性早搏形成短阵房性心动过速。肢导联QRS电轴左偏-68°。Ⅰ、
　　　　aVL导联呈qR型,$R_{aVL}>R_I>R_{aVR}$,Ⅱ、Ⅲ、aVF导联呈rS型,$S_Ⅲ>S_Ⅱ$,QRS波时限<0.12 s。

心电图诊断: 窦性心律,房性早搏诱发短阵房性心动过速,左前分支传导阻滞,短P-R间期,正常QRS波群综合
　　　　征(下接图8-15-2)。

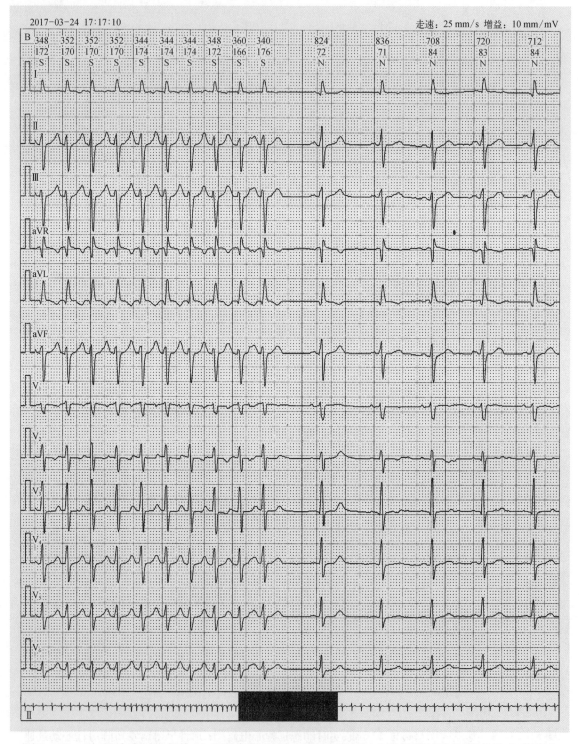

图8-15-2　移动式网络传输12导联实时动态远程心电监测:房性早搏诱发短阵房性心动过速

（上接图 8－15－1）

心电图特征：第 1~10 个室上型 QRS 波继续图 A 为房性心动过速，其后出现代偿间歇。第 11~15 个 QRS 波为窦性 P 波下传，QRS 波呈室上型，心率 88 bpm，P－R 间期 0.10 s，QRS 时限 0.10 s。肢导联 QRS 电轴左偏－68°。Ⅰ、aVL 导联呈 qR 型，R_{aVL}>R_I>R_{aVR}，Ⅱ、Ⅲ、aVF 导联呈 rS 型，$S_Ⅲ$>$S_Ⅱ$，QRS 波时限<0.12 s。

心电图诊断：窦性心律，房性早搏引发短阵房性心动过速，左前分支传导阻滞，短 P－R 间期，正常 QRS 波综合征。

评注：本图显示由房性早搏诱发短阵房性心动过速，与患者阵发性胸闷、心悸症状相符合。同时存在左前分支传导阻滞。本图另一个特点是窦性心律时 P－R 间期 0.10 s，房性早搏时 P－R 间期 0.08 s，QRS 波呈室上型，符合短 P－R 间期综合征（LGL 综合征）诊断。

七、远程床旁心电监护结果判断

1. 远程监护心电图尚未制定判断标准，一般参考常规心电图、动态心电图的判断标准；

2. 对一过性心律失常（依据病人病史，当时的状态，出现的症状、感到不适等情况）诊断意义较大；

3. 安装心脏起搏器患者术后及出院后监测有诊断意义；

4. 心电图 ST－T 改变应该结合病人病史、当时的状态、出现的症状（如出现头晕、黑矇、晕厥等）来综合考虑。

八、远程床旁心电监护的临床意义

远程心电监测仪利用现代计算机及通信技术，在心律失常的监测方法上弥补了常规心电图与动态心电图的不足，能够监测日常生活中出现一过性症状时的心电图，对一些慢性病人和老年人，特别是处于现代化、快节奏中的上班族，能够及时监测和发送心电信号并与医生快速沟通，得到医生的健康指导。目前除监测心电图外还增加了无创血压、血氧饱和度、呼吸功能生理参数的监测，随着计算机技术的普及，计算机网络、无线技术、PDA 技术、蓝牙技术的发展，远程医疗监测技术必将得到迅速发展。

（郑宏超　卞士平）

参 考 文 献

[1] Zimetbaum P, Goldman A. Ambulatory Arrhythmia Monitoring Choosing the Right Device[J]. Circulation, 2010, 122: 1629－1636.

[2] 杨虎.远程心电监测技术进展[J].中国医疗器械信息,2005,11(6)：11－12.

[3] 屈正,卢喜烈.心电网络系统的建设与应用[M].北京：科学技术文献出版社(第 1 版),2016：170－180.

[4] 郭继鸿.远程心电监测技术：来自互联网医疗的思索[J].临床心血管病杂志,2016,32(11)：1071－1075.

[5] 顾菊康.远程心电监护学[M].上海：上海科学技术出版社,2009.

第九章　心律失常诊断及心电监测

在正常情况下,心脏搏动起源于窦房结,称为窦性搏动。窦房结在一定频率和时间范围内有规律地发出冲动,并按一定顺序和速率传导至心房、心室各处,协调心脏各部位同步收缩形成一次心搏,这样周而复始形成的节律称为窦性心律。

当心脏内冲动的起源与传导发生异常,使心脏搏动频率过快或过慢、节律变得不规则,以及冲动传导顺序与速度发生异常,称为心律失常。

一、心律失常分类

临床上心律失常有多种分类方法,例如按照发生机制、产生部位以及心电图表现分类等。本文根据心律失常发生机制结合起源部位进行分类。

(一) 冲动起源异常

1. 冲动自窦房结发出

(1) 窦性心动过速;

(2) 窦性心动过缓;

(3) 窦性心律不齐;

(4) 窦性停搏。

2. 冲动自异位节奏点发出

(1) 主动性异位心律

① 过早搏动:窦性、房性、房室交接性、室性;② 阵发性心动过速:室上性、室性;③ 加速性自主心律(非阵发性心动过速):房性、房室交接性、室性;④ 扑动:心房扑动、心室扑动;⑤ 颤动:心房颤动、心室颤动。

(2) 被动性异位心律

① 房性逸搏及逸搏心律;② 房室交接性逸搏及逸搏心律;③ 室性逸搏及逸搏心律。

(二) 冲动传导异常

1. 干扰及干扰性房室分离

2. 传导阻滞

(1) 窦房传导阻滞:Ⅱ度(莫氏Ⅰ型、莫氏Ⅱ型)、高度阻滞;

(2) 房内及房间传导阻滞:完全性、不完全性阻滞;

(3) 房室传导阻滞:Ⅰ度、Ⅱ度(莫氏Ⅰ型、莫氏Ⅱ型)、高度、Ⅲ度阻滞;

(4) 室内传导阻滞:按照阻滞程度分完全性、不完全性阻滞;按照阻滞部位分右束支、左束支、左前分支、左后分支、左间隔支阻滞。

3. 折返性心律

(1) 阵发性心动过速

① 窦房结折返;② 心房内折返;③ 房室结内折返(房室结内双径路);④ 房室间折返(房室旁道参与);⑤ 希

氏束折返、束支内折返;⑥ 心室内折返。

（2）反复心律及反复性心动过速

（三）冲动起源与传导均异常

指异位节奏点发出的冲动在传导过程中发生传出迟缓、传出中断或传导无序,例如并行心律、异位心律伴传出阻滞等。

（四）人工心脏起搏器参与的心律

二、心律失常检查方法

心律失常诊断主要依靠全面了解患者病史,做好相关检查。在掌握患者全面临床背景、心律失常类型情况下作出准确诊断,为选择最佳治疗方案打下基础。常用心律失常检查方法可分为无创性和有创性两类,以前者为主。无创性检查包括 12 导联同步心电图、12 导联动态心电图、食管导联心电图以及监测心电图。有创性检查主要是指经导管的心脏电生理检查。

（一）12 导联同步心电图

常规心电图是诊断心律失常最基本的方法,约97%的心律失常在心电图中有所表现。常规 12 导联同步心电图是单导联、多导联发展至今为止最好的记录形式,具有完善的记录及多种类型打印格式,例如3×4 加长 II 导联、6×2、6×2 加长 II 导联以及12×1 等打印格式。可以在 12 导联心电图的同一心动周期上测量心电图波形数据,以便进行参数的标准化测量,进行心电图网络化管理,实现心电信息远程传输及会诊、信息与资料共享、建立心电图标准化及数据库。此外,12 导联同步心电图可以对过早搏动、心动过速、预激综合征、束支及分支传导阻滞等进行定位诊断及鉴别诊断。有时为了发现更多的心律失常而进行长时间记录（多数采用 1 min 记录）,并选择 II 或 V$_1$ 导联在同一页面上显示单导联连续图形。这种记录方式可以达到三个目的:（1）根据 II 导联 P 波是直立还是倒置来确定该 P 波是顺传还是逆传;（2）根据 V$_1$ 导联 QRS 波呈正常形态、右束支阻滞型或左束支阻滞型来分析室上性激动在心室内传导情况、心室内异位起搏点起源部位;（3）根据同一页面连续记录可以观察心律失常起始、终了以及连续情况（图 9-1~图 9-4）。

有些心血管病症状如心悸、胸闷、胸痛和头晕等,常呈一过性或阵发性,短暂记录心电图难以捕捉到阵发性心律失常,而且患者大多缺乏医疗常识,心律失常发生时不能及时就近就诊,有时即使到医院就诊症状也已缓解,无法记录到发病时心电图情况,给临床诊断增加了困难。此外,还有一些突发心血管事件尤其是恶性心律失常,发作特点往往具有突发突止、短暂性、致死性、发作无规律性等特点,极易发生心源性猝死以致无法及时抢救最终导致患者死亡。因此。对一些患者自诉有心悸、胸闷、胸痛和头晕而 12 导联同步心电图检查正常者,应该进行 24 h 或更长时间的动态心电图检查,以期及时发现更多有意义的心律失常。防止出现更严重的恶性心律失常。

（二）12 导联动态心电图

动态心电图是由 Norman J. Holter 在 1957 年发明的,1961 年正式应用于临床,简称 Holter。动态心电图检查使用便携式连续记录装置,连续记录 24 h 内日常生活情况下心电信息变化,然后经过计算机回放系统处理分析,经过人工编辑后打印出动态心电图报告。与常规心电图相比,具有长时间连续记录心脏动态电活动,比常规静态心电图记录的心电信息扩大 2 000 倍以上,提高了心律失常检出率,使心律失常的规律性表现得以展现,弥补了常规心电图记录时间受限,难于及时发现心律失常的缺点,广泛应用于短暂性心律失常的捕捉、一过性心肌缺血的判定、心脏病患者预后的评价、抗心律失常和抗心肌缺血药物疗效评价等。动态心电图检查记录导联从开始的单导联、2 导联、3 导联发展至今 12 导联直至 18 导联。记录时间也从开始 6~24 h 到现在 48~72 h。记录方式从开始的遥测记录、磁带记录、固态记录直至现在的数字化动态记录。观察分析功能也从单纯的心率与心律分析,发展到 ST 段分析、心率变异性分析、QT 间期分析、晚电位分析以及起搏通道分析等,为临床诊断和治疗效果以及科研评价提供重要的客观证据（图 9-5、图 9-6）。

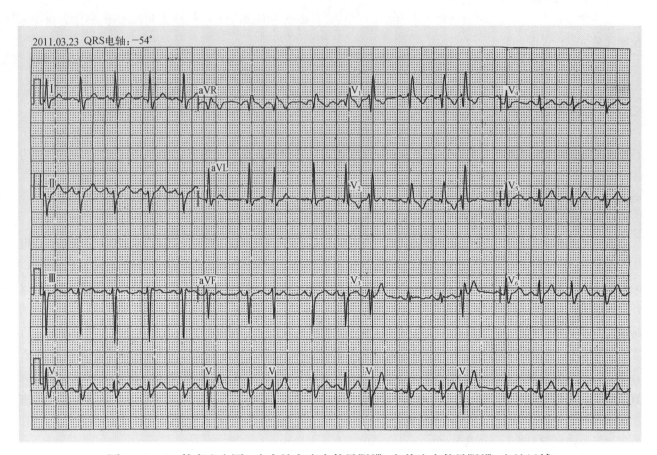

图 9-1-1　静息心电图:完全性右束支传导阻滞,左前分支传导阻滞,室性早搏

临床资料: 男性,78 岁,冠心病。

心电图特征: 窦性心律,心率 107 bpm,P-R 间期 0.16 s,QRS 电轴-49°。Ⅰ、aVL 导联呈 qRs 型,$R_{aVL}>R_I>R_{aVR}$。Ⅱ、Ⅲ、aVF 导联呈 rS 型,$S_Ⅲ>S_Ⅱ$。呈左前分支传导阻滞图形。V_1 导联 QRS 波呈 rSR′型。Ⅰ、V_5、V_6 导联 S 波深而宽,S 波时限>0.04 s,QRS 波时限 0.12 s,呈完全性右束支传导阻滞图形。提早出现宽大畸形 QRS 波,其前无相关 P 波,是室性早搏(V)。

心电图诊断: 窦性心动过速,完全性右束支传导阻滞,左前分支传导阻滞,室性早搏。

评注: 本图显示房室传导正常,存在完全性右束支和左前分支传导阻滞,8 个月后再次记录心电图发生动态变化,出现高度房室传导阻滞及右束支、左前分支传导阻滞,参见图 9-1-2。

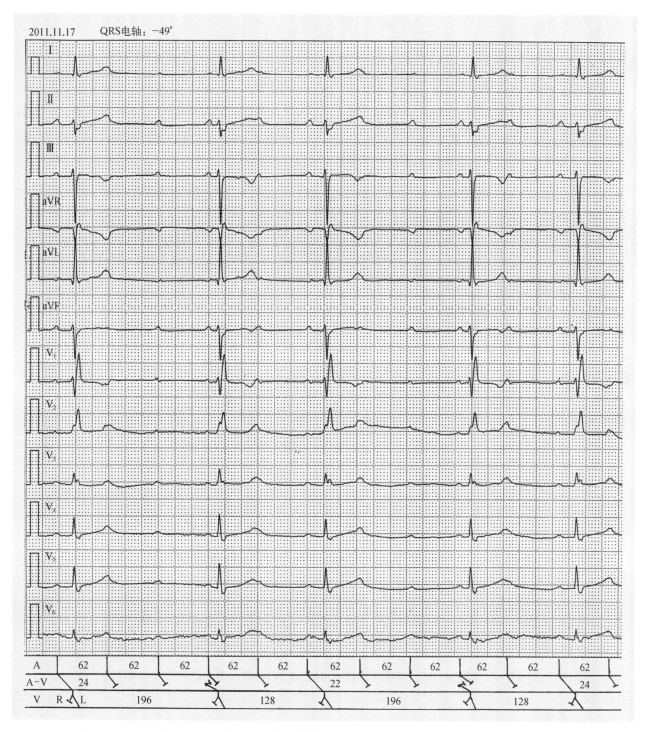

图9-1-2　静息心电图：高度房室传导阻滞，完全性右束支、左前分支、左后分支传导阻滞

临床资料： 男性，78岁，冠心病，胸闷不适1月，加重1周就诊。8个月前心电图显示右束支和左前分支传导阻滞，房室传导正常（图9-1-1）。

心电图特征： 窦性P波按顺序发出，P-P间期相等，P-R间期0.16~0.26 s，P波以5：1下传，显示高度房室传导阻滞。在长R-R间期第一个QRS波之前有一个无关P波，是因为房室交接性逸搏干扰而使这个窦性P波下传受阻。短R-R间期后的QRS波是其前窦性P波下传形成心室夺获。肢导联QRS波呈左前分支传导阻滞图形，胸导联QRS波呈完全性右束支传导阻滞图形。

心电图诊断：窦性心律，高度房室传导阻滞，房室交接性逸搏，心室夺获，完全性右束支传导阻滞，左前分支传导阻滞，提示左后分支传导阻滞。

评注：本图是一份房室及室内传导功能逐步减退，导致传导阻滞程度逐步加重的心电图动态变化。第一幅图仅显示右束支和左前分支传导阻滞，房室传导正常。第二幅图是在 8 个月后记录，表现为高度房室传导阻滞，完全性右束支传导阻滞，左前分支传导阻滞。这个房室传导阻滞部位有两种可能，第一种是在房室结，第二种是在左后分支，从两幅图的动态变化、不良预后和治疗效果来看，应该考虑第二种可能为大，其本质是心室内三分支传导阻滞的心电图诊断，是安装心脏起搏器的指征。

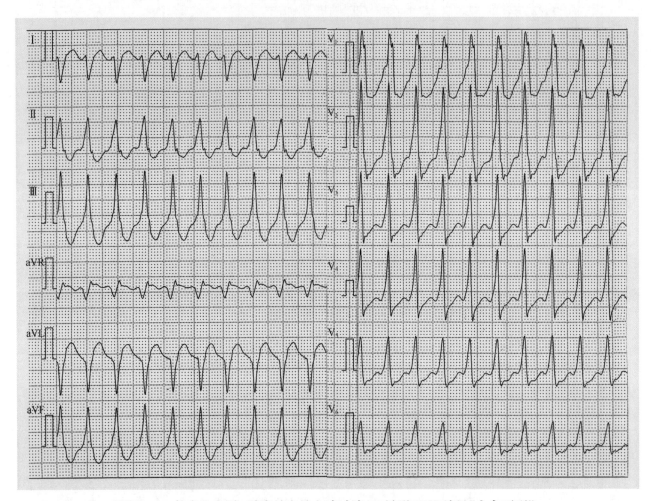

图 9-2 静息心电图：阵发性室性心动过速，V_1 导联 QRS 波呈"左兔耳型"

临床资料：男性，78 岁，冠心病。

心电图特征：基本心律为宽 QRS 波心动过速，心室率 160 bpm，R-R 间期相等，QRS 时限 0.16 s。肢导联 QRS 电轴右偏+112°。胸导联 V_1~V_6 导联 QRS 主波一致向上，V_1 导联 QRS 波呈 RR′型，R>R′，呈"左兔耳型"，提示室性心动过速起源于左心室。

心电图诊断：阵发性室性心动过速。

评注：本图属于宽 QRS 波心动过速，特点是基本心律 QRS 波>0.12 s，心室率>100 bpm。在宽 QRS 波心动过速中，室性心动过速占 80%，其余 20%分别是室上性心动过速（包括心房扑动和心房颤动）伴心室内差异传导或束支传导阻滞、伴房室旁道前传的心室预激、伴药物影响或电解质紊乱导致的室内传导阻滞以及心室起搏心律。在单形性室性心动过速中,额面 QRS 电轴显著左偏或极右偏,胸导联 QRS 主波一致向上或向下,都是诊断室性心动过速特异性很高的指标。室性心动过速时 QRS 波形态特征与其在心室内起源部位不同有关,约 1/3 的室性心动过速起源于右心室,其 QRS 波呈左束支传导阻滞型。约 2/3 的室性心动过速起源于左心室,其 QRS 波呈右束支传导阻滞型,当这种 QRS 波在 V₁ 导联呈 RR′ 型,R>R′ 呈"左兔耳型"时,支持室性心动过速诊断的特异性极高。本图支持室性心动过速的依据是肢导联 QRS 电轴右偏+112°。胸导联 V₁~V₆ 导联 QRS 主波一致向上,V₁ 导联 QRS 波呈 RR′ 型,R>R′,呈"左兔耳型"。

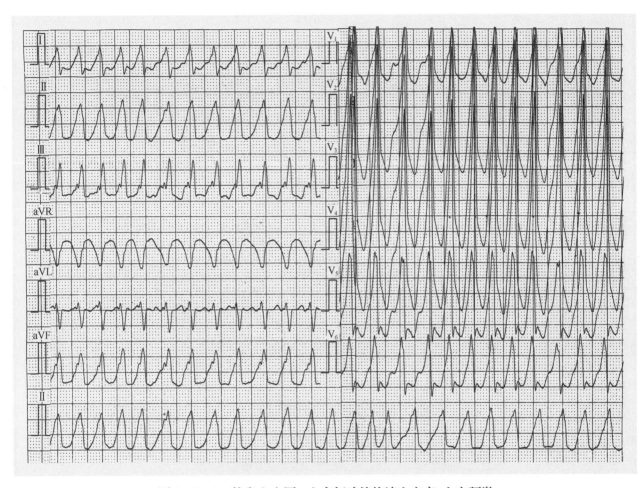

图 9-3-1　静息心电图:心房颤动伴快速心室率,心室预激

临床资料: 男性,33 岁,阵发性心动过速发作史多年,发作间歇记录到经典心室预激图形。

心电图特征: P 波消失,心房颤动 f 波不清,R-R 间期绝对不等,表现为心房颤动的心室节律。平均心室率 190 bpm,QRS 波形态宽窄不一,I、V₁~V₆ 导联 QRS 波起始处见 δ 波。

心电图诊断: 心房颤动伴快速心室率合并心室预激。

评注: 本图有三个特点支持心房颤动合并心室预激,(1) P 波消失,f 波不清,R-R 间期绝对不等,为心房颤动的心室节律。(2) QRS 波形态宽窄不一是心房激动部分或全部经房室旁道前传所致。(3) QRS 波起始部见预激 δ 波,心房激动经房室旁道下传成分越多,QRS 波增宽越明显。当心室率>200 bpm,旁道有效不应期≤270 ms 时,心房激动主要经房室旁道下传心室,心电图表现为宽大畸形的 QRS 波呈完全性心室预激图形。由于心室率极快,而且心室激动顺序异常,对血流动力学影响十分明显,若不及时有效治疗,极易诱发室性心动过速、心室扑动和心室颤动,导致患者猝死。本图与室性心动过速最大的不同点是宽 QRS 波的 R-R 间期绝对不等。许多文献提出,室性心动过速的节律基本规则,即使较不匀齐,R-R间期之间差异应该在20~30 ms以内,如果R-R间期差>50 ms,多为心房颤动从房室旁道前传的心室预激。

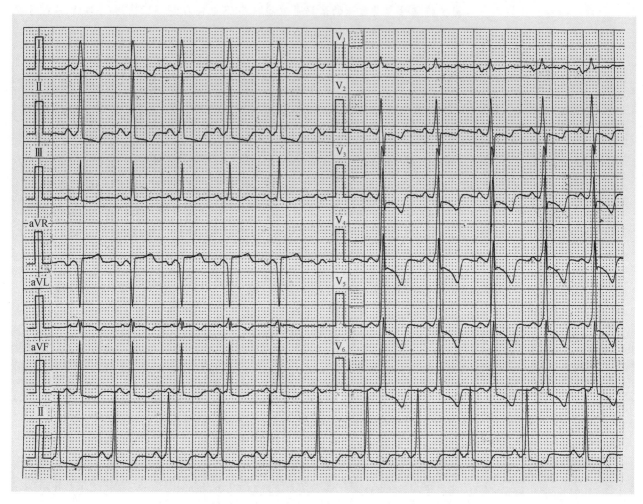

图9-3-2　静息心电图:典型心室预激A型

临床资料: 男性,33岁,阵发性心动过速发作史多年。本图是在图9-3-1心房颤动伴快速心室率合并心室预激,经过静脉注射胺碘酮后恢复窦性心律后记录。

心电图特征: 窦性心律,P-R间期<0.12 s,QRS波起始处见δ波,QRS波增宽,QRS时限0.12 s,V₁~V₆导联以R波为主。

心电图诊断: 窦性心律,典型心室预激A型。

评注: 本图是在图9-3-1心房颤动伴快速心室率合并心室预激,经过静脉注射胺碘酮后恢复窦性心律后记录,显示典型心室预激A型,为图9-3-1心房颤动伴快速心室率合并心室预激诊断提供了依据。

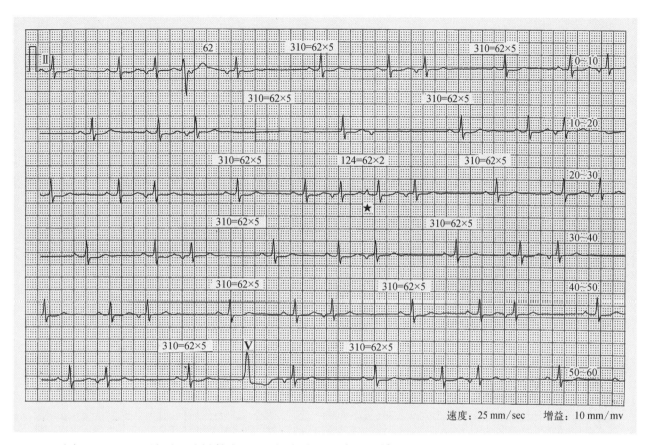

速度：25 mm/sec　　增益：10 mm/mv

图 9 - 4 - 1　Ⅱ导联一分钟静息心电图：频发多源房性早搏,短阵房性心动过速,房性并行心律

临床资料：女性,85 岁,冠心病。因胸闷、心悸就诊,常规 12 导联心电图显示频发早搏,给予Ⅱ导联连续 1 分钟记录。

心电图特征：在图中有三种形态 P 波：(1) 直立的窦性 P 波,P - R 间期 0.20 s,QRS 波呈室上型,心率 52 bpm。(2) 提早出现直立 P′波(有★者),P′波形态与窦性 P 波不同,P′- R 间期>0.12 s,QRS 波呈室上型,是第一种类型房性早搏。(3) 提早出现倒置 P′波,P′- R 间期>0.12 s,QRS 波呈室上型,是第二种类型房性早搏。在第一条图中最短的倒置 P′- P′间期为 62 ms。在第三条图中最短的倒置 P′- P′间期为 124 ms,是 62 ms 的二倍。其余各条图中长 P′- P′间期均为 310 ms,是 62 ms 的五倍。由此可以看出,本图倒置 P′波反映房性并行心律,62 ms 是该房性并行心律频率周期中的最大公约数,各个长的 P′- P′间期为 62 ms 的整倍数。另外,图中第二条中间在房性早搏之后出现长 R - R 间歇,并出现房室交接性逸搏。第六条图中可见室性早搏(V)。

心电图诊断：窦性心动过缓,频发多源房性早搏,短阵房性心动过速,房性并行心律,室性早搏。

评注：并行心律是指心脏内除了主导心律(主要是窦性心律)外,还存在一个或多个具有保护机制的异位节律点,该节律点不受主导节律影响而有规律地按自身固有的频率发出激动,两者同时存在并竞争控制心房或心室,从而形成并行心律。

当并行心律伴有传出阻滞时常以早搏形式出现,易误认为普通早搏。当并行心律不伴有传出阻滞时,则以并行心律性自主心律形式出现,形成并行心律性心动过速。并行心律可以发生在心脏的任何部位。多数是室性并行心律；其次是房室交接性并行心律；房性并行心律最为少见。并行心律的机制是并行节律点的异常自律性、并行节律点周围存在传入阻滞和传出阻滞。因此,并行心律属于激动和传导均异常的心律失常。持续的传出阻滞可以使并行心律消失,间歇性传出阻滞会使并行心律的频率成倍数减慢。当发生Ⅱ度或高度传出阻滞时,通过连续记录长时间心电图来计算出并行心律的最大公约数及其倍数,从而估计传出阻滞程度。并行心律心电图特征是:(1)联律间期不固定,当两个异位搏动的联律间期差>0.08 s即具有诊断意义。(2)异位搏动最短间期相等、相互间存在倍数关系或存在最大公约数,例如本图最短的倒置 P′- P′间期为62 ms,各个长的 P′- P′间期124 ms、310 ms 均为 62 ms 的整倍数。(3)常有融合波,融合波主要是指来自不同心腔的两个冲动,在差不多相同的时间到达同一心腔,各自激动该心腔的一部分,产生一种中间型的复合波群。发生在心房的称为房性融合波,常见于房性并行心律。发生在心室的称为室性融合波,常见于室性并行心律。

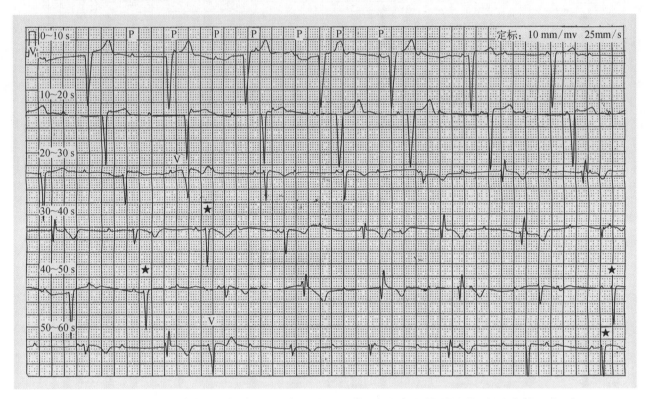

图 9 - 4 - 2   V₁导联 1 分钟静息心电图: 窦性心律,高度房室传导阻滞,室性逸搏心律

临床资料: 女性,85 岁,冠心病。因胸闷、黑矇就诊,常规 12 导联心电图显示窦性心律,高度房室传导阻滞,给予入院检查。

心电图特征: 本图为 V₁导联 1 分钟记录。P 波按顺序发出,P - P 间期相等,心房率 88 bpm。多数 R - R 间期缓慢相等,心室率 45 bpm。多数 P - R 间期不等,显示 P 波下传受阻,只有部分心动(有★者)P - R 间期 0.16 s,QRS 波呈室上型,显示 P 波能下传心室。QRS 波形态可分为 3 种,分别是正常形态、不完全性右束支、左束支传导阻滞型。其中 QRS 波呈正常形态是窦性 P 波下传所致,QRS 波呈不完全性右束支、左束支传导阻滞型者,QRS 波之前无相关 P 波,是高位室性逸搏心律,分别以不等速从两侧下传左、右心室。图中有 2 个提早宽大畸形 QRS 波(V),其前无相关 P 波,是室性早搏。

心电图诊断: 窦性心律,高度房室传导阻滞,高位室性逸搏心律,室性早搏。

评注: 高度房室传导阻滞心电图特点是连续 2 个或以上窦性 P 波下传受阻,这时存在不完全性房室分离。在心电图上房室分离可分为干扰性与阻滞性房室分离,两者鉴别要点是:(1)干扰性房室分离是由于房室交接性或室性异位节律点自律性增高所致,控制心室节律多数属于主动性异位节律,心房率≤心室率,导致窦性 P 波在房室交接区干扰而受阻,其本质是一种生理现象,当心室频率减慢,这种房室分离现象就会消失。(2)阻滞性房室分离是由于房室传导阻滞导致窦性 P 波下传延迟或下传受阻,不论心房或心室频率加快或减慢,房室分离现象都不会消失。在高度或Ⅲ度房室传导阻滞时,控制心室节律多数属于被动性异位节律即逸搏心律,因此心房率>心室率。

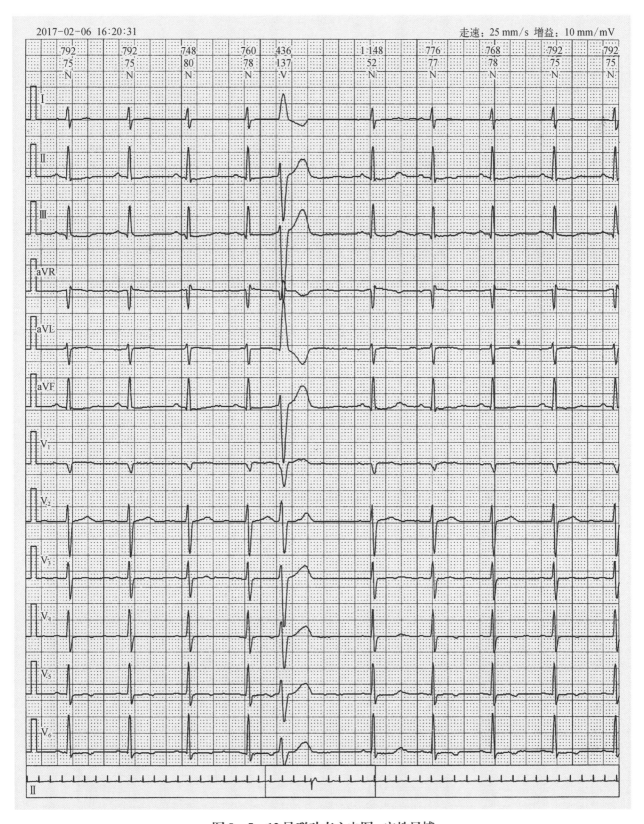

图 9－5　12 导联动态心电图：室性早搏

临床资料： 女性，80 岁，冠心病，本图为 12 导联动态心电图。患者因胸闷、心悸伴有晕厥反复发作而入院。

心电图特征： 窦性心律，心率 75 bpm，P－R 间期>0.12 s，QRS 时限 0.08 s，QRS 波呈室上型。第 5 个宽 QRS 波提

早出现,其前无相关 P 波,代偿间歇完全。$V_4 \sim V_6$ 导联 T 波低平。

心电图诊断：窦性心律,室性早搏,T 波低平。

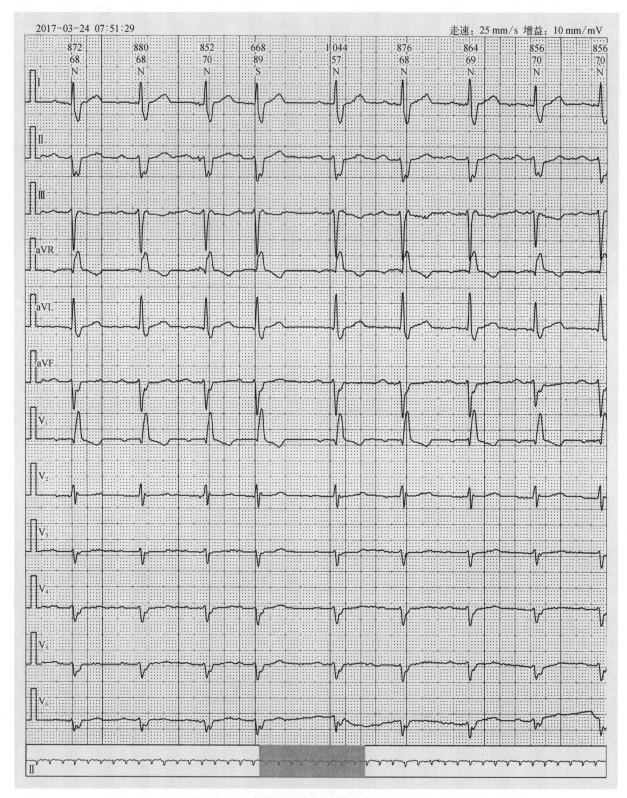

图 9 - 6 12 导联动态心电图：I 度房室传导阻滞,完全性右束支传导阻滞,
左前分支传导阻滞,提示三分支传导阻滞

临床资料： 男性,89 岁,冠心病。

心电图特征： 窦性心律,心率 71 bpm,P－R 间期 0.26 s。额面 QRS 电轴-53°。第 4 个心动为提早出现的 P′-QRS 波,P′-R 间期>0.12 s,QRS 波形态与窦性心律时相同。Ⅰ、aVL 导联呈 qRs 型,R_{aVL}>R_I>R_{aVR}。Ⅱ、Ⅲ、aVF 导联呈 rS 型,$S_{Ⅲ}$>$S_{Ⅱ}$。呈左前分支传导阻滞图形。V_1 导联 QRS 波呈 rSR′型。Ⅰ、V_5、V_6 导联 S 波深而宽,S 波时限>0.04 s,QRS 波时限>0.12 s。

心电图诊断： 窦性心律,房性早搏,Ⅰ度房室传导阻滞,完全性右束支传导阻滞,左前分支传导阻滞。

评注： 本图显示房室传导系统多部位出现传导阻滞,包括右束支、左前分支出现传导阻滞。对 P－R 间期明显延长,其阻滞部位除了考虑在房室结外,更应该考虑是在左后分支,从而形成室内三分支传导阻滞。

由于动态心电图检查是回顾性分析,无法实时显现记录时心律失常情况,尤其对于严重的缓慢心律失常例如窦性停搏、窦房传导阻滞、高度或Ⅲ度房室传导阻滞等;严重的快速心律失常例如心房扑动或心房颤动伴快速心室率、阵发性室上性或室性心动过速、心室扑动或心室颤动等;严重的起搏器功能障碍例如起搏器感知功能障碍、起搏功能不良以及由双腔起搏器主动持续参与引起的心动过速(PMT)等。在上述严重而高危心律失常出现时,由于动态心电图仪器无法实时发现并告之临床医师给予处理,容易耽误病情导致严重后果。因此,对一些容易出现严重心律失常的高危患者应该进行 24 h 或更长时间实时动态心电图监测,以便在出现严重心律失常能给予及时处理。

(三) 食管导联心电图

通过食管电极导管从心脏背面描记的心电图称为食管导联心电图,是一项无创性心脏电生理检查诊断与治疗技术。心脏与食管都位于纵隔内,心脏在前,食管在后,食管前壁与左心房后壁紧贴在一起。利用食管与心脏解剖关系密切的特点,将电极导管经鼻腔送入食管内心房水平处,记录食管导联心电图。食管导联心电图在临床应用中第一个作用是通过寻找出心房活动波,对心房扑动或宽 QRS 波心动过速进行诊断与鉴别诊断。如果能够清晰显示心房活动波形,根据 QRS 波前后是否存在相关 F 波或 P 波,就可以明确是心房扑动、室上性或室性心动过速。第二个作用是通过心脏脉冲刺激仪发放直流电脉冲对心房进行调搏,测量心脏各项参数、判断窦房结和房室结功能。第三个作用是通过食管电极导管发放快速直流电脉冲,终止部分快速室上性心律失常达到治疗作用。

1. 适应证

(1) 显著窦性心动过缓、怀疑有窦性停搏、窦房传导阻滞者。

(2) 原因不明的黑矇、头晕、怀疑有窦房结或房室结功能异常者。

(3) 阵发性胸闷、心悸、气急而常规心电图记录正常者。

(4) 预防性心房起搏治疗窦性心律失常、终止阵发性室上性心动过速。

2. 禁忌证

(1) 心电图有严重心肌缺血表现。

(2) 有不稳定型心绞痛或心肌梗死病史。

(3) 急性心肌炎、心内膜炎、心包炎。

(4) 肥厚性心肌病伴流出道梗阻。

(5) 严重心律失常例如Ⅱ度及以上房室传导阻滞、频发室性早搏、室性心动过速等。

(6) 各种原因引起的严重心脏肥大、重度心功能不全。

(7) 重度高血压,收缩压≥200 mmHg(26.7 千帕)或舒张压≥110 mmHg(14.7 千帕)。

(8) 心房颤动患者无法起搏心房。

（9）食道疾病,例如食道癌、食管静脉曲张等。

（10）出血性疾病,例如血友病等。

3. 主要功能

（1）测量窦房结传导功能和窦房结恢复时间,对窦房结功能进行评价。

（2）了解心房激动顺序,测定心房激动不应期和传导特性。

（3）评价房室结功能,确定房室结双径路引起的慢快型房室结折返性心动过速。

（4）诱发和终止室上性心动过速。

（5）对心房扑动伴房室 2∶1 下传的鉴别诊断。

（6）协助确定预激合并房室折返性心动过速。

（7）宽 QRS 波心动过速的鉴别诊断。

（8）对复杂心律失常的诊断与鉴别诊断。

4. 心电图特点

用纱布将经过消毒的电极导管顶端涂上消毒的液状石蜡,然后将食管电极导管顶端略做弯曲,经患者一侧鼻腔徐徐插入。当进入食管深度从门齿计算约 32~40 cm 时,电极相当于左心房水平。经食道心房起搏时常根据 P 波形态进行导管电极定位,以 P 波呈正负双向或高大直立时为最佳定位点,以最低的起搏阈值即可起搏心房。食管电极导管分为单极和双极食管导联两种类型,具有各自心电图特点。

当食管电极导管插至心房水平时,将心电图 V_1 导联与导管尾端电极相连接,患者肢导联按正常连接,在 V_1 导联显示清晰的心房波形。根据食管导联电极在食管内不同深度在心电图上显示四种波形:（1）左心房上部区域,食管内电极距门齿 28~32 cm。心房激动 P 向量背离电极,P 波以负向波为主,QRS 波呈 Qr 型。当电极逐渐向下移行时,P 波负向逐渐减少,正向波逐渐增大。（2）左心房中部区域,食管内电极距门齿 32~36 cm。P 向量先面对电极然后背离电极呈尖锐正负双向 P 波,QRS 波群变化不大。（3）左心房下部区域,食管内电极距门齿 36~40 cm。P 向量全部面对电极,呈高大尖锐正向 P 波。负向 P 波很小或消失,QRS 波群呈 QR 或 qR 型。（4）心室上部区域,食管内电极距门齿 40~46 cm。P 波正向圆钝,振幅明显减小,QRS 波群呈 qR 型或 R 型(图 9-7)。

（四）远程心电监测

远程心电监测是利用现代计算机及网络通信技术远距离采集、传输监测心电图,对以心律失常为主的心血管病进行远程心电监测,弥补常规心电图与动态心电图的不足,也可进行远程医疗会诊。远程心电监测系统具有以下特点:

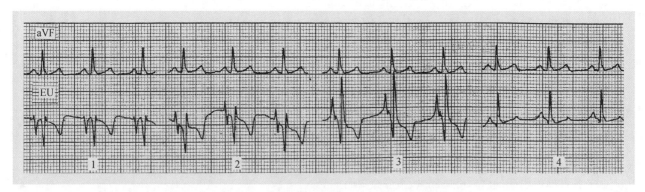

图 9-7-1　食道不同部位单极导联心电图

1. 心房上部区域　2. 心房中部区域　3. 心房下部区域　4. 心室上部区域

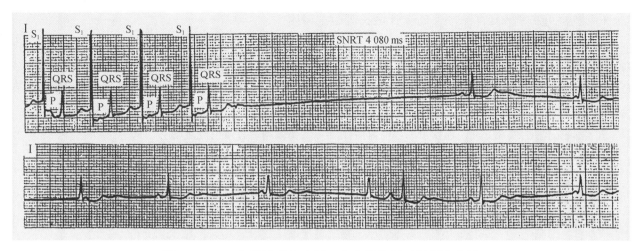

图 9 - 7 - 2　食管导联心电图：窦房结恢复时间测定方法

心电图特征： 上下两图连续记录。上图第 1~4 个心动为食管导联电极连续发放脉冲 S1S1，刺激心房带出 P′波，然后下传心室，脉冲频率 79 bpm。最后一个脉冲带出 P′- QRS 波后出现长达 4080 ms 的长 P - P 间距，然后出现缓慢的窦性心律，平均频率 35 bpm。上图右侧第一个窦性 P 波遇到房室交接性逸搏干扰未下传，特点是 P - R 间期仅 0.08 s，QRS 波呈室上型。下图第 1、3、4、7 个室上型 QRS 波为房室交接性逸搏。第 5 个室上型 QRS 波之前有窦性 P 波，P - R 间期>0.12 s，为窦性 P 波下传心室，形成心室夺获。

评注： 在食道导联电极连续发放起搏脉冲时，当最后一个脉冲至长间歇后第一个窦性 P 波之间距离称为窦房结恢复时间（SNRT），SNRT 是指窦房结受到抑制后恢复自身节律的时间。一般采用食管导联心电图进行起搏，起搏采用分级递增法刺激，取不同频率中最长的末次起搏脉冲波至第 1 个窦性 P 波起始处的 P - P 间距为 SNRT。有时长 P - P 间距出现在第 1 次窦性周期之后，称为继发性 SNRT。如果刺激停止后先出现房室交接性逸搏，则末次脉冲波至逸搏的间距称为窦结恢复时间（SJRT），临床意义与 SNRT 相同。SNRT 正常值< 1 500 ms，当 SNRT>2 000 ms 可以考虑为窦房结功能低下，SNRT>4 000 ms 可以诊断为病态窦房结综合征。本图 SNRT 为 4 080 ms（4.08 s），恢复窦性心律后基本心律为窦性心动过缓，房室交接性逸搏，可以诊断为病态窦结综合征。

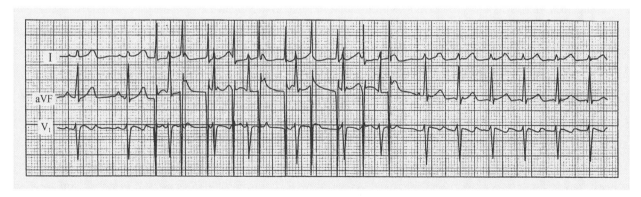

图 9 - 7 - 3　食管导联心电图：房室结双径路传导诱发慢-快型房室结折返性心动过速

心电图分析： 图中窦性心律时房室、室内传导均正常。经食道给予 10 次心房起搏，见起搏脉冲 S 波均能稳定起搏心房，下传心室时呈现 3∶2 房室传导。其中第 2、5、7、10 个 S 波后 P - R 间期出现成倍延长，并跨越下一次 S 波。第 10 个脉冲刺激发放后诱发出慢-快型房室结折返性心动过速，在 V₁ 导联中逆行 P⁻波出现在 QRS 波终末部，形成假性 r′波，据此可以诊断为房室结双径路传导。

1. 传输心电数据速度快,传输时延较小,最长不超过 3 秒。

2. 充分利用 GPRS 网络系统容量大、分布广、数据传输稳定可靠无失真等特点,患者在 GPRS 网络覆盖范围内,随时使用便携式远程心电监测仪,进行实时心电监测并上传心电数据到医院心电监测中心。监测中心在接收到上传心电信息后及时进行分析与诊断,并将诊断结果与建议反馈给相关医师和患者,以实现疾病早期预防和治疗。

3. 设备微型化,使用方便。所携带的心电监测仪器不需要限制患者体位及活动。

4. 诊断处理回复快,患者及相关医师在 5 分钟之内可以得到监测中心医师的诊断反馈。

5. 具有存储心电信息功能,并可以随时调用、回放、打印,以便进行数据管理及分析。

按照心电信号传输技术特点不同,远程心电监护仪可分为三种类型:经电话传输远程心电监护、经手机传输远程心电监护、经网络传输远程心电监护。

1. 经电话传输远程心电监测

从 20 世纪 60 年代起,人们利用电话或有线电视网作为传输工具,进行实时远程心电信号传输,因此,这种电话远程心电监护仪也称为电话传输心电图(Transtelephonic electrocardiographic monitoring,TTM)。电话远程心电监护仪的最大特点是依靠固定电话或有线电视线路传输心电监护信号,是远程心电监护仪器的雏形。电话传输心电图是通过佩带在患者身上的心脏监测仪实时监测心电活动,定时或在心脏事件发生时由手动记录,并通过电话实时传输心电信号到心电监测中心。通过计算机处理,显示和打印出患者的心电图,供临床医师分析用,然后再将诊疗意见传输给相关医师和患者的一套系统。电话传输心电图主要用于监护偶发或短暂的心律失常、证实或排除心源性晕厥、高危室性心律失常的监护、安装心脏起搏器后的门诊随访,以及心肌梗死患者出院后运动量的监护(图 9-8~图 9-10)。

到了 20 世纪 90 年代,伴随着无线通信技术和设备及互联网的飞速发展,促进了远程医疗服务,开辟了新的服务领域,远程心电监测技术作为一项新的技术应用广泛并迅猛发展。心电信号也从模拟信号向数字化改进,传送方式转变成以数字化为主体的数据传输,不限于固定电话,还增加了手机、卫星电话、网络等多样化的通信手段。远程心电监测用移动互联网代替了传统电话远程心电传输,实现便捷、高效、数字化、网络化心电监测管理。

2. 经手机传输远程心电监测

手机远程心电监护仪的最大特点是:(1)无线发送远程心电监测信号;(2)在地球上任何地点,只要有手机通信就可以进行远程实时心电监测;(3)在 24 小时内随时可进行远程心电监测;(4)能实现远程心电监测信息的共享;(5)发送心电信息后不久即可收到监测中心发回的诊断报告,同时可以用短消息或微信方式向家人或指定的人发送监测报告。最初的无线远程心电监护仪只能供个人使用,以点对点的发送方式即一个受检者对一个远程心电监测接收中心联系。随着网络技术的发展,已经做到一个远程心电监测中心与多个医院连成网络系统,进行规模经营服务。

3. 经网络传输远程心电监测

网络传输远程心电监护仪的最大特点是通过公共网络传送远程心电监测信号,心电监测不受时间、空间与电话线路限制,实现远程心电监测信息共享,即自己在短时内收到心电监测分析报告,还可以将监测报告发送至当地医院或主管医师。网络传输远程心电监测可以实行多级监护分片监测管理,即远程心电监测中心下辖一个或多个分中心,监测中心或分中心分别与多个基层医院或保健站联网形成网络系统。患者个人可以直接面对远程监测中心,也可以直接面对远程监测中心分站,分站再对远程监测中心。作为单位实行一个中心或多个远程心电监测中心分别与多个单位(基层医院或保健站)联网形成网络系统,进行规模经营服务。

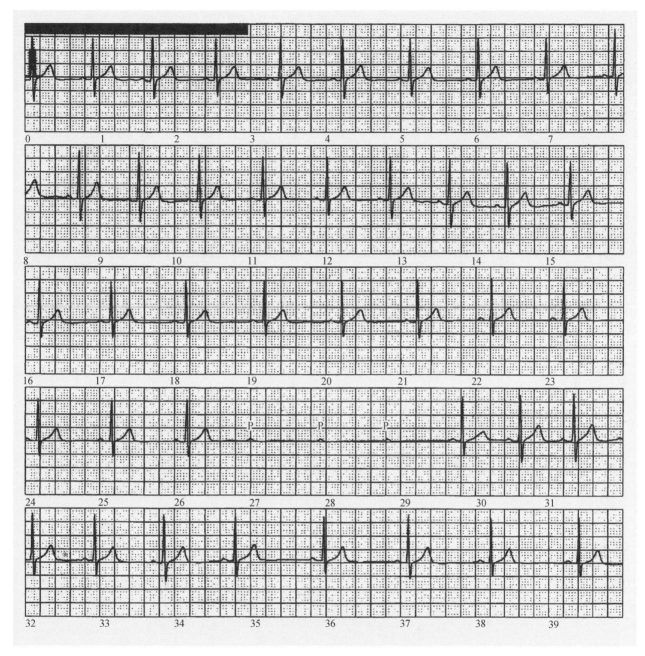

图9-8　电话远程心电监测：阵发性高度房室传导阻滞

临床资料：男性，45岁。因心悸伴头晕就诊，给予佩带电话传输远程心电监护仪，患者在症状明显时按压监护仪按钮记录心电图。

心电图特征：窦性P波按顺序发出，心房率70 bpm，P-R间期0.16 s，QRS波室上型。第4条图第4~6个P波未下传至心室，长R-R间期中的P-P间期与其前后P-P间期相等，可以排除房性早搏未下传。

心电图诊断：窦性心律，高度房室传导阻滞。

评注：窦性心律时高度房室传导阻滞的诊断标准是：连续2个或以上窦性P波下传受阻。图中连续3个窦性P波未下传，在排除房性早搏未下传后可以诊断为高度房室传导阻滞。本图通过电话远程心电监测这个诊断方法，连续记录到连续3个窦性P波下传受阻的图形，确立高度房室传导阻滞诊断，为临床诊断和治疗提供了依据。

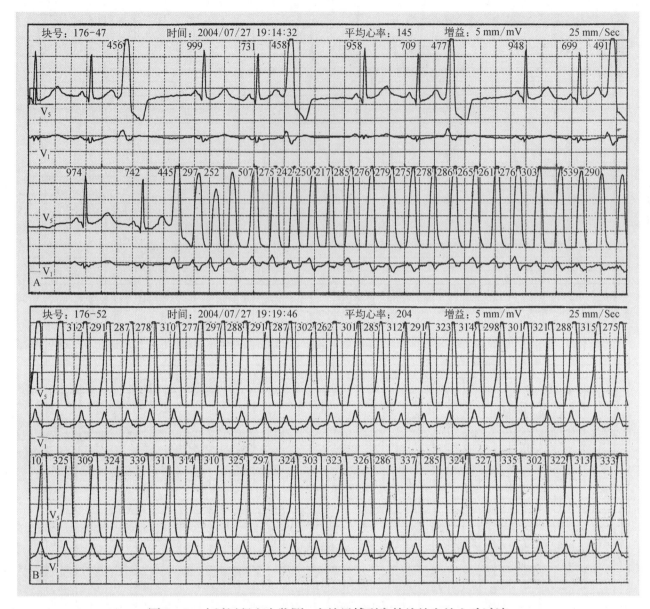

图 9-9　电话远程心电监测：室性早搏引发持续性室性心动过速

临床资料： 男性，61 岁。头晕、胸闷、心悸、晕厥史 2 年，加重 2 天就诊，静息心电图显示室性早搏，给予佩带电话
　　　　传输远程心电监护仪，患者在症状明显时按压监护仪按钮记录心电图。

心电图特征： A 图第一行见窦性心律，心率 88 bpm，第 3、6、9、12 个心动为提早出现宽大畸形 QRS 波，其前无相关
　　　　P 波，为室性早搏。每一个室性早搏与二个窦性心搏交替出现，形成室性早搏三联律。第二行第 3 个 QRS 波
　　　　为室性早搏，并由此引发持续性室性心动过速至 B 图结束，频率 204 bpm。

心电图诊断： 窦性心律，室性早搏三联律，持续性室性心动过速。

评注： 本图是室性早搏三联律，并由一次早搏引发持续性室性心动过速。在遇到频发室性早搏呈二联律、三联
　　　律、成对出现时，应该嘱咐患者进行心电监护，及时发现由早搏引发持续性室性心动过速，做到及时发现、及
　　　时处理，防止出现严重后果。

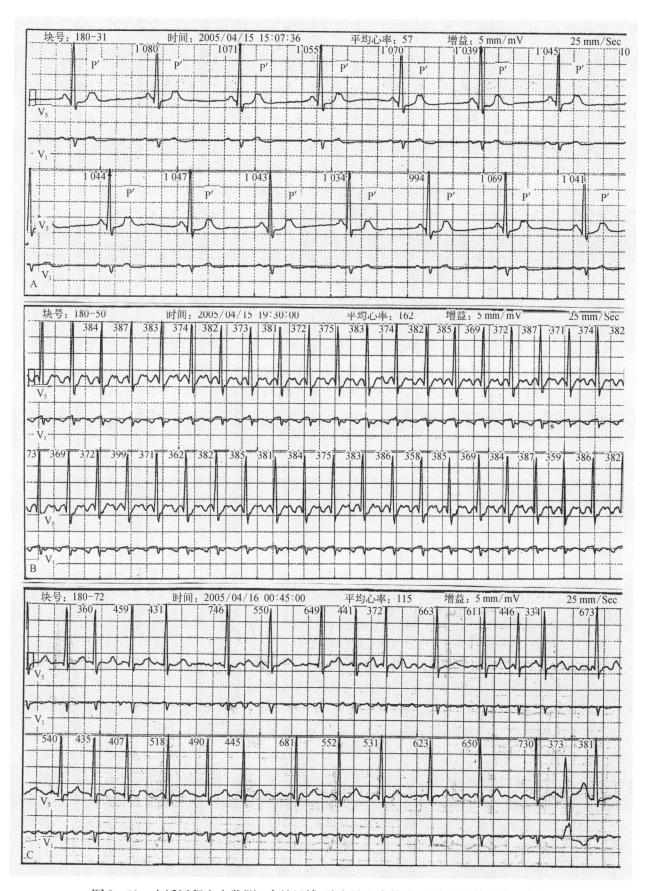

图 9-10　电话远程心电监测：房性早搏、阵发性心房扑动、心房颤动伴快速心室率

临床资料：男性,61 岁。咳嗽,咳痰,胸闷、心悸数月,阵发性心悸加重 2 天就诊。以往就诊静息心电图显示房性早搏和阵发性心房颤动,给予佩带电话传输远程心电监护仪,患者在症状明显时按压监护仪按钮记录心电图。

心电图特征：A 图：窦性心律,每一个窦性心动后提早出现 P′波,其后无 QRS 波,为房性早搏二联律未下传。B 图：P 波消失,代之以大而相等的锯齿状扑动波(F 波),等电位线消失,心房率 300 bpm,F 波以 2∶1 下传心室,心室率 150 bpm,为心房扑动伴 2∶1 传导。C 图：P 波消失,代之以大小不等的颤动波(f 波),R－R 间期绝对不等,心室率 110 bpm,为心房颤动伴快速心室率。末尾右起第二个宽 QRS 波呈右束支传导阻滞型,其后无类代偿间歇,是心房颤动下传心室遇到右束支不应期而受阻,称为心室内差异传导。

心电图诊断：窦性心律,频发房性早搏二联律未下传,心房扑动伴 2∶1 传导,心房颤动伴快速心室率及心室内差异传导。

评注：本图显示在心房内的折返病灶引发的房性早搏、心房扑动和心房颤动,三份图谱有着各自特点：A 图房性早搏二联律未下传,初看上去极易误认为是窦性心动过缓,引起注意的是 T 波形态与正常不同,正常 T 波是上升支斜长,下降支陡直,而本图恰好相反,T 波上升支陡直并伴有切迹,是有一个提早的 P′波隐藏在 T 波上升支中。因此在遇到长 R－R 间期,尤其是在诊断窦性心动过缓时,先要排除房性早搏未下传。B 图特点是 P 波消失、锯齿状扑动波(F 波)和等电位线消失,未经治疗的心房扑动的心室率多在 125~250 bpm,极易误诊为阵发性室上性心动过速。因此,在遇到心室率在 125~250 bpm 的心动过速时,不论 QRS 波是否增宽,都要排除心房扑动伴 2∶1 房室传导。C 图特点就是诊断心房颤动的三个特征：P 波消失,代之以大小不等的颤动波(f 波),R－R 间期绝对不等,尤其是 R－R 间期绝对不等这个特点,是快速心动过速鉴别诊断时支持心房颤动的排他性诊断依据。

网络传输远程心电监护仪可分为通过无线局域网技术在医院内传输 12 导联常规心电图、通过互联网在医院之间传输 12 导联常规心电图、通过互联网在医院之间传输 12 导联实时动态心电图三种类型。

(1) 医院内网络传输 12 导联常规心电图。在医院内用手持式 12 导联心电图检查仪在病房、急诊床旁采集心电图,通过医院内无线传输,将采集心电信息发回心电图室,经过分析图谱后作出诊断并发出报告。手持式 12 导联数字心电信号采样速率 1 000 Hz,采用数字滤波技术,滤波频带为 50~150 Hz。其次,通过医院信息系统实行双向通信,共享患者信息,可以从医院信息系统医师工作站上直接调阅心电图。在院内各个临床科室之间实现快速调阅、查看心电图图谱和报告(图 9－11~图 9－15)。

(2) 各医院通过互联网与远程心电监测中心进行心电会诊。只要在移动网络覆盖范围内,实行医院与医院之间、医院与远程心电监测中心之间、个人与医院之间都可以开展远程心电会诊工作。经网络传输的心电信息可以在心电监护屏幕上显示 12 导联同步心电图,并进行传输、报告和会诊工作(图 9－16~图 9－18)。

(3) 网络传输的 12 导联实时动态远程心电监护仪。该仪器同时具有网络传输、24~72 h 远程实时监护、全程记录动态心电图的特点,同时该仪器与远程心电监测中心平台联网实行 24~72 h 全程监测,一旦发现问题及时与受检者所在医院或主管医师联系,给予及时处理。全程监测结束后,所有监测信息进行动态心电图分析并出具报告。因此,12 导联远程实时长程动态心电监测管理系统是目前各类远程心电监测中最好的监测形式。监测仪器采用 WIFI 无线通信和 3G 信号两种传输方式,实现对 12 导联同步实时动态采集。心电监测终端既有大屏幕实时显示 12 导联心电图动态变化,又有像手机一样大小可显示 12 导联心电图波形,方便医生就近诊断。心电监测终端具有接收信息、提供心电异常报警、SOS 求救等功能。12 导联心电图像采集灵活方便,支持任意时长的心电信号采集模式;支持全程心电图像回放;支持异常心电图截取、存储;支持数据导入到配套的分级判读平台,出具心电图报告(图 9－19、图 9－20、图 9－21)。

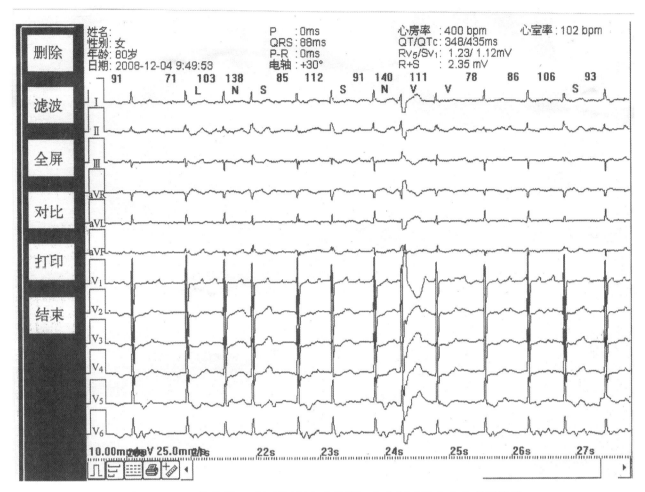

图 9-11 网络传输 12 导联远程心电监测：心房颤动伴心室内差异传导

临床资料：女性,80 岁,冠心病,有心房颤动病史 5 年,因胸闷、心悸 1 周就诊。在医院内给予经网络传输 12 导联远程心电图检查,并传输到医院心电室,经负责医师分析后出具心电图会诊报告,发回患者所在部门相关医师。

心电图特征：P 波消失,代之以大小不等的心房颤动波(f 波),等电位线消失,R-R 间期绝对不等,心室率 100 bpm。第 8 个 QRS 波出现较早,QRS 波形态呈右束支传导阻滞型,前一个 R-R 间期较长,宽 QRS 波的联律间期较短,形成所谓"长-短周期",宽 QRS 波后无类代偿间歇。Ⅰ+Ⅱ+Ⅲ 导联 QRS 波电压<15 mV。V_4~V_6 导联 T 波低平伴切迹。

心电图诊断：心房颤动伴心室内差异传导,肢导联低电压。

评注：在心房颤动时出现提早的宽大畸形 QRS 波时,以下特征支持心室内差异传导：(1) 心室率较快；(2) V_1 导联宽 QRS 波呈三相型(多数呈 rSR′型)；(3) 宽 QRS 之前的 R-R 间期呈长-短周期(称为"Ashman"现象)。以下特征支持房颤伴室性早搏：(1) V_1 导联 QRS 波呈单、双相型(R、qR、Rs、qr)；(2) 宽大畸形 QRS 波起始向量与正常不同；(3) 宽大畸形 QRS 波呈二、三联律或成对出现；(4) 宽大畸形 QRS 波有固定联律间距；(5) 宽大畸形 QRS 波随后有较长"类代偿间歇"。

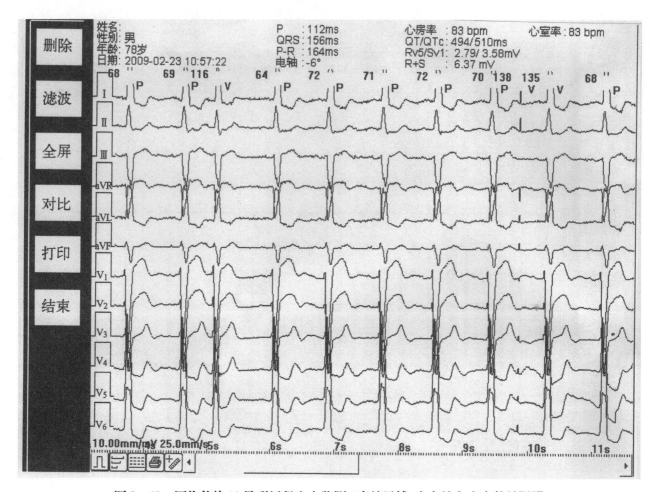

图 9 - 12   网络传输 12 导联远程心电监测：房性早搏,完全性左束支传导阻滞

临床资料：男性,78 岁,高血压,Ⅱ型糖尿病史。因胸闷气急就诊入院。在医院内给予经网络传输 12 导联远程心
电图检查,并传输到医院心电室,经负责医师分析后出具心电图会诊报告,发回患者所在部门相关医师。

心电图特征：窦性心律,心率 83 bpm。第 1~2、4~10 个心动为窦性搏动,V_1、V_2 导联呈 rS 型,Ⅰ、V_5、V_6 导联呈宽
R 型,QRS 波时限>0.12 s。第 3 个 QRS 波提早出现,QRS 波之前有 P'波,P'-R 间期>0.12 s,QRS 波形态与窦
性搏动时相同。$RV_5 + SV_1 = 6.37$ mV,ST-T 继发性改变。

心电图诊断：窦性心律,房性早搏,完全性左束支传导阻滞。

评注：本图是在医院内通过网络传输 12 导联同步远程心电图。图中特点是窦性心律时 QRS 波群呈完全性左束
支传导阻滞图形,当一个早搏的 QRS 波形态与窦性心律时相同,提示该早搏起源于束支分叉以上,此时主要
是在Ⅱ、V_1 导联寻找提早的 P'波,同时要看Ⅱ导联提早的 P'波是直立还是倒置,前者是房性早搏,后者是房
室交接性早搏。在左束支传导阻滞时左心室高电压意义不大,因为左束支传导阻滞时心室除极顺序是右心
室先除极,左心室后除极,而且左心室内除极是沿着浦肯野纤维网扩布,无法反映真实的左心室壁电压,所以
QRS 电压数值参考意义不大。

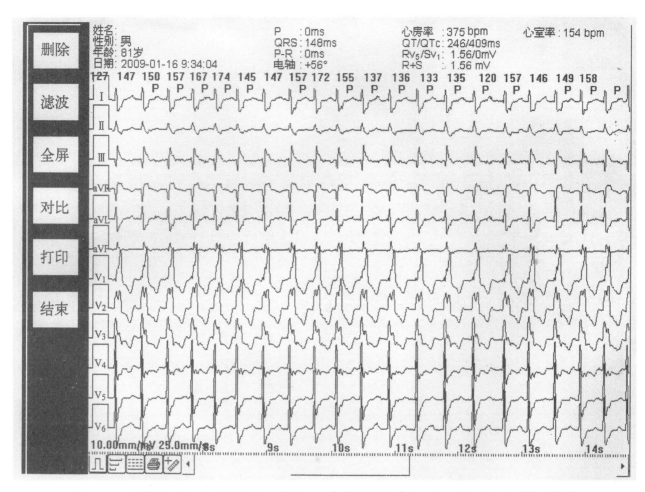

图 9-13　网络传输 12 导联远程心电监测：心房颤动伴快速心室率,完全性右束支传导阻滞

临床资料：男性,81 岁。高血压,Ⅱ型糖尿病史 15 年,因胸闷气急急诊入院。在医院内给予经网络传输 12 导联
　　　　远程心电图检查,并传输到医院心电室,经负责医师分析后出具心电图会诊报告,发回患者所在部门相关
　　　　医师。

心电图特征：P 波消失,代之以大小不等的心房颤动波(f 波),等电位线消失,R-R 间期绝对不等,心室率
　　　　154 bpm。V_1 导联呈 rsR′型,V_5、V_6 导联呈 RS 型,S 波>0.04 s,QRS 波时限>0.12 s,呈右束支传导阻滞形态,
　　　　ST-T 继发性改变。

心电图诊断：心房颤动伴快速心室率。

评注：本图是通过网络传输 12 导联同步远程心电图。宽 QRS 波心动过速是指心室率>100 bpm 伴有 QRS 波群增
　　　　宽。心室节律规则的宽 QRS 波心动过速可分为两大类：第一类是室性心动过速,占宽 QRS 波心动过速总数
　　　　的 80%。第二类是室上性心动过速包括心房扑动、心房颤动伴心室内差异传导或束支传导阻滞、房室旁道前
　　　　传的心室预激、药物影响或电解质紊乱导致室内阻滞以及快速心室起搏心律。R-R 间期绝对不规则是指连
　　　　续 3~5 个 R-R 间期之间差值>0.08 s。心房颤动伴束支传导阻滞的特点是具有心房颤动和一侧束支传导阻
　　　　滞特征,宽 QRS 波形态一致。心房颤动伴房室旁道前传的心室预激的特点是具有心房颤动和心室预激特
　　　　征,宽 QRS 波形态不一致,长 R-R 间期后的 QRS 波起始处见 δ 波。因此,在上述鉴别诊断中,R-R 间期绝
　　　　对不规则是诊断心房颤动伴束支传导阻滞或伴房室旁道前传心室预激时具有特异性的诊断依据。

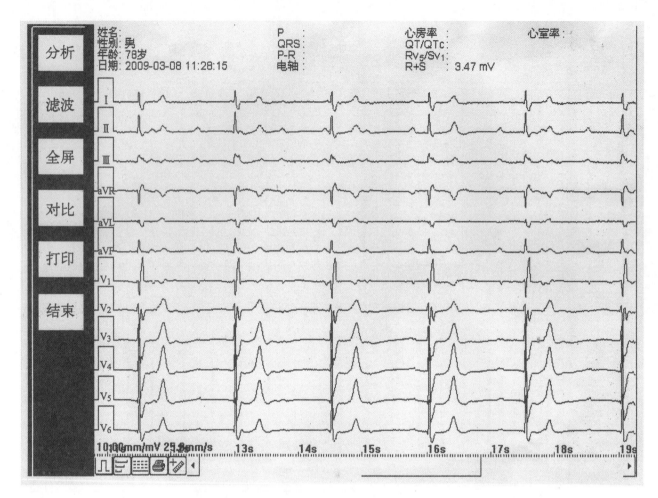

图 9 - 14   网络传输 12 导联远程心电监测：窦性心律,完全性房室传导阻滞,
房室交接性逸搏心律,完全性右束支传导阻滞

临床资料：男性,78 岁,高血压,冠心病。因胸闷不适就诊,在心电图检查中发现存在完全性房室传导阻滞,即收
住入院进一步检查。入院后给予经网络传输 12 导联远程心电图检查,并传输到医院心电室,经负责医师分
析后出具心电图会诊报告,发回患者所在部门相关医师。

心电图特征：窦性 P 波按顺序发出,心房率 80 bpm。P－P 间期相等,R－R 间期相等,P－R 间期不等。QRS 波时限
>0.12 s,V_1 导联呈 rSR′型,V_5 导联呈 qRs 型,心室率 45 bpm。$V_3 \sim V_6$ 导联 ST 段水平型压低 1.0 mV,T 波高尖。

心电图诊断：窦性心律,完全性房室传导阻滞,房室交接性逸搏心律,完全性右束支传导阻滞,ST 段水平型压低,
T 波高尖。

评注：本图是通过网络传输 12 导联同步远程心电图。图中显示完全性(Ⅲ度)房室传导阻滞图谱特点,需要讨论
两个问题,第一个是关于完全性房室传导阻滞的心电图特点。完全性房室传导阻滞亦称为Ⅲ度房室传导阻
滞,是指全部心房激动均受到病理性阻滞而无法下传至心室。由于心房处于窦房结控制,心室处于房室交接
区或心室控制,心房频率相对较快,心室频率相对较慢。心电图基本特点是：P－P 间期较快而规则,R－R 间
期较慢而规则,P－R 间期不等。第二个是关于完全性房室传导阻滞时,控制心室的节律点。在多数情况下,
当发生完全性房室传导阻滞时,由自律性较高的房室交接区节律点控制心室,其自身频率为 40～60 bpm,心
电图特点是缓慢出现的室上型 QRS 波,R－R 间期相等,当存在束支传导阻滞时 QRS 波可以增宽。如果控制
心室的节律点是心室内异位节律点,其频率是 20～40 bpm,QRS 波增宽,R－R 间期缓慢相等。

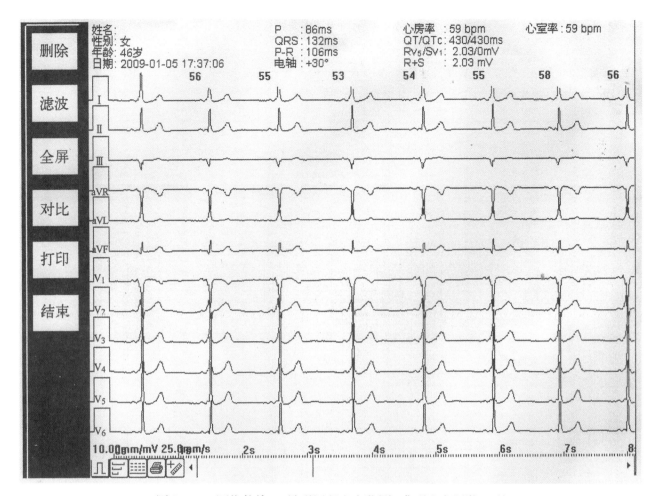

图 9 - 15　网络传输 12 导联远程心电监测：典型心室预激 B 型

临床资料：女性，46 岁，心电图发现预激综合征多年，经常发作阵发性心动过速。近日因心悸不适来院就诊，在医院内给予经网络传输 12 导联远程心电图检查，并传输到医院心电室，经负责医师分析后出具心电图会诊报告，发回患者所在部门相关医师。

心电图特征：窦性心律，心率 60 bpm，P - R 间期<0.12 s，QRS 波起始处见 δ 波，QRS 时限>0.12 s。V_1 导联 QRS 主波向下，$V_4 \sim V_6$ 导联 QRS 主波向上，ST - T 无异常。

心电图诊断：窦性心律，典型心室预激 B 型。

评注：预激综合征是指心房激动通过房室之间异常的旁道束提前激动部分心室肌，从而形成预激的心电图特点，临床上易并发多种快速心律失常。多数正常人的心房与心室之间传导只能通过房室结-希浦传导系统。房室间其他部位被具有绝缘作用的房室纤维环所阻隔。在少部分人由于房室纤维环存在先天性缺陷，形成具有传导功能的异常传导束，亦称为旁道束。心房激动从正常房室结和旁道束同时下传，激动在房室结因生理性延搁使传导速度减慢，而从旁道束下传则可提早激动部分或全部心室肌。预激综合征在心电图上可分为三种类型：（1）典型预激综合征，亦称为 WPW 综合征，其解剖基础为异常房室旁道束（Kent 束）。心电图具有 P - R 间期缩短，QRS 波起始处有 δ 波，QRS 波增宽，伴有继发性 ST - T 改变等特征，易伴发阵发性心动过速。$V_1 \sim V_6$ 导联 δ 波及 QRS 主波方向均向上称为 A 型典型预激，其房室旁道在左室后基底部。$V_1 \sim V_2$ 导联 QRS 波主波方向均向下，$V_4 \sim V_6$ 导联 δ 波及 QRS 主波均向上称为 B 型典型预激，其房室旁道位于右室前侧壁。V_1、V_2 导联 δ 波向上，QRS 波以向上为主，呈 RS 型或 R 型。V_5、V_6 导联 δ 波向下，QRS 波呈 QR 型称为 C

型典型预激,其房室旁道位在左室前侧壁。(2)短P－R间期综合征,亦称为LGL综合征,其解剖基础为房室结旁道。心电图表现为P－R间期缩短,QRS波正常,可伴有心动过速发作。(3)变异型预激综合征,亦称为Mahaim束预激综合征,其解剖基础为Mahaim束。心电图表现为P－R间期正常,QRS波起始处有δ波,QRS波增宽,伴有继发性ST－T改变,可伴有心动过速发作。

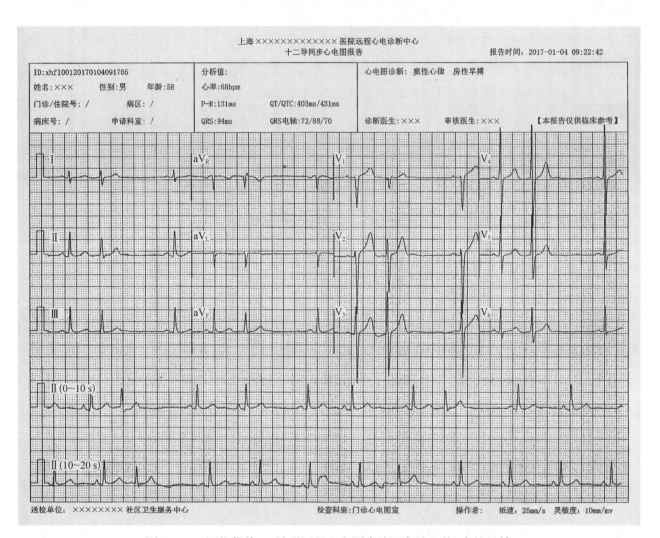

图9－16 网络传输12导联远程心电图会诊:窦性心律,房性早搏

临床资料:男性,58岁。因心悸不适就诊,给予经网络传输12导联远程心电图检查。并通过互联网将所记录的12导联心电图传输至院外远程心电诊断中心进行会诊。会诊结束后将诊断报告发回患者受检查医院。

心电图特征:窦性心律,见提早出现P'波,P'－R间期<0.12 s,QRS波呈室上型,代偿间歇不完全。

心电图诊断:窦性心律,房性早搏。

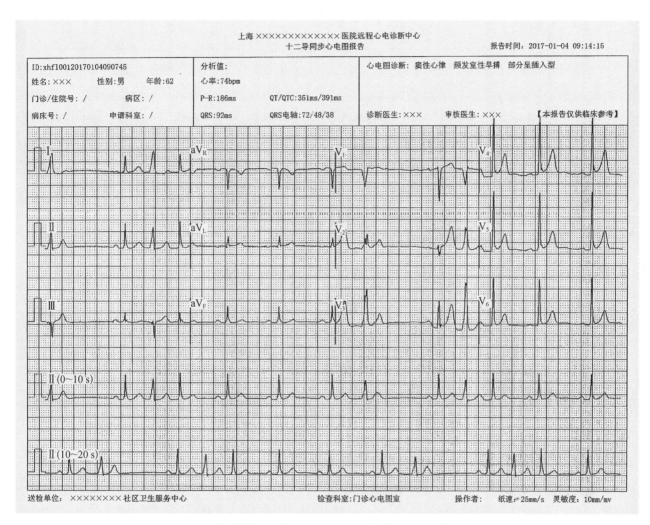

图 9-17　网络传输 12 导联远程心电图会诊：窦性心律，室性早搏

临床资料：男性，62 岁。因心悸不适就诊，给予经网络传输 12 导联远程心电图检查。并通过互联网将所记录的
　　　　　12 导联心电图传输至院外远程心电诊断中心进行会诊。会诊结束后将诊断报告发回患者受检查医院。

心电图特征：窦性心律，见提早出现宽大畸形 QRS 波，其前无相关 P 波，多数代偿间歇完全，部分无代偿间歇。

心电图诊断：窦性心律，室性早搏，部分呈插入型。

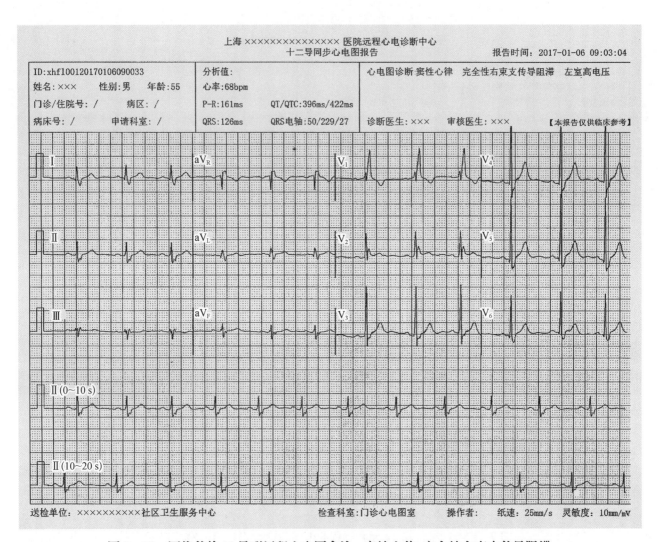

图 9 - 18　网络传输 12 导联远程心电图会诊：窦性心律，完全性右束支传导阻滞

临床资料：男性，55 岁。因心悸不适就诊，给予经网络传输 12 导联远程心电图检查。通过互联网将所记录的 12
　　　导联心电图传输至院外远程心电诊断中心进行会诊。会诊结束后将诊断报告发回患者受检查医院。

心电图特征：窦性心律，心率 68 bpm，P - R 间期 0.16 s，QRS 时限 0.12 s。V_1 导联呈 rsR′型，V_4 ~ V_6 导联呈 qRs 型，
　　　S 波 >0.04 s。

心电图诊断：窦性心律，完全性右束支传导阻滞。

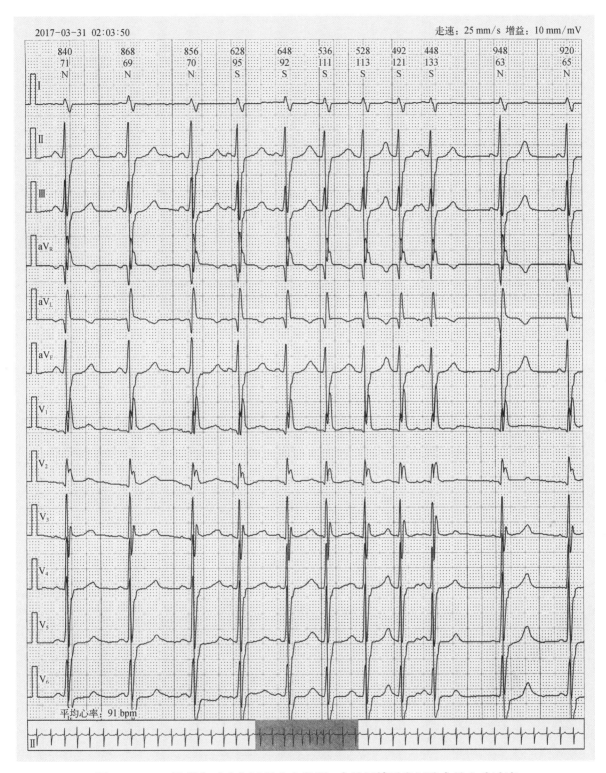

图9-19　12导联实时动态远程心电监测：房性早搏诱发短阵房性心动过速

临床资料： 女性，80岁，冠心病。因阵发性胸闷、心悸就诊，给予24小时12导联实时动态远程心电监测。

心电图特征： 第1~3个心动为窦性P波下传，心率70 bpm，P-R间期0.16 s。V_1、V_2导联呈 rsR′型，V_5、V_6导联呈 RS型，S波>0.04 s，QRS时限0.14 s。第4个心动为提早出现的P′-QRS波，P′-R间期>0.12 s，QRS波时限0.14 s，QRS波形态与窦性心律时相同，为房性早搏，其后引发连续5个房性早搏，形成短阵房性心动过速。

心电图诊断： 窦性心律，房性早搏诱发短阵房性心动过速，完全性右束支传导阻滞。

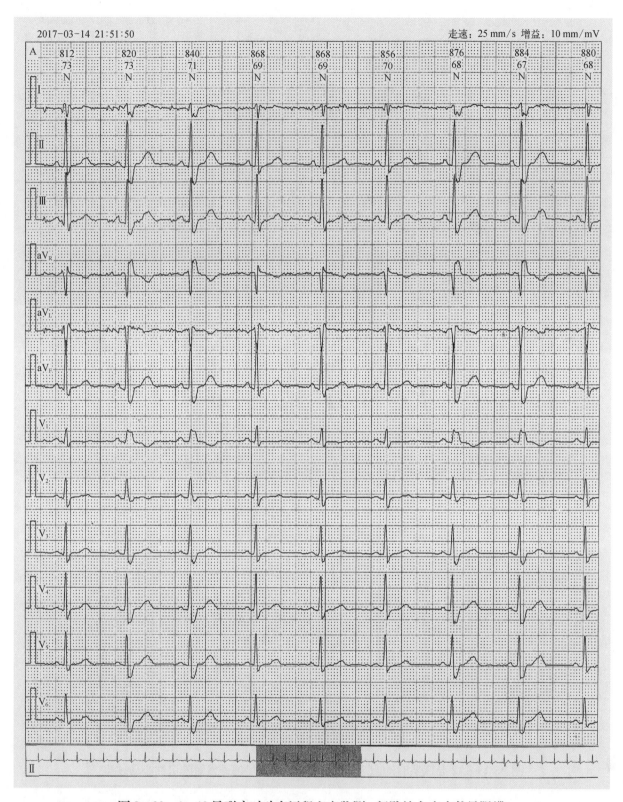

图 9-20-1 12导联实时动态远程心电监测：间歇性右束支传导阻滞

临床资料： 女性，71岁，冠心病。因胸闷、心悸就诊，给予24小时12导联实时动态远程心电监测。

心电图特征： 窦性心律，心率70 bpm。P-P间期、P-R间期、R-R间期均相等。图A第1、4~6、9个QRS波形态正常，P-R间期0.14 s，QRS时限0.08 s。第2、3、7、8个QRS波呈右束支阻滞型，P-R间期0.14 s，QRS时限>0.12 s。

心电图诊断：窦性心律，间歇性右束支传导阻滞。

评注：B图与A图同样显示间歇性右束支传导阻滞。本图讨论两个问题：1. 在窦性心律时遇到宽QRS波，间歇出现应与以下三种情况鉴别：（1）间歇性束支传导阻滞：特点是在宽QRS波之前有相关P波，（下接图9-20-2）

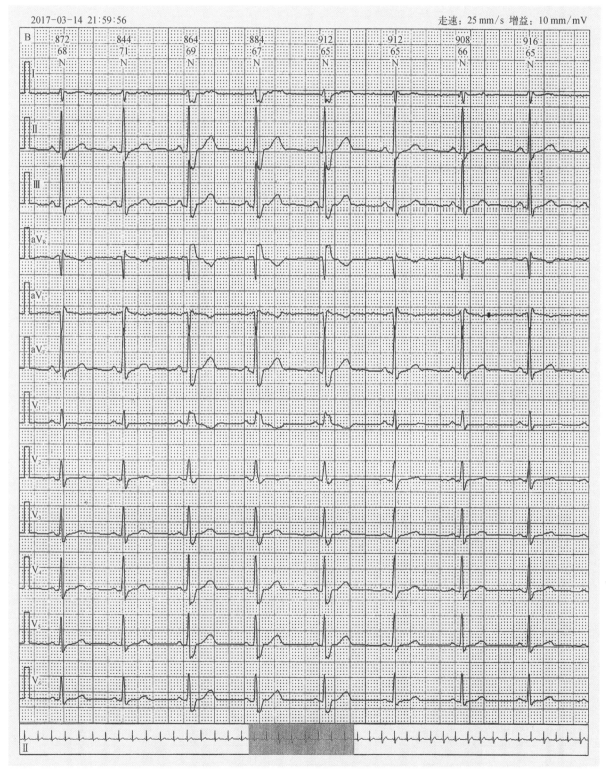

图9-20-2 12导联实时动态远程心电监测：间歇性右束支传导阻滞

（上接图9-20-1）P-R间期>0.12 s；（2）间歇性心室预激：特点是在宽QRS波之前有相关P波，P-R间期<0.12 s，QRS波起始处有δ波；（3）短阵室性心动过速：特点是宽QRS波连续3次以上，在宽QRS波之前无相关P波，部分可见室性融合波和心室夺获。2. 间歇性束支传导阻滞可分为两种类型：（1）快频率依赖型阻滞，即束支传导阻滞出现在心率加快时，反映一侧束支随着心率加快而出现传导阻滞，称为3相快频率依赖性阻滞。（2）慢频率依赖型阻滞，即束支传导阻滞出现在心率减慢时，反映一侧束支随着心率减慢而出现传导阻滞，称为4相慢频率依赖性阻滞。

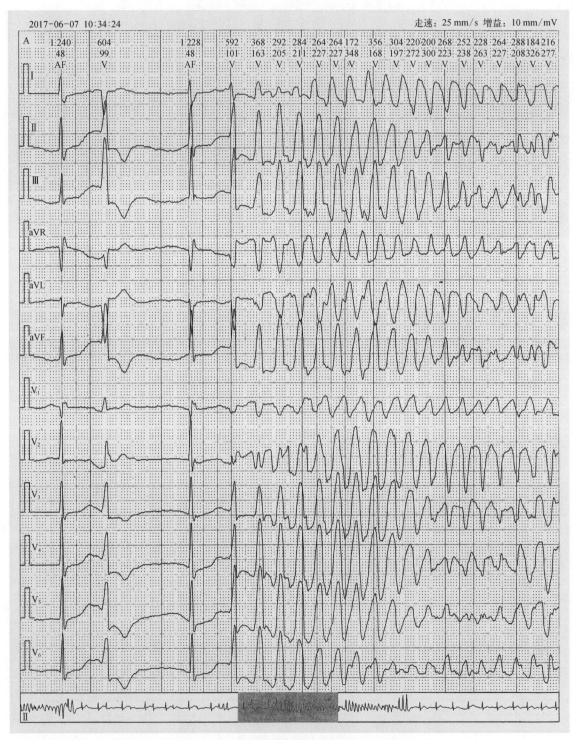

图9-21-1 12导联实时动态远程心电监测：
心房颤动伴缓慢心室率，QT间期延长，室性早搏，诱发尖端扭转型室性心动过速

临床资料：女性,99 岁,冠心病,心房颤动病史 20 年。因胸闷、心悸、晕厥就诊入院,给予 24 小时 12 导联实时动态远程心电监测。

心电图特征及诊断：P 波消失,代之以大小不等房颤 f 波,R－R 间期不等,心室率 49 bpm,为心房颤动伴缓慢心室率。第 1、3 个 QRS 波呈室上型,QRS 时限 0.10 s,V_4~V_6导联 ST 段水平型压低 1.0 mm,T 波形态增宽,QTc 0.48 s,QT 间期延长。第 2 个宽 QRS 波提早出现,其后有类代偿间歇,为室性早搏。第 4 个心动与第 2 个心动相同类型宽 QRS 波提早出现,并诱发短阵尖端扭转型室性心动过速。远程心电监测中心发现后即刻电话告知患者所在病房主管医师,给予及时处理。

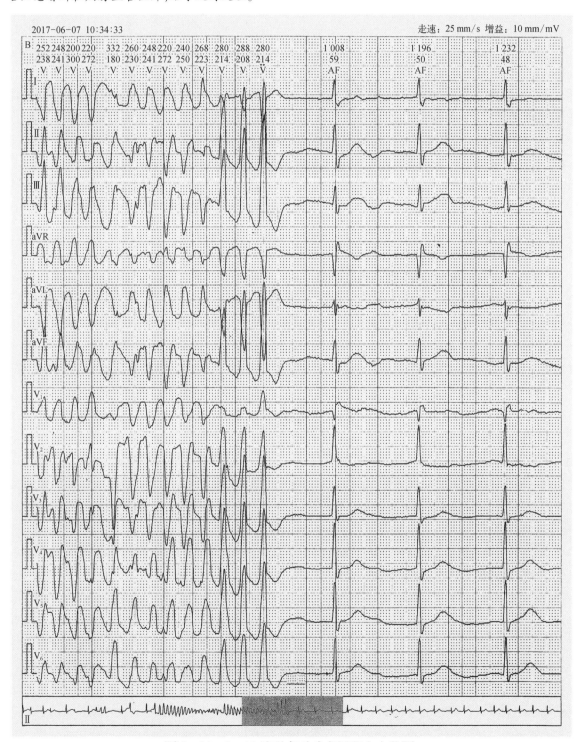

图 9－21－2 12 导联实时动态远程心电监测：
心房颤动伴缓慢心室率,QT 间期延长,短阵尖端扭转型室性心动过速

心电图特征及诊断：图 B 是图 A 的连续记录,前半段为尖端扭转型室性心动过速。室性心动过速发作停止后,出现连续 3 个室上型 QRS 波,R - R 间期不等,心室率 49 bpm,为心房颤动伴缓慢心室率。T 波形态增宽,QTc 0.48 s,QT 间期延长。正是由于存在 T 波形态增宽,QT 间期延长,为心室内折返产生了条件,当一个室性早搏后长 R - R 间期再出现一个室性早搏形成长-短周期,随即引发室性心动过速发作。

现今远程心电监测的适应人群和范围越来越广泛,它不仅针对心血管病高危人群和发生过心血管事件的人群,也适合亚健康人群。可以对各种心律失常进行监测,特别是对晕厥、心悸患者作病因诊断。对冠心病、心绞痛患者进行监测预警,判定心绞痛类型并提高诊断精确性。对胸痛原因进行鉴别,尤其是对卧位性心绞痛和变异型心绞痛更为适合。评定患者间歇出现的症状如胸闷、气短、胸痛、心悸、眩晕、黑矇或晕厥是否属于心源性。对无症状性心肌缺血定性、定量及相对定位分析。识别高危患者和预测猝死的发生、提供电生理异常时最佳活动方案等。此外,心电监测对永久起搏器植入术后患者实施长期监测保障安全;对各种严重心脏病患者进行康复监护,而且更多地应用于药物疗效及不良反应的监护及老年人心脏保健监护等。

远程心电监护仪体积小,佩带使用方便,对心律失常诊断符合率高,若能进入家庭和社区,通过患者自身的自救意识,家庭成员、社区医生和各级医院急诊系统的密切配合,院外发生致命性心律失常患者通过及时救治可挽回生命。广大亚健康人群和心脏病患者根据自身情况随时随地进行远程心电信息采集,然后将采集到的心电信息经网络系统发送至监护分析中心,提高对心律失常的发现率和诊断阳性率,使危重患者得到及时救治,从而降低院外因恶性心律失常发生心脏性猝死的危险。

(五) 具有远程监护功能的植入式心电监护仪

植入式心电监护仪(简称为 ICM 或植入式 Holter)是安放在胸部皮下即可记录心电图的一种仪器,同时具有自动激活和由患者激活的植入系统,适用于有临床症状或状况处于心律失常风险增加状态的患者,或者经历过短暂症状,可能提示有心律失常的患者。主要由三部分组成,第一部分是记录器主体;第二部分称为患者助手,可随时放在患者身边或挂在胸前,用于手动触发心电图记录和进行远程管理;第三部分是回放装置,也叫程控仪,放在医院主管医师处,当医师认为需要时可通过程控仪将记录器内储存的心电图调出,进行分析诊断。植入式 Holter 仪器放置在人体胸部皮肤下。手术前需要消毒皮肤并进行局部麻醉,然后在人体左胸上方皮肤处切开 8 ~ 10 mm 左右的小口,在皮下做一个囊袋,把记录器放入囊袋中,缝合切口手术就完成了,整个手术只需要半小时。记录器植入到人体后即开始工作,其与普通 Holter 最大的区别是,植入式 Holter 有筛选心电图功能,对于正常心电图只进行心电监测而不存储,一旦发生心律失常(心率过快、过慢或不规律),就会立即自动将心律失常发作前、后的心电图存储在记录器内。如果患者感觉到心悸或者头晕,也可以按触发器进行手动存储心电图。患者出现心悸、头晕、晕厥等症状或进行手动储存心电图后,都需要及时到医院就诊,医生通过程控仪将记录器中的心电图调出并分析诊断,同时进行相应的治疗。这种记录、存储的工作方式使植入式 Holter 应用的时间远长于普通 Holter,可以连续使用 36 个月,是普通 Holter 的 1 080 倍(图 9 - 22)。

目前,植入式 Holter 已发展到第四代,具有感知功能,表现为患者发生心律失常事件后,记录仪立即将心律失常发作前、中、后一段时间内的心电图自动存储。除此之外,还保留手动记录、存储心电图功能,一旦患者有心律失常感觉或家属看到患者发生晕厥,就可以立刻用一个遥控装置主动触发 Holter 进行心电图的记录与存储。此外,该仪器还增加了对心房扑动和心房颤动的检测功能与相关汇总报告。更重要的是增加了远程心电监测功能,可以通过患者助手和专用软件进行远程监测管理。对有心悸感觉、不明原因晕厥、隐匿性脑卒中、疑似心房颤动及心房颤动治疗效果进行监测,自动记录心房颤动、室上性心动过速、室性心动过速、各类心动过缓或心脏停搏等多种心律失常事件。通过长期、持续、自动的心电信号监测,为难以鉴别诊断的心律失常疾病提供依据。绝大多数心房颤动是无症状而且与中风的风险密切相关,常规短时的间断性监护手段难以记录到准确的无症状心房颤

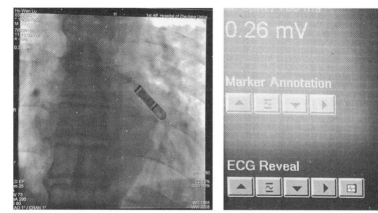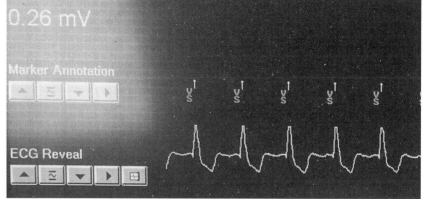

图 9 - 22 - 1　植入式心电监护仪(简称为 ICM 或植入式 Holter)

Reveal LinQ诊断结果

2016-07-25(植入2周后),病人在家中发生晕厥

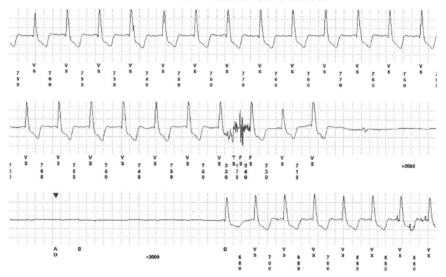

间歇性Ⅲ度房室传导阻滞

Reveal LinQ诊断结果

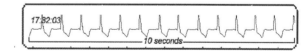

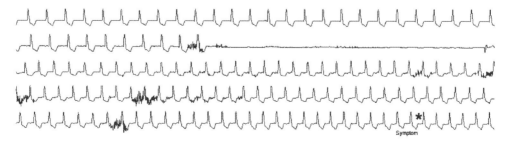

长达11秒停搏,植入双腔起搏器

起搏器植入1个月后随访,期间未再发生晕厥

图 9 - 22 - 2　植入式心电监护仪(简称为 ICM 或植入式 Holter)

动信息,CRYSTAL AF 的研究发现,ICM 能在一年内能发现 7 倍多的心房颤动患者,在三年内发现 30% 的患者都会发生心房颤动,其中 12 个月内发现心房颤动的平均时间为 84 天,而无症状心房颤动是卒中的危险预测因子以及抗凝治疗指征,因此短期监护会出现漏诊断、漏治疗。在监测隐匿性脑卒中患者的心房颤动中,ICM 优于传统检查手段。2016 ESC(欧洲心脏病学会)心房颤动管理指南指出:在脑卒中的患者中如果常规心电图或 Holter 没有捕抓到心房颤动,应该考虑进行长程无创心电监测,例如佩带式 Holter 或植入式 Holter 检查,以捕抓无症状心房颤动(Ⅱa,B)。长程心电监测推荐用于评估有症状心房颤动患者心率控制的效果,或者用于分辨心悸等症状是否与心房颤动相关(Ⅱa,C)。

晕厥是临床上常见而且常可直接导致死亡的危险症状之一,占急诊科患者的 0.9%~1.7%,住院患者的 1%~3%。据 Framingham 研究显示,晕厥在男性群体中发生率约 3%,在女性中约为 3.5%,75 岁以上老年人约为 6%。晕厥尤其是心源性晕厥具有很高的风险,在发作间歇期心电图很难明确诊断,因此,对晕厥的鉴别诊断一直是临床医师面临的棘手问题。由于不明原因晕厥发作多呈突发性和反复性,常规方法诊断困难大而且花费高,导致检出率低。当严重心律失常例如心脏停搏时间过长,心率过快或过慢都能引起严重的脑供血不足导致晕厥发生。ICM 主要用于记录和诊断难以捕捉到的心律失常,便可判断晕厥与心律失常的关系,有助于大幅度提高心律失常事件的诊断率。晕厥患者的诊断检出率研究(Yale Syncope Study)回顾了 2106 位晕厥患者急性发作后被送入急诊的情况,在进行昂贵的检查之后,接近一半的患者未能诊断和明确病因。ICM 的应运而生大幅度提高对晕厥病因的检出率,较常规心电图检查高出约 6.5 倍。近期的 PICTURE 研究更具划时代意义,在使用 ICM 患者群体中,38% 的病例再次出现晕厥,78% 的晕厥病例可明确诊断,确诊病例中的 75% 为心源性晕厥。该研究证明:ICM 能为绝大多数病人在晕厥复发时找到原因;75% 的心脏病原因患者可通过治疗获益;ICM 的诊断效率大大高于传统诊断手段;并可以有效对晕厥患者进行危险分层;应在不明原因晕厥诊断早期植入 ICM。

基于 ICM 的记录对症处理能有效提高治疗效果,2009 ESC/HRS 晕厥指南及我国 2014 年的最新专家共识中,提出了建议使用 ICM 的适应证:(1)对高危反复发作的不明原因晕厥,预计在仪器电池寿命期限内症状再发的患者;(2)经过全面检查不能明确晕厥原因或是否进行特殊治疗的高危患者;(3)反复发作、造成创伤而怀疑为反射性晕厥患者,在安装心脏起搏器前评价心动过缓与临床症状的关系。

随着 ICM 研制的不断发展,目前最新产品已将精准、精细、精巧发挥到了极致,其氮化钛涂层电极可最大限度采集高保真心电信号,无须在体表标测植入部位。世界最小的 ICM(Reveal LINQ ICM)尺寸大约是一节 AAA 电池的三分之一,Reveal LINQ 是一个无线设备,仅 1.2 ml、2.5 g,通过不到 1 cm 的小切口植入到胸腔内。设备的两根电极通过皮下持续地监测患者心电图。这款器械能持续监测心脏活动长达 3 年,并可将信号无线传输到患者监护仪上,在长达 3 年的时间里,可以随时监控患者心脏方面随时随地发出的信息,从而在较长的时间段里发现患者的心脏节律异常。也可在有不适症状时手动触发事件记录,提高病因的检出率。同时,该监测器还可条件性兼容 1.5T 和 3.0T MRI 扫描。更为人称道的是,随着体积的缩小,其植入过程也"压缩"成"注射"式,真正将体表创伤做到最小而且简单易用,开启了中国长程心脏监护的新时代。

(吴忠东　卞士平)

参 考 文 献

[1]　韩智红,任学军,等.携带式远程实时心电监测仪在心律失常诊断中的应用[J].北京生物医学工程,2013,32(6):613-617.

[2]　刘文玲,胡大一.晕厥诊断与治疗中国专家共识(2014 年更新版)[J].中华内科杂志,2014,53(11):916-925.

［3］ 曾凡杰,秦伟毅,等.十二导联心电图远程实时监测系统对心律失常的诊断价值［J］.中国数字医学,2015,10(9)：39－42.

［4］ 张荣生,顾翔.远程心电监测应用于心律失常诊断的可行性和效果［J］.中华老年多器官疾病杂志,2015,14(10)：761－763.

［5］ 陈灏珠.实用心脏病学［M］.第5版.上海：上海科学技术出版社,2016：411－508.

［6］ 卞士平,郑宏超,等.临床心电图诊断图谱(新版)［M］.上海：上海辞书出版社,2014：243－711.

［3］ 曾凡杰,秦伟毅,等.十二导联心电图远程实时监测系统对心律失常的诊断价值［J］.中国数字医学,2015,10(9)：39－42.

［4］ 张荣生,顾翔.远程心电监测应用于心律失常诊断的可行性和效果［J］.中华老年多器官疾病杂志,2015,14(10)：761－763.

第十章　冠心病的心电监测

冠状动脉粥样硬化性心脏病是指由于冠状动脉粥样硬化使管腔狭窄、痉挛或阻塞,导致心肌缺血、缺氧或坏死而引起的心脏病,统称为冠状动脉性心脏病,简称冠心病,有时也被称为缺血性心脏病。1979 年 WHO 将冠心病分为隐匿型或无症状性心肌缺血、心绞痛、心肌梗死、缺血性心肌病、猝死 5 种临床类型。近年来,许多学者为了适应冠心病诊疗理念的不断更新和便于治疗方案的制定,提出两种综合征分类:(1)急性冠状动脉综合征(ACS),包括不稳定型心绞痛、非 ST 段抬高型心肌梗死和 ST 段抬高型心肌梗死。近年来又有将其分为 ST 段抬高型和非 ST 段抬高型两大类。(2)慢性心肌缺血综合征,包括隐匿型冠心病或无症状心肌缺血、稳定型心绞痛和缺血性心肌病。

冠心病是导致我国成年人死亡的重要慢性病之一,2009 年我国城市居民冠心病死亡率为 94.9/10 万,农村为 71.27/10 万。已有大量临床研究证明冠心病患者的猝死与急性心肌缺血、严重心律失常的发生密切相关。然而心肌缺血、严重心律失常无明显诱因和规律可循,且每次发作往往呈阵发性,发作时间短暂,到达医院就诊时已经终止发作。此外,有关研究也发现由急性冠状动脉综合征、恶性心律失常等导致的心血管事件在院外发生率高达70%。多数心血管病急症患者由于未能及时发现异常,失去早期干预治疗的时间窗,导致病情加重甚至死亡。因此,在院外或院内及时发现冠心病患者急性心肌缺血、严重心律失常的发作,为取得救治成功争取时间具有重要临床意义。

常规心电图作为冠心病诊断治疗中最为方便和普及的检查,无论是对心肌缺血损伤程度、心肌坏死面积范围,还是并发心律失常性质的判断,都具有无可替代的作用,成为急性冠状动脉综合征和慢性心肌缺血诊治中重要的检查方法之一。近十年来伴随着心电图检查方式及信息化技术的发展,从床旁心电图到远程心电图取得迅速发展。通过通信网络手段将远方的心电图以及心电信息参数传输到医疗监护终端,可使患者的异常心电活动信息及时被发现,为临床医师在诊断与抢救中提供有用的信息和有力的帮助。

一、无症状心肌缺血发作的心电监测

无症状心肌缺血又称为无痛性心肌缺血或隐匿性心肌缺血,是指有心肌缺血的客观依据(心电活动、左心室功能、心肌血流灌注及心肌代谢等异常),但缺乏与心肌缺血相关的胸痛或等同症状。这些患者经冠状动脉造影或尸检,多数证实冠状动脉有明显狭窄病变。虽然无症状心肌缺血与隐性冠心病有着不同的概念和表现,以及不同的预后,但是从约 25%~50% 的冠心病患者可发生无症状心肌缺血来看,无症状心肌缺血对心脏的损伤与心绞痛有相同的意义。目前认为其发生机制与多种因素有关,包括心肌缺血范围、程度、侧支循环情况、个体痛阈的高低、冠状动脉受损数目多少等。另外,疼痛报警系统的"缺陷"或体内 β-内啡肽水平升高使疼痛敏感性降低,也是产生无症状心肌缺血的重要原因。心肌缺血并不完全取决于疼痛的存在与否,相当一部分心肌缺血在性质上是无痛性的,对冠心病患者出现这种无症状心肌缺血提示预后不良。近年来,无症状心肌缺血发生率升高,缺血发作时无明显主观症状,不易引起患者注意,也容易被医生忽视,是冠心病不良预后的高危因素。无症状心肌缺血患者因心肌缺血进展而导致心肌梗死或心脏猝死的严重后果,比有症状心肌缺血更具有危险性。有文献报道,对于具有高血压、糖尿病、高脂血症等危险因素的冠心病患者,如不进行持续心电图监测,大约超过 80% 的无症状心肌缺血、非典型心绞痛及心肌梗死早期缺血不能及时得到确诊而延误治疗。因此,对于上述高危患者及时给予持续心电监测,早期发现异常并进行综合治疗,对预防心肌梗死和猝死发生具有重要意义。

临床研究发现,无症状心肌缺血的冠心病用超声心动图等检查很难把握合适的检测时机。在运用持续长程心电监护,尤其是 12 导联长程动态心电图实时心电监测,可以及时检测出无症状心肌缺血的发生,为及时发现和有效治疗提供客观依据。有文献报道约有 47.3% 的无症状心肌缺血患者在持续心电监测中出现心肌缺血表现,符合无症状心肌缺血的诊断标准。无症状心肌缺血发作有明显的昼夜规律,特别是清晨 5:00~10:00 期间出现最多,这可能与清晨起来开始活动,交感神经系统兴奋性增高,导致体内儿茶酚胺及肾上腺皮质激素增加,血小板凝聚力增强,心肌耗氧量增加,诱发病变部位冠状动脉痉挛,导致血管内径变小,心肌供氧减少有关。同时有文献发现在轻微体力劳动、脑力劳动、情绪激动等诱因发生无症状心肌缺血者约是平静时的 2 倍,这提示了在心肌缺血基础上增加心肌耗氧量是发生无症状心肌缺血的主要诱因。

国内专家张玉等研究发现运用远程心电监护对无症状心肌缺血的监测敏感性高达 90.6%,大多数患者在心电监测期间发生心肌缺血时可得到及时救治,由此可见,及时开展有效的持续心电监测,对尽早发现无症状心肌缺血,及时给予治疗以改善预后,有相当重要的临床意义。

对正在接受抗缺血药物治疗,并已经充分控制症状的患者进行动态心电图实时监测,仍可以发现发作频繁的无症状心肌缺血事件。通过该项监测技术提供的心肌缺血 ST 段偏移资料,可以得知心肌缺血发生的相关导联、相应病变冠状动脉、引起心肌缺血的心率阈值、心肌缺血的昼夜分布以及缺血总负荷等各种综合评估资料,并且能多次重复检查,对不同阶段冠心病患者诊治都具有指导作用。

尽管心电图缺血型 ST-T 改变并不能等同于诊断冠心病,但至少对于早期发现心肌缺血有一定提示意义。持续心电监测不仅对 ST 段偏移检出的敏感性、特异性增强,而且能够对缺血型 ST 段偏移提供越来越多的信息。因此,对心电监测图谱的仔细判读有助于对冠状动脉病变定位及心肌损害程度作出预判。由于大多数患者仅在心绞痛发作时心电图才有阳性表现,非发作期间心电图表现正常,采用远程心电监测可使院外冠心病患者得到有效监护,在症状发作时记录心电图有助于明确诊断,并且能将心电图图谱实时传送至医院,尽早安排相关诊疗事宜,使冠心病患者极大受益,实现可救治的关键在于患者从起病到救治的时间。

二、心绞痛发作的心电监测

心绞痛是心肌供氧和需氧之间不平衡导致缺氧的结果。在心绞痛患者中,冠状动脉本身病变,特别是冠状动脉粥样硬化是主要病理原因,占心绞痛患者的 80%~90%。由于冠状动脉粥样硬化使冠状动脉管腔狭窄、当体力活动或情绪激动等因素诱使冠状动脉负荷加重、心肌氧耗量增加,导致急性心肌缺血并诱发心绞痛发作,少数也可以在静息状态出现一过性冠状动脉供血不足并诱发心绞痛发作。其他造成心绞痛的病理原因包括严重主动脉瓣狭窄和关闭不全、梅毒性主动脉炎或主动脉夹层动脉瘤累及冠状动脉开口、结缔组织病或病毒感染所致冠状动脉炎、左心室流出道狭窄、左心室肥厚和肥厚型心肌病等。在此仅讨论冠状动脉本身病变所致心肌缺血和心绞痛。

按照习惯心绞痛分型法可分为稳定型、不稳定型、变异型心绞痛。按照 WHO 心绞痛分型框架的心绞痛分型法可分为劳力性、自发性、混合型心绞痛。

1. 劳力性心绞痛:指由运动或其他增加心肌需氧量的情况所诱发的短暂胸痛发作,休息和含服硝酸甘油可使之迅速缓解。心绞痛发作时间和程度相对固定,发作时心电图出现 ST 段压低或 T 波深倒置(图 10-1)。可分为以下四种类型:

(1) 初发劳力性心绞痛:心绞痛病程在一个月以内,以前从未发生过心绞痛。约一半患者兼有休息或睡眠时发生心绞痛,称为初发心绞痛,但是不包括变异型或仅在休息时发生的自发性心绞痛。

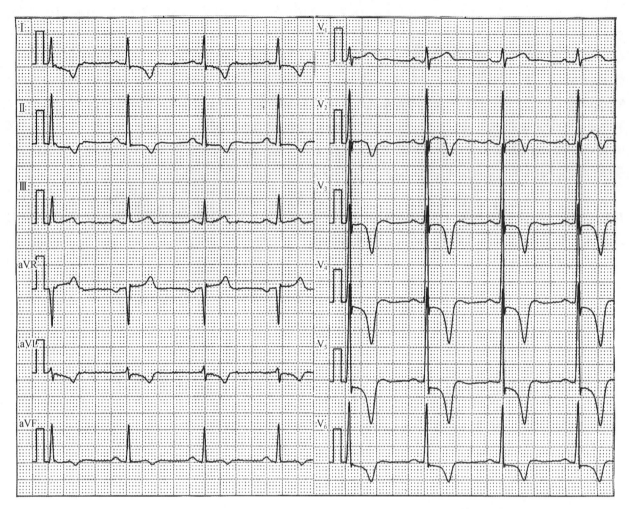

图 10 - 1   劳力性心绞痛发作时心电图显示 ST 段压低和 T 波深倒置

临床资料：男性，58 岁，冠心病，反复发作胸痛 1 月余，活动后发作明显，冠脉造影显示左回旋支 90% 狭窄。

心电图特征：窦性心律，心率 62 bpm，RV_5 = 28 mm，SV_1 = 2 mm，Ⅰ、aVL、$V_3 \sim V_6$ 导联 ST 段呈水平型压低 1.0 ~ 2.0 mm，V_1 导联 T 波直立，Ⅰ、Ⅱ、aVF、$V_2 \sim V_6$ 导联 T 波浅倒置，其中 $V_3 \sim V_5$ 导联 T 波深倒置呈冠状 T。

心电图诊断：窦性心律，ST 段缺血型压低，T 波倒置部分呈冠状 T。

评注：本图 ST 段缺血型压低反映心内膜下心肌缺血，T 波深倒置反映心外膜下心肌缺血形成透壁性心肌缺血损伤。$V_3 \sim V_5$ 导联 T 波深倒置呈冠状 T，反映冠脉主要分支显著狭窄导致严重缺血，与冠脉造影显示左回旋支 90% 狭窄的结果一致。由此提示在遇到 T 波深倒置呈冠状 T 要及时干预，明确缺血原因，及时给予有效治疗。

（2）稳定劳力性心绞痛：心绞痛病程稳定在一个月以上，发作有明确劳力或情绪诱因，发作持续时间和程度相对固定，休息和含服硝酸甘油后胸痛迅速缓解。

（3）恶化劳力性心绞痛：稳定劳力性心绞痛患者1个月内心绞痛发作次数突然频增，发作时长和程度均加重。这种心绞痛以清晨日常活动或者休息和睡眠时发作为特点。发作时心电图出现 ST 段明显压低，持续时间长。冠脉造影常有冠状动脉多支或左主干狭窄，缺血相关血管的狭窄多≥90%（图10-2）。约有8%~15%的患者由于心绞痛发作不稳定并呈进行性加剧，进而发展为急性心肌梗死（图10-3）。

（4）卧位性心绞痛：平卧位后发生心绞痛，坐起或站立后心绞痛症状缓解。

2. 混合型心绞痛：兼有劳力性心绞痛和自发性心绞痛发作的临床类型。

3. 自发性心绞痛：特征是胸痛发作与心肌需氧量的增加无明显关系，发作时心电图出现 ST 段压低或 T 波变化。若发作时心电图出现暂时 ST 段抬高，称之为变异型心绞痛。

4. 变异型心绞痛：特征是心绞痛发作多在休息时，后半夜和清晨居多。发作常呈周期性，每天在固定时间发生。发作无诱发因素，与心肌氧耗量增多无明显关系，给予连续心电监护在心绞痛发作时记录到以 ST 段抬高为主的急性冠状动脉供血不足的心电图特征，这是心外膜下心肌缺血为主或穿壁性心肌缺血损伤特点（图10-4）。变异型心绞痛的病因和发病机制与多种诱因相互作用有关，例如神经因素是由于自主神经张力平衡失调，诱发病变部位冠脉痉挛；体液因素是由于夜间氢离子浓度降低，钙离子过多进入细胞内，增加冠状动脉张力诱发痉挛；血小板和前列腺素平衡失调，使冠状动脉病变部位血小板聚集，导致血管收缩或痉挛。患者冠状动脉造影50%~70%有固定狭窄，10%~20%正常，但是可诱发冠状动脉痉挛。心电图特点：（1）心绞痛发作时，缺血损伤区所面对导联出现 ST 段弓背向上型抬高，对应导联 ST 段压低，心绞痛缓解后，ST 段迅速恢复至正常。（2）伴随 ST 段抬高可出现 T 波高耸，然后 T 波倒置，演变为典型的冠状 T 波。如果患者原来 T 波倒置，心绞痛发作时 T 波变为直立，心绞痛缓解后 T 波迅速恢复原来倒置状态，这种倒置→直立→倒置的动态变化极易遗漏。（3）伴随 ST 段抬高可出现缺血性 J 波，表明心肌缺血非常严重。（4）出现急性损伤性阻滞，表现为 QRS 波轻度增宽。（5）出现心律失常，如室性早搏、间歇性束支传导阻滞、窦性停搏、房室传导阻滞等。（6）出现心脏电交替，可分为 QRS、ST、T 或 QT 间期电交替（图10-5）。

对于已经确诊的冠心病尤其是心绞痛患者，远程心电监护有重大意义。国外专家对此开展多项研究，Harold 和 Steven 等观察到动态心电图监测对心肌缺血的检出率为75%~90%，并认为心肌缺血的程度与冠状动脉病变的程度有一定关系。国内研究资料与此结果相近似，张娟赢等研究结果显示在10例正常冠状动脉患者的动态心电监测中，仅有1例出现缺血型 ST 段压低，特异性达90%。而在具有不同程度冠状动脉狭窄的31例患者中，心电监测出现心肌缺血者有20例，其敏感性达65%。敏感性与冠状动脉病变的程度有关，其中单支病变为46%，多支病变为78%。持续心电监测比冠状动脉造影更具有能观察其动态演变过程的优点。Walf 等研究证明，在冠状动脉多支病变中，持续心电监测与平板运动试验对冠心病的检出敏感性近似。其中双支病变分别为78%和100%，而3支病变均为100%。但是就单支病变来看，Holter 监护的敏感性远不如冠状动脉造影。另一方面 Holter 监护还可以观察冠心病患者的心率变异性（HRV）及 Q-T 离散度（QTd）结果，对冠心病早期诊断大有裨益。对早期心肌缺血引起心电活动改变的判读既可以协助早期诊断，又可以对合并症极早做出诊断及预测，有利于尽早开展相关治疗，减少心肌细胞的坏死，从而提高患者存活率。

持续远程心电监测在心绞痛诊断中体现出很大优势。心电监护仪体积小、便于携带、传输数据稳定性高、耗时少，不仅有动态心电图全程记录、储存回放、实时显示和传送心电信息的优点，还能够发现常规心电图检测不容易发现的心律失常和一过性心肌缺血（图10-6）。由于发放心电信号不受时间及地点的限制，且具有自动报警、手动及自动定时发送等功能，监护人员可以及时发现异常并可进行24h心电信息解析。当远程心电监护发现无症状性心肌缺血或心律失常时，监护人员可及时与当地医务人员、患者或家属联系并及时处理。这样，对心电监

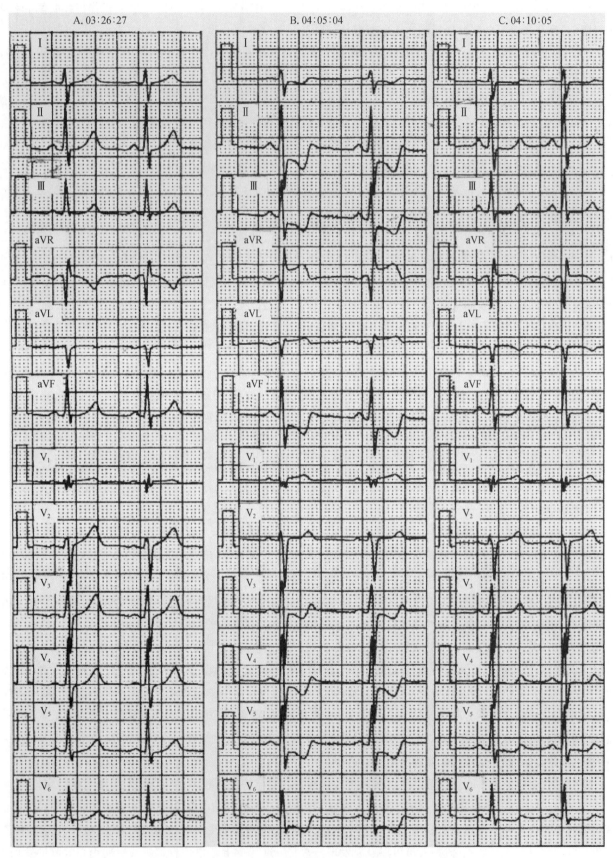

图 10 - 2　劳力性心绞痛发作时心电监护显示 ST 段压低

临床资料：男性,51 岁,冠心病。因反复发作心绞痛、心悸 1 个月,加重 2 天入院。入院后凌晨到卫生间解尿后突感心前区疼痛,即刻记录心电图,经过治疗心绞痛缓解。本图为心绞痛发作前、中、后记录心电图,2 天后冠状动脉造影检查显示左主干开口重度狭窄。

心电图特征：A 图:夜间睡眠时,心电图正常。B 图:夜间上卫生间解尿后突感心前区疼痛,窦性心律,Ⅰ、Ⅱ、Ⅲ、aVF、$V_3 \sim V_6$ 导联 ST 段缺血型压低 0.75~4.5 mm,T 波负正双向及浅倒置,aVR、aVL 导联 ST 段弓背型抬高 1.0~2.0 mm。C 图:经过治疗心绞痛缓解,$V_5 \sim V_6$ 导联 ST 段缺血型压低 0.5 mm,Ⅰ、V_6 导联 T 波低平。

心电图诊断：窦性心律,急性心内膜下心肌损伤动态变化。本图显示心绞痛发作时在以 R 波为主导联 ST 段呈缺血型压低,T 波浅倒置,尤其是 aVR 导联 ST 段抬高≥1 mm,而且 aVR 导联 ST 段抬高>$V_1 \sim V_3$ 导联抬高,显示左主干闭塞心电图特征,与冠状动脉造影检查显示左主干开口重度狭窄结果一致。

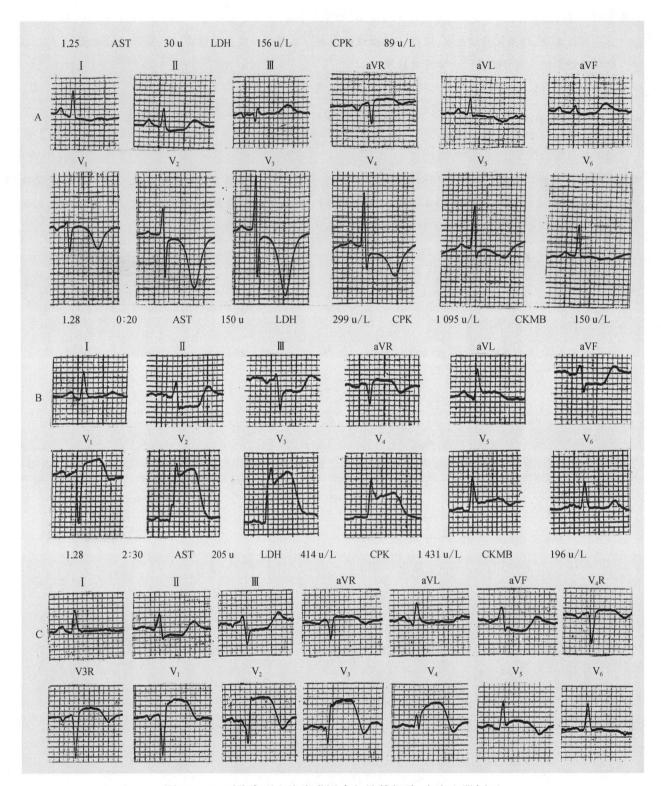

图 10 - 3　不稳定型心绞痛进展为急性前间壁、右室心肌梗死

临床资料：女性,64岁,冠心病,反复发作胸痛一月余,活动后更为明显,以不稳定型心绞痛入院进一步诊治。

心电图特征：图A在入院前记录,窦性心律,$V_1 \sim V_5$导联T波倒置,其中$V_2 \sim V_3$导联T波深倒置呈冠状T波,QRS波形态正常。图B为入院第3天凌晨突发急性左心衰竭。窦性心律,V_3R、V_4R、$V_1 \sim V_5$导联ST段弓背向上抬高1.5~9.5 mm,Ⅱ、Ⅲ、aVF导联水平型压低,T波直立,QRS波形态正常,即转至ICU。图C为2 h后,窦性心律,V_3R、V_4R、$V_1 \sim V_3$导联呈QS型,V_4导联呈qRs型,QRS时限0.08 s,ST段弓背向上抬高1.5~5.0 mm,T波浅倒置。

心电图诊断：窦性心律,急性前间壁、右心室心肌梗死。

评注：图A是入院前记录,表现为严重心肌缺血的冠状T波。图B是急性冠状动脉综合征发作,ST段呈"单向曲线"抬高,为心外膜下急性心肌缺血损伤表现。图C是典型的急性前间壁、右室心肌梗死图形。本图显示不稳定型心绞痛发作出现冠状T波与以后发生心肌梗死部位一致,提醒医师注意当心绞痛发作伴心电图冠状T波,应该及时采取有效措施,防止进展为急性心肌梗死。

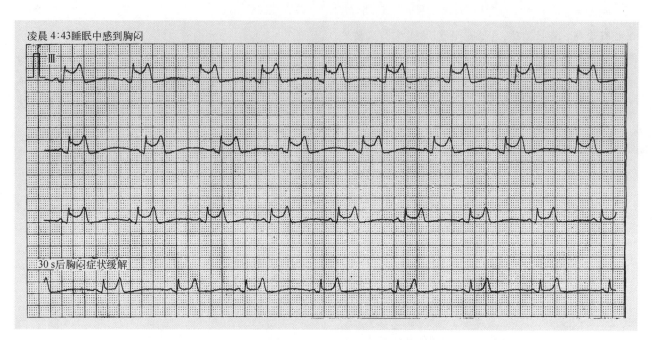

图 10-4　变异型心绞痛发作时心电监护中 ST 段抬高的动态变化

临床资料：男性,59 岁,冠心病,因反复凌晨睡梦中突发胸闷不适入院。入院后床旁连续心电监护,在凌晨睡梦中
　　突发胸闷时连续记录Ⅲ导联直至胸闷发作缓解。

心电图特征：窦性心律,胸闷初始(第 1 条)ST 段损伤型抬高 4.0 mm,10 s 以后(第 2 条)ST 段抬高程度下降至
　　3 mm,20 s 以后(第 3 条)ST 段抬高程度下降至 2.0 mm,30 s 以后(第 4 条)ST 段抬高程度下降至 1.0 mm。T
　　波振幅>6.0 mm。ST 段抬高显示心外膜下急性心肌缺血,T 波高耸显示心内膜下急性心肌缺血,形成急性透
　　壁性心肌缺血损伤特征。

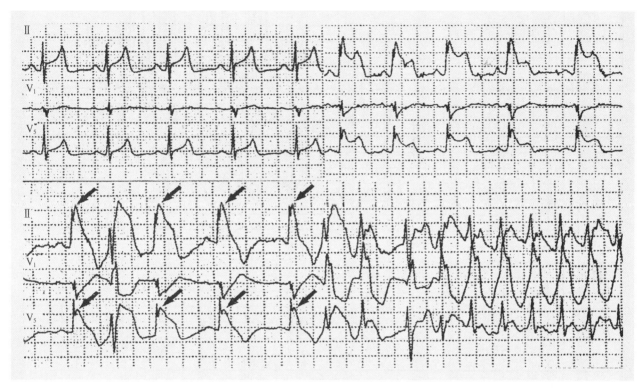

图 10−5　不稳定型心绞痛发作时 ST 段损伤型抬高,缺血性 J 波,室性早搏诱发多形室速

临床资料: 女性,75 岁,冠心病,不稳定型心绞痛频繁发作,多发生在休息时,冠状动脉造影显示左旋支重度闭塞。

上图左为心绞痛发作初始,Ⅱ、V₅导联 T 波高尖。上图右为心绞痛发作中,Ⅱ、V₅导联 ST 段损伤型抬高伴明显的 J 波。下图,Ⅱ、V₅导联 ST 段损伤型抬高更明显,伴有明显 J 波(箭头处),这种因 ST 段损伤型抬高而出现明显的 J 波称为缺血性 J 波。第 2、3、6、7 个宽 QRS 波为室性早搏并诱发多形性室性心动过速,心室率 150 bpm。

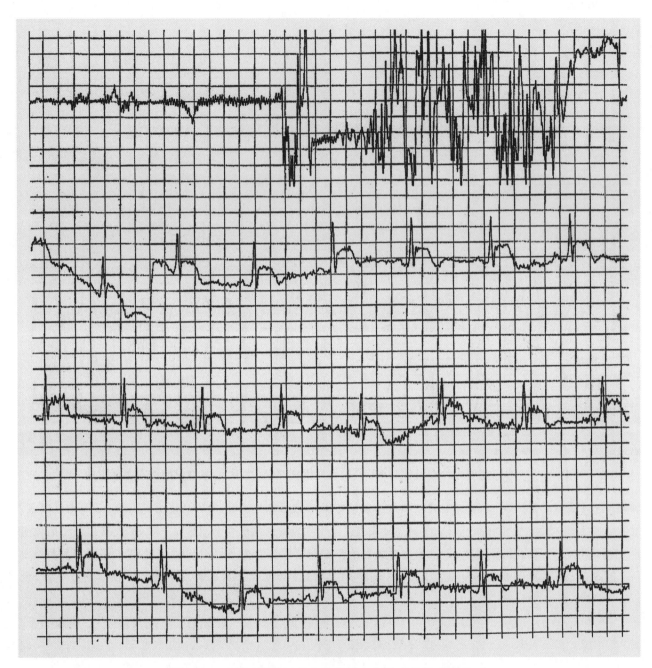

图 10-6　电话传输远程心电监护：变异型心绞痛发作时

临床资料：男性,46 岁。主诉近 1 年来常在凌晨 4 点在睡眠中因胸闷而早醒。白天到医院就诊常规心电图及动
　　态心电图均无异常发现。给予便携式心电监护后,在家中睡觉至凌晨胸闷再次发作时记录心电图 30 s,并传
　　输至医院心内科心电会诊中心值班医师处。图中为单导联记录,窦性心律,心率 70 bpm,QRS 波呈室上型,
　　ST 段弓背向上抬高 5.0 mm,这种在凌晨睡眠中因胸闷、胸痛伴有急性冠状动脉供血不足表现,多数学者将其
　　归类于变异型心绞痛。

测发现的急性心肌缺血和严重心律失常给予早期干预和急救治疗,能够降低心血管事件病死率。同时为亚健康人群提供包括心电远程监测在内的心脏保健服务,减少盲目就医,及时发现问题、减少住院次数,降低医疗费用。

三、急性心肌梗死的心电监测

心肌梗死是由于冠状动脉血供急剧减少导致心肌严重缺血,持续较长时间的心肌缺血导致任何面积大小的心肌细胞死亡。近年来,将经皮冠状动脉介入治疗(PCI)、冠状动脉旁路移植术(CABG)心脏瓣膜病介入治疗、心律失常消融术等引起的相关性心肌梗死也归入其中。

急性心肌梗死(AMI)的诊断标准为:检测到心脏生物标志物心肌肌钙蛋白(cTn)水平升高超过 99% 正常值上限,并且符合下列条件中至少 1 项:(1) 心肌缺血的症状;(2) 心电图提示新发缺血性改变(新发 ST - T 改变或新发左束支阻滞);(3) 心电图出现病理性 Q 波;(4) 影像学证据提示新发局部室壁运动异常或存活心肌丢失;(5) 冠状动脉造影或尸检发现冠状动脉内存在新鲜血栓。

根据 AMI 部位受损害程度可分为 3 个区域,即中心坏死区、坏死区周围严重损伤区及最外周缺血区。在心电图上表现为中心坏死区的坏死性 Q 波;坏死区周围严重损伤区的 ST 段偏移(抬高或压低)以及最外周缺血区的 T 波高耸或深倒置。根据 AMI 所占范围可分为透壁性、心内膜下与室壁内 3 种类型,多数发生在心室肌,心房梗死极少见。根据 AMI 心电图波形特点可分为 ST 段抬高型/非 ST 段抬高型心肌梗死(图 10 - 7、图 10 - 8)。

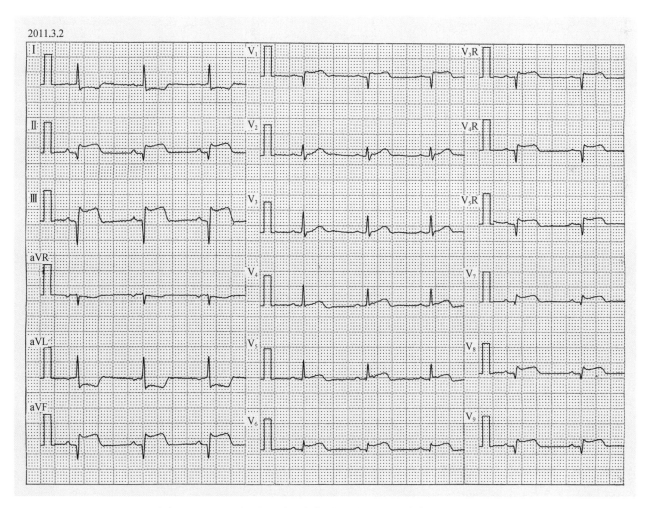

图 10 - 7 - 1　急性下壁、后壁、右心室 ST 段抬高型心肌梗死

临床资料：女性,67岁,冠心病,因上腹部不适到消化科就诊,门诊常规心电图显示异常Q波伴ST段损伤型抬

高,检查血清心肌酶增高,随即转至心内科病房。

心电图特征：窦性心律,Ⅱ、Ⅲ、aVF、V_6~V_9、V_3R~V_5R导联出现异常Q波,Q≥0.04 s,Q>R/4,伴有ST段损伤型

抬高1~4 mm,上述导联T波直立。

心电图诊断：窦性心律,下壁、后壁、右心室异常Q波,伴有ST段损伤型抬高,符合急性Q波型心肌梗死表现。

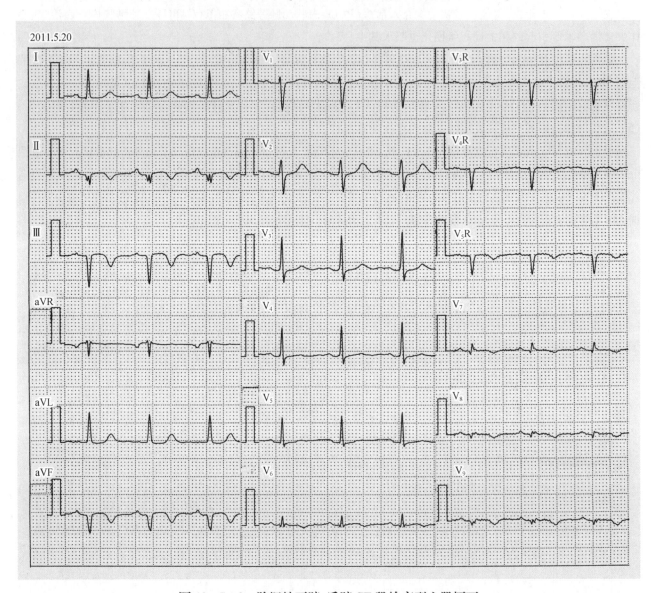

图 10-7-2　陈旧性下壁、后壁ST段抬高型心肌梗死

临床资料：女性,67岁,冠心病,距图10-7-1急性心肌梗死后2月余记录。

心电图特征：窦性心律,Ⅱ、Ⅲ、aVF、V_7~V_9导联出现梗死性Q波,V_1、V_3R~V_5R导联呈rS型,ST段恢复正常,仅

有Ⅱ、Ⅲ、aVF、V_6~V_9导联T波浅倒置。

心电图诊断：窦性心律,陈旧性下壁、后壁心肌梗死。

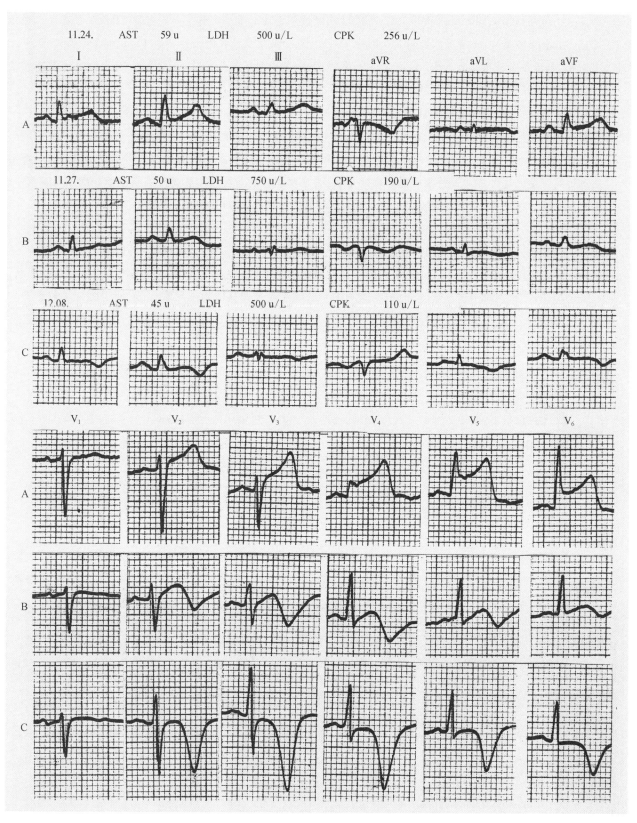

图 10 - 8 急性广泛前壁非 ST 段抬高型心肌梗死

临床资料: 女性,67 岁,冠心病,因持续胸闷、胸痛急诊,血清心肌酶增高并且具有动态变化。

心电图特征: A、B、C 三份图分别按肢导联、胸导联剪贴,并且有相应血清心肌酶检测值。三份图谱均为窦性心律,P－R 间期 0.14 s,QRS 时限 0.08 s,12 导联的 QRS 波形态均正常。A 图 V₂~V₆ 导联 ST 段呈弓背向上型抬高 2~3 mm,T 波高尖,血清心肌酶增高。B 图 V₂~V₆ 导联 ST 段呈弓背向上型抬高 1 mm,抬高程度回落,T 波浅倒置,血清心肌酶增高后下降。C 图 V₂~V₆ 导联 ST 段水平型压低 0.5~1.0 mm,V₂~V₆ 导联 T 波深倒置呈冠状 T 波,血清心肌酶增高后继续下降。

心电图诊断：窦性心律,急性前壁无 Q 波型心肌梗死。

评注：本图患者因持续胸闷经治疗后无明显缓解,心电图 QRS 波形态正常,仅有 ST 段损伤型抬高和 T 波呈缺血型倒置。这种 ST－T 异常变化具有动态变化,血清心肌酶增高也同步出现,反映前壁心外膜下心肌损伤和严重缺血的病理变化过程,但是始终未出现病理性 Q 波,发生机制可能与梗死心肌局限在前壁心外膜下心肌,是一种非穿壁性心肌梗死。上述心电图变化与血清心肌酶增高同步出现,而且具有动态变化,支持本图诊断。

远程实时心电监护仪通过无线网将被监护者的心电信息传输到数据中心,临床医生可以通过实时网络在任何终端 PC 上看到患者实时及回放记录心电图图形以及心电信息参数。患者也可通过网络与监测中心医师联系,加强了医生与患者"面对面"的交流。同时根据监测中心医师建议选择其他附加导联检测,便于医师了解患者心肌供血情况,准确定位病变位置以及合并心律失常情况。也可以根据监测中心医师的建议,增加其他心电信息学检查项目(图 10－9、图 10－10)。

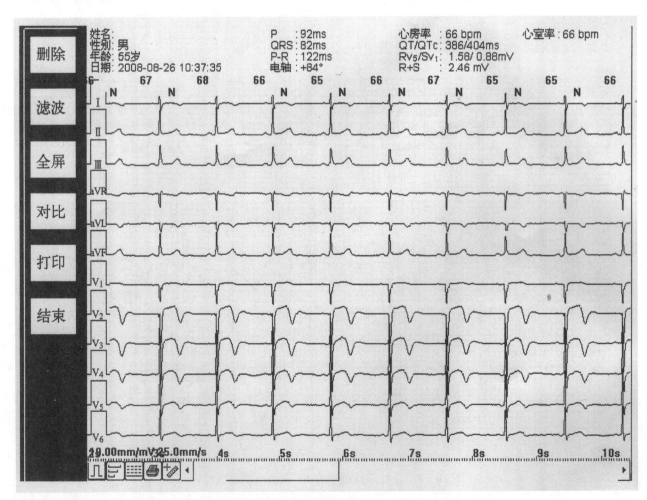

图 10－9　网络传输 12 导联远程心电监测：急性广泛前壁心肌梗死

临床资料：男性,55 岁,冠心病、糖尿病 10 余年。因持续性心绞痛服用硝酸甘油制剂无法缓解到当地医院就诊,
给予网络传输 12 导联远程心电图检查,并传输到医院心电室,经负责医师分析后出具心电图会诊报告,发回
患者所在部门相关医师。

心电图特征：窦性心律,心率 66 bpm,QRS 波群在 $V_1 \sim V_4$ 导联呈 QS 波,ST 段在 $V_1 \sim V_5$ 导联呈弓背向上型抬高
0.5～1.0 mm,T 波浅倒置。

心电图诊断：窦性心律,急性广泛前壁心肌梗死。

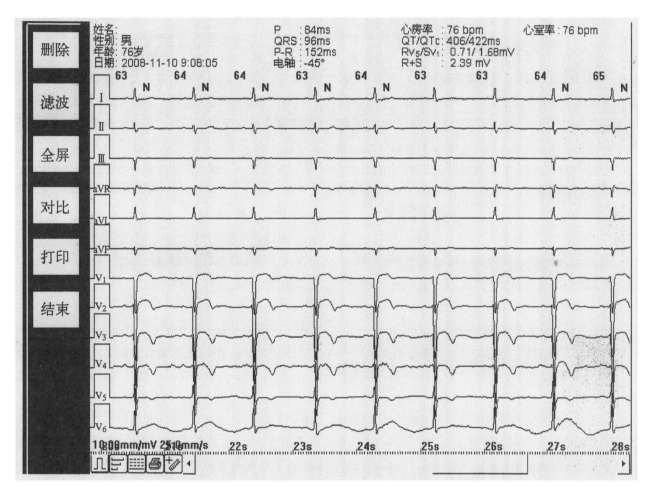

图 10-10　网络传输 12 导联远程心电监测：急性下壁、前间壁心肌梗死

临床资料：男性,76 岁,冠心病。因胸闷、胸痛、心悸在当地医院就诊。给予网络传输 12 导联远程心电图检查,并
传输到医院心电室,经负责医师分析后出具心电图会诊报告,发回患者所在部门相关医师。

心电图特征：窦性心律,心率 76 bpm,QRS 波群在 Ⅲ、aVF、$V_1 \sim V_4$ 导联呈 QS 波,ST 段在 $V_1 \sim V_4$ 导联呈弓背向上型
抬高 0.5～0.8 mm,T 波浅倒置。

心电图诊断：窦性心律,急性下壁、前间壁心肌梗死。

《2015 年急性 ST 段抬高型心肌梗死(STEMI)诊断和治疗指南》(简称《2015 指南》)中指出,要缩短发病至首
次医疗接触时间、在医疗保护下到达医院可明显改善 STEMI 的预后。STEMI 患者首诊至直接 PCI 时间≤90 min
能明显改善预后。对于既往已有明显胸痛发作且有相应心肌缺血表现患者,应该进行长程心电监护。

心电图对 AMI 早期诊断具有至关重要的作用,尤其应该注意以下几方面特点：(1) 超急性期心电图变化的

早期发现,包括 T 波高耸、ST 段平直延长、QRS 波群振幅突然降低、QRS 波群增宽。(2)异常 Q 波、ST 段和 T 波异常演变的观察,尤其不要放弃对异常 Q 波细微演变的观察。(3)早期发现某些恶性心律失常对防止猝死具有非常重要的意义。(4)某些有意义图形有可能被掩盖,例如左束支阻滞、心室预激可以掩盖部分心肌梗死的梗死性 Q 波,此外,对应部位的 QRS 向量也可以抵消异常 Q 波而使心电图波形出现伪正常化等。(5) $V_1 \sim V_3$ 或 $V_1 \sim V_4$ 导联 ST 段在等电位线或轻微抬高,继之演变为负向 T 波或 ST 段起始部压低,或者是 ST 段呈弓背向上型轻度抬高伴对称性倒置 T 波。上述 ST-T 异常若同时伴有新出现电轴左偏,提示左前降支近端严重狭窄。(6)严重左主干病变时可见 aVR、V_1 导联 ST 段抬高,其中 ST_{aVR} 抬高 $>ST_{V_1}$,同时伴下壁、前壁多个导联 ST 段缺血性压低,其诊断的敏感性 77.6%,特异性 82.6%。静息时胸痛者 ST 段压低总和(ΣST)>12 mm,判断左主干或三支病变的敏感性可达 80%。(7)下壁梗死合并右室梗死时,可出现 Ⅱ、Ⅲ、aVF、V_1、$V_3R \sim V_5R$ 导联 ST 段抬高,而 $V_2 \sim V_4$ 导联 ST 段压低,冠状动脉造影均有右冠脉近端病变。当 ST 向量指向 $+90° \sim +120°$,提示合并右室下部小块心肌梗死,此时临床常无血流动力学障碍。当 QRS 电轴进一步右偏($+150° \sim +180°$)则提示合并大块右室梗死(多为右冠状动脉近端阻塞)。(8)QRS 低电压需引起重视,某些细微的心电图图形变化常因图形振幅过低而被掩盖,从而掩盖急性心肌梗死早期心电图改变(图 10-11、图 10-12)。

《2015 年指南》指出,要缩短发病至首次医疗接触的时间、在医疗保护下到达医院可明显改善 STEMI 的预后。STEMI 患者首诊至直接 PCI 时间 ≤90 min 也可明显改善预后。Otsuka Y.等报道了一项关于在救护车中使用远程心电监护的实例,当远程实时心电监护系统在救护车中识别出 STEMI 后,立即通知导管中心及时对患者进行干预治疗,提高 STEMI 存活率。Jepsen 等的研究表明,对 STEMI 进行院前远程心电传输及危险性分层,并直接将患者送入 PCI 中心而无须门诊诊断,提高了对 STEMI 的治愈率。Scholz 等也强调了对 AMI 患者应用远程心电监护的重要价值,可以改善 STEMI 患者的预后。因此,无论患者处于社区还是其他地方,出现缺血性心脏病前驱症状时,在院前使用远程心电监测,有助于及时发现严重心肌缺血事件、致命性心律失常。实时传送远程心电图并与心脏中心联系,可大大缩短发生急性心血管事件至得到规范救助的时间,使 AMI 患者享受到现代科技进步带来的获益,降低患者的死亡率。

对部分再灌注术后的冠心病患者在适当情况下仍有继续心电监护的需要,尤其是血管病变广、程度重的患者,易出现早期心肌再梗死和梗死延展。早期心肌再梗死(early myocardial reinfarction)是指在 AMI 后 4 周内再次发生的心肌梗死,再梗死既可发生在原来梗死部位,也可发生在任何其他心肌部位。再梗死的心肌坏死区多接受另外一支有病变的冠状动脉供血。若再梗死发生在原梗死区相同部位,尤其是非 ST 段抬高型心肌再梗死,心电图常无特异性表现,心肌酶学指标如 CK-MB 恢复正常后再次迅速上升 >原来水平 50%,然后又快速下降具有重要诊断意义。梗死延展(myocardial infarct extension)是指 AMI 后 2~3 周内,处于同一支病变血管供血部位的心肌重新发生坏死。可表现为心内膜下心肌梗死转变为透壁性心肌梗死,或心肌梗死范围扩大到邻近心肌,新发生的梗死部位与原来梗死部位相毗邻。多数心电图表现为原来梗死区相应导联上出现新的梗死性改变,而且心肌酶学指标如 CK 或肌钙蛋白升高时间延长。多有梗死后心绞痛、心力衰竭发作,反映缺血范围扩大,病死率明显增加。徐义枢等观察了 1 106 例 AMI 患者,其中早期心肌再梗死者 67 例,占 6.1%;发生梗死延展者 11 例,占 1.0%。其发病时间一般在初次梗死后平均 10±7 天。两者的病死率显著增高(分别为 11.5% 和 5.0%),提示 AMI 后早发性心绞痛是早期心肌再梗死和梗死延展的高危患者,对于此类患者如进行有效的心电监测可发现 ST-T 改变,从而充分进行治疗,必要时再次采用介入治疗(图 10-13~图 10-15)。

从本文图谱动态变化中可以得出以下经验:第一,完全性左束支传导阻滞合并急性心肌梗死同时出现时,对 ST 段抬高要有足够的重视,不能笼统称为"继发性改变",尤其是 R 波为主导联出现 ST 段抬高 ≥1 mm 具有较高的诊断特异性,应结合临床及血清酶检查肯定或排除急性心肌梗死。第二,当遇到宽 QRS 波时首先要寻找其前有无相关 P 波,如能找到相关 P 波,则可排除室性搏动。如找到相关窦性 P 波,P-R 间期正常,QRS 波其始处无 δ 波,则可排除预激而考虑窦性搏动合并束支传导阻滞。急性心肌梗死伴严重心律失常如复杂型室性早搏、室速、

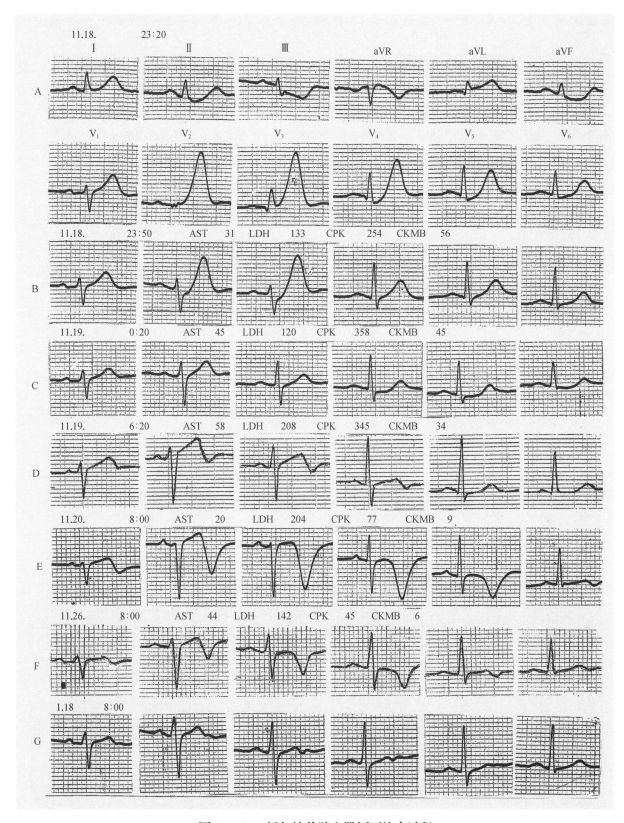

图 10－11　超急性前壁心肌梗死演变过程

临床资料：男性,60岁,冠心病,暴食后突发中上腹痛10分钟急诊,即刻记录心电图,血清心肌酶增高而且有动态
变化,随即转至ICU。

心电图特征：A 图：窦性心律，V_1 导联呈 rS 型，V_2、V_3 导联呈 qrs 和 qR 型，$V_2 \sim V_5$ 导联 T 波高耸，ST 段轻度抬高。

B 图：$V_1 \sim V_3$ 导联呈 rS 型，r 波递减，T 波高尖，但是 T 波振幅较前一份图降低。C、D 图：QRS 形态正常，T 波轻度变化。E、F 图：$V_1 \sim V_3$ 导联 r 波振幅明显减低，T 波深倒置，反映前壁心肌细胞除极电势明显减低，伴有心外膜下心肌严重缺血。G 图：$V_1 \sim V_3$ 导联 r 波振幅逐步增加，倒置的 T 波变浅，在上述心电图检查血清心肌酶同步升高到降低过程与心电图变化同步。

心电图诊断：窦性心律，超急性前壁心肌梗死短期内呈假性改善，然后出现亚急性前壁心肌梗死。

评注：本图患者出现中上腹痛 10 分钟后及时急诊，心电图仅显示超急性前壁心肌梗死图形，及时给予扩血管治疗后，出现短期内呈假性改善，持续观察后才显示亚急性前壁心肌梗死。在急性心肌梗死早期，必须给予持续的心电监护，观察心电图及血清心肌酶的动态变化，这样才不至于漏诊。

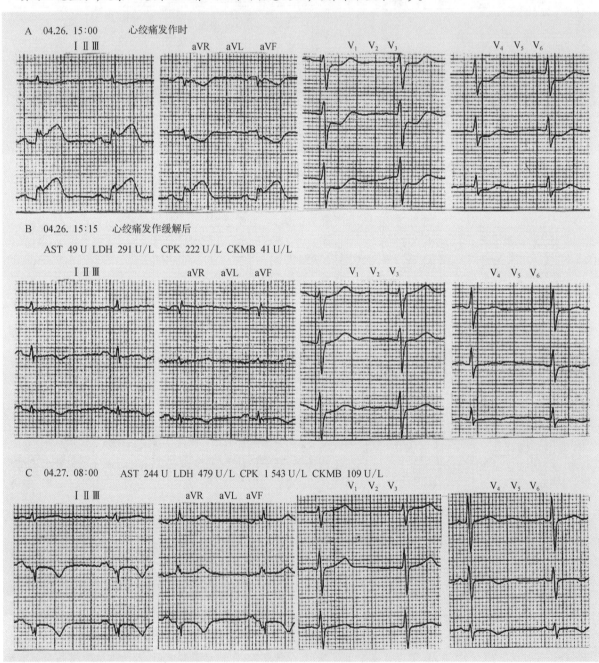

图 10-12　急性下壁心肌梗死心电图动态演变

临床资料： 男性,77 岁,冠心病。

心电图特征： A 图于 15 点午睡中突发心绞痛时记录,窦性心律,肢导联低电压,Ⅱ、Ⅲ、aVF 导联呈 R 型,ST 段弓背向上抬高 2~3 mm,T 波直立达 4.0 mm,V_2~V_6 导联 ST 段水平型压低 1~2 mm。立即检查血清心肌酶：AST 49 u,LDH 291 u/L,CPK 222 u/L,CKMB 41 u/L。记录 A 图后口服硝酸甘油片,心绞痛得到缓解,15 min 后记录 B 图。窦性心律,肢导联低电压,Ⅱ、Ⅲ、aVF 导联呈 rs 型,ST 段迅速降至基线,T 波浅倒置达 1.0 mm,V_4~V_6 导联 T 波低平。复查血清心肌酶,AST 244 u,LDH 479 u/L,CPK 1 543 u/L,CKMB 109 u/L。第二天早上记录 C 图,窦性心律,肢导联低电压,Ⅱ、Ⅲ、aVF 导联呈 QS 型,ST 段恢复正常,T 波浅倒置达 3.0 mm。

心电图诊断： 窦性心律,急性下壁心肌梗死演变过程,肢导联 QRS 低电压。

评注： 患者由于冠状动脉痉挛导致心绞痛发作,心电图下壁导联 ST 段损伤型抬高,反映心外膜下心肌缺血损伤。当冠状动脉痉挛缓解,心肌供血恢复正常,抬高的 ST 段随即恢复正常。由于下壁部分缺血心肌最终发生不可逆性坏死,导致急性下壁心肌梗死。在遇到患者发生心绞痛发作,心电图出现 ST-T 异常改变,一定要持续观察患者临床表现、心电图表现以及血清心肌酶的动态变化。

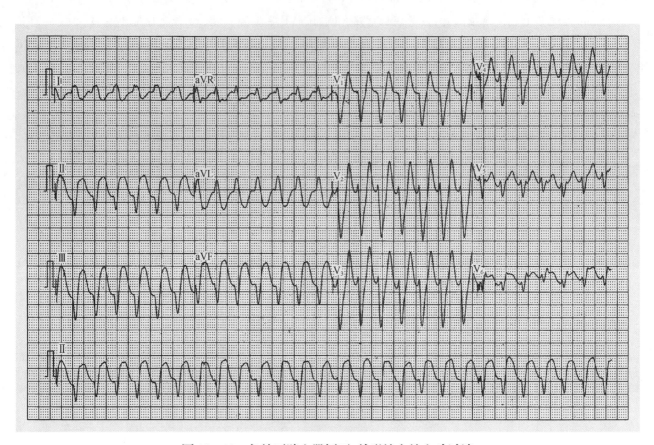

图 10-13   急性下壁心肌梗死,单形性室性心动过速

临床资料: 男性,71 岁,冠心病,患者因急性胸痛、心源性休克急诊入院,心肌酶谱明显升高,2 h 后死亡。

心电图特征: P 波不清,QRS 波增宽达 0.16 s,心室率 166 bpm,R-R 间期相等,aVR 导联呈 Rs 型,V_1~V_6 导联 QRS 主波一致向下。Ⅱ、Ⅲ、aVF 导联呈 QS 型,ST 段弓背向上抬高 7~11 mm。

心电图诊断: 急性下壁心肌梗死,阵发性单形性室性心动过速。

评注: Ⅱ、Ⅲ、aVF 导联 QS 型伴 ST 段抬高,心肌酶升高,符合急性下壁心肌梗死诊断。各导联 QRS 波增宽 0.16 s, aVR 导联呈 Rs 型,V_1~V_6 导联 QRS 主波一致向下,宽 QRS 波形态一致,属于单形性室性心动过速,室性心动过速的起搏点在左心室前壁。

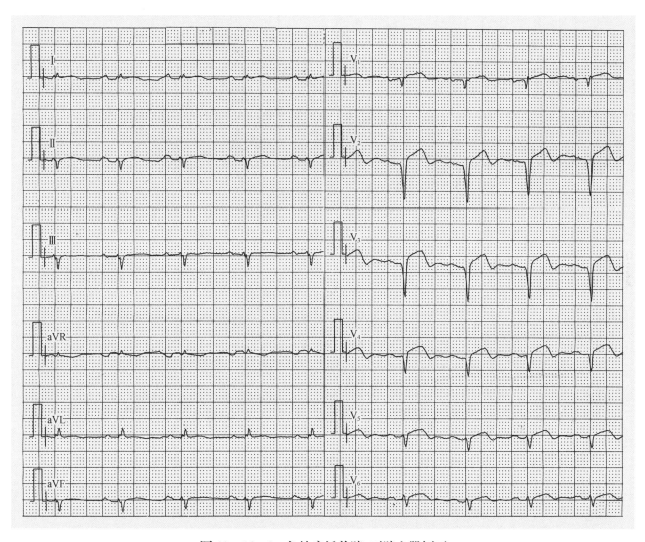

图 10‑14‑1　急性广泛前壁、下壁心肌梗死

临床资料：女性,90 岁,冠心病,因胸闷气促就诊记录本图,血清心肌酶增高,以急性心肌梗死收住入院。

心电图特征：窦性心律,P‑R 间期 0.18 s,QRS 时限 0.08 s,Ⅱ、Ⅲ、aVF、$V_1 \sim V_4$ 导联见梗死性 Q 波,$V_5 \sim V_6$ 导联呈 rS 型,Ⅱ、Ⅲ、aVF、$V_1 \sim V_6$ 导联 ST 段呈弓背向上型抬高 1.0~2.5 mm,以胸导联 ST 段抬高更为明显,Ⅰ+Ⅱ+Ⅲ 导联 QRS 总振幅<15 mm。

心电图诊断：窦性心律,急性广泛前壁、下壁心肌梗死,肢导联 QRS 低电压。（下接图 10‑14‑2）

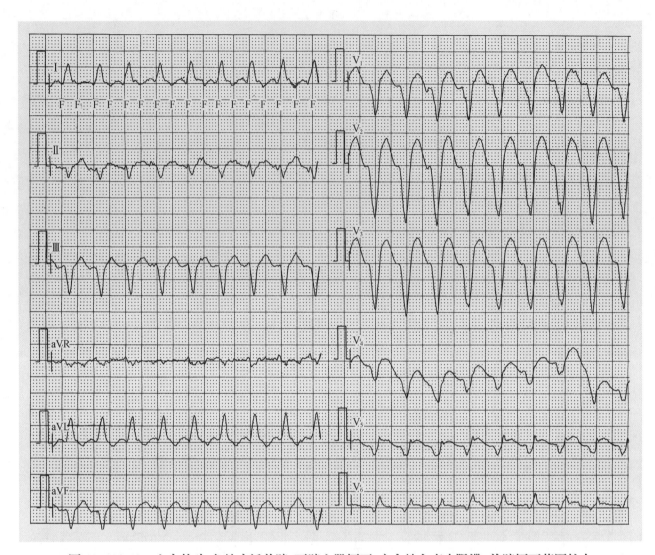

图 10 - 14 - 2　心房扑动,急性广泛前壁、下壁心肌梗死,完全性左束支阻滞,前壁梗死范围扩大

临床资料: 距记录图 10 - 14 - 1 之后 2 h 患者突发急性左心衰竭,即刻记录本图,并及时给予抢救,5 h 后心跳骤停。

心电图特征: 图中 P 波消失,Ⅰ导联等线消失,可见锯齿状 F 波,频率 300 bpm,显示心房扑动,F 波以 2∶1 下传心室,心室率 150 bpm。Ⅱ、Ⅲ、aVF、V_1 ~ V_6 导联见梗死性 Q 波,上述导联 ST 段呈弓背向上型抬高 1.0 ~ 6.0 mm。血清心肌酶继续升高,符合急性下壁、广泛前壁心肌梗死,同时前壁心肌梗死面积可能有扩大。QRS 波增宽达 0.14 s,Ⅰ、aVL 导联呈宽 R 型,V_5、V_6 导联窦性心律呈 QR 型,提示合并完全性左束支传导阻滞。

心电图诊断: 心房扑动,急性广泛前壁、下壁心肌梗死,完全性左束支传导阻滞。

评注: 在记录第一份图后 2 h 患者突发急性左心衰竭,心电图显示心房扑动,急性广泛前壁、下壁心肌梗死,完全性左束支传导阻滞,其中 V_1 ~ V_6 导联均出现梗死性 Q 波,较图 10 - 14 - 1 梗死性 Q 波范围扩大,V_1 ~ V_6 导联 ST 抬高程度较图 10 - 14 - 1 有明显增加,反映前壁心肌梗死范围在扩大,心肌损害程度在加重。急性心肌梗死合并出现左束支传导阻滞反映左心室心肌严重缺血,是近期预后不良的独立指标。本病例大面积心肌梗死合并房性心律失常和左束支传导阻滞反映心房和心室严重缺血,预示患者病情凶险,预后极差。

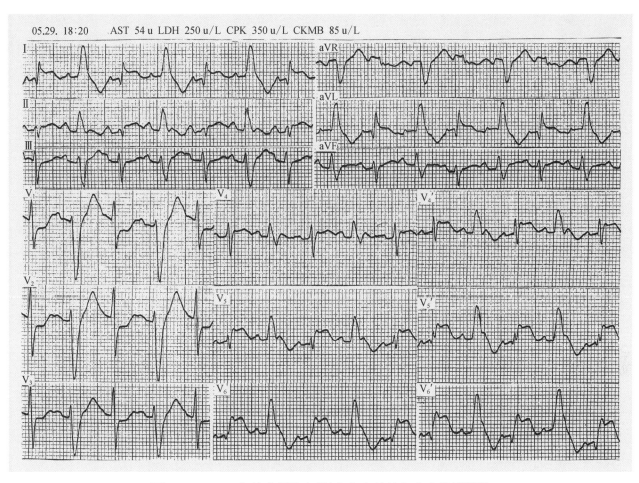

图 10－15－1　急性高侧壁心肌梗死,交替性左束支传导阻滞

临床资料：女性,90 岁,冠心病,因反复发作晕厥就诊。查体：神志不清,四肢厥冷,心率 130 bpm,血压 40/
20 mmHg。即刻记录心电图,血清心肌酶增高。

心电图特征：本图为 18 点 20 分记录,窦性心律,心率 125 bpm,P－R 间期 0.14 s,QRS 波呈增宽与正常两种形态
交替出现,两种 QRS 波之前均有窦性 P 波,P－R 间期固定,其中增宽的 QRS 波时限 0.12 s,呈完全性左束支
传导阻滞图形。正常的 QRS 波 0.08 s,Ⅰ、aVL 导联呈 QR 型,Q>R/4,Q≥0.04 s,V_4 导联呈 RS 型,V_5 导联呈
qrS 型,导联呈 QS 型,V_5、V_6 导联高一肋间(V'_5～V'_6)病理性 Q 波更明显。Ⅰ、aVL、V_5、V_6 导联 ST 段呈弓背
向上抬高 2～4.5 mm,其中正常 QRS 波群的 ST 段抬高较增宽的 QRS 波群更明显,显示急性高侧壁心肌梗死,
左束支Ⅱ度 2：1 传导阻滞,血清心肌酶增高。

心电图诊断：窦性心律,急性高侧壁心肌梗死,交替性左束支传导阻滞。

评注：本图患者临床表现、血清心肌酶检测以及心电图表现均符合急性心肌梗死诊断。图中窦性 P 波按顺序发
出,宽 QRS 波与正常形态 QRS 波交替出现,容易误认为是室性早搏呈二联律。之所以能够认定是交替性左
束支传导阻滞,即左束支内Ⅱ度 2：1 阻滞,是因为两种 QRS 波之前均有窦性 P 波,P－R 间期固定,其中增宽
的 QRS 波时限 0.12 s,呈完全性左束支传导阻滞图形。正常形态 QRS 波呈现病理性 Q 波及 ST 段呈弓背向上
抬高,表现为典型急性高侧壁心肌梗死特征。此外,宽 QRS 波其始处无 δ 波,P－R 间期 0.14 s,因此可以除
外间歇性心室预激。(下接图 10－15－2)

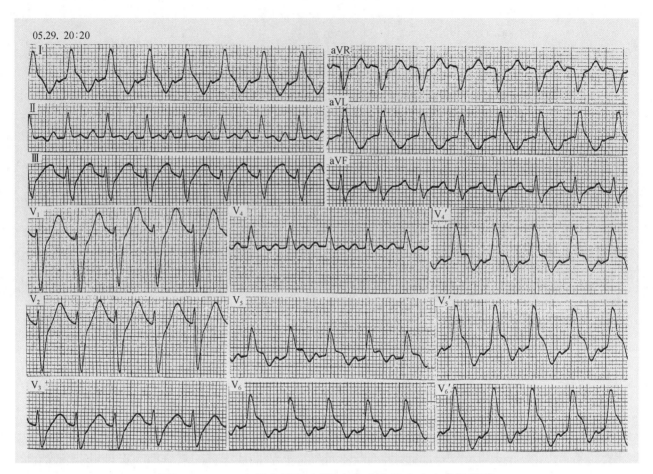

图 10-15-2 急性高侧壁心肌梗死,完全性左束支传导阻滞

临床资料: 本图在图 10-15-1 后 2 小时记录。

心电图特征: 窦性心律,心率 130 bpm,P-R 间期 0.14 s,QRS 时限 0.12 s,I、aVL、V_4~V_6 导联 QRS 呈 R 型,QRS 波呈持续完全性左束支传导阻滞图形,I、aVL、V_5、V_6 导联 ST 段弓背向上抬高 1.5~4.0 mm,由于持续左束支传导阻滞存在,I、aVL、V_5、V_6 导联病理性 Q 波消失,而 ST 段弓背向上抬高始终存在,患者在记录本图 2 h 后死亡。

心电图诊断: 窦性心律,急性高侧壁心肌梗死,完全性左束支传导阻滞。

评注: 本图患者临床表现、血清心肌酶检测以及心电图表现均符合急性心肌梗死诊断。由于左束支传导阻滞时左室除极顺序发生改变,QRS 波初始及终末向量均异常,而急性心肌梗死主要影响 QRS 波初始 0.04 s,并出现梗死性 Q 波,故两者同时存在时心肌梗死图形易被掩盖,使梗死性 Q 波无法表现出来,以至诊断相当困难。急性高侧壁心肌梗死合并左束支传导阻滞反映心肌梗死面积广泛,死亡率高,预后极差。但是根据 I、aVL、V_5、V_6 导联 ST 段呈弓背向上型抬高,结合血清心肌酶增高,还是可以作出急性高侧壁心肌梗死诊断。

室扑、完全性左束支传导阻滞时,其住院病死率高达25%～86%,应引起高度重视,积极应对。

　　根据《2015年指南》的推荐,对于冠心病患者二级预防推荐,以体力活动为基础的心脏康复可降低STEMI患者的全因死亡率和再梗死率,有助于更好地控制危险因素、提高运动耐量和生活质量。STEMI后早期进行心肺运动试验具有良好的安全性与临床价值,如果患者病情允许,建议患者出院前进行运动负荷试验,客观评估患者运动能力,为指导日常生活或制定运动康复计划提供依据。对于院外康复,心肌梗死患者随着运动负荷增加,一旦心肌氧需求超过冠状动脉的供给能力,会再次导致心肌缺血发生,心电图在相应导联出现ST段压低。患者在康复时,若监护的心电图出现心肌缺血改变,尽管此次患者可能尚未出现胸闷、胸痛等心肌缺血症状,医护人员也可及时终止患者活动。对于此类患者,在远程心电监护保护下进行心脏康复,不仅可以最大限度减少患者康复时出现严重心肌缺血而导致不良心血管事件,同时还能指导患者进行更有效率的康复,减少运动的盲目性,增加患者的安全感和自信心,从而提高冠心病患者的生存质量。

（缪培智　何梅先）

参 考 文 献

［1］　张娟赢,沈卫峰,戚文航,等.24小时动态心电图对冠心病的诊断价值［J］.《临床心电学杂志》,1992(1)：12－15.
［2］　高克俭.冠心病早期诊断研究进展［J］.365心血管网,文章号：W035845 2010－4－26.
［3］　丁玉婷,王德国,王安才.远程心电监护的临床应用现状［J］.《江苏实用心电学杂志》,2016,25(4)：261－264.
［4］　聂晚年,余国龙,江子秀.电话传送心电图监测系统对院外冠心病患者的监测［J］.《当代护士旬刊》,2001(4)：25－26.
［5］　顾敏,顾翔,何胜虎,等.比较远程心电监测与心电图、动态心电图在心律失常及心肌缺血中的诊断价值［J］.《江苏实用心电学杂志》,2013,22(2)：565－569.
［6］　陈伟伟,高润霖,刘力生,等.中国心血管病报告2015［J］.《中国循环杂志》,2016,31(6)：521－528.
［7］　周虹.动态心电图ST段改变对诊断冠心病的诊断意义［J］.《赤峰学院学报(自然版)》,2015(14)：160－161.
［8］　徐敏,苏俊生.动态心电图对无症状心肌缺血的诊断价值［J］.《中国实用医刊》,2011,05(14)：101－102.
［9］　李晶,杨敏,吴娜.动态心电图检测冠心病无症状性心肌缺血的研究进展［J］.《中国中医药现代远程教育》,2011,09(11)：170－172.
［10］　张艳杰,肖大为,朱艳彬.优化介入流程对急性心肌梗死患者开通血管时间及左室功能的影响［J］.《北华大学学报(自然)》,2016,17(1)：102－104.

第十一章　心脏介入术后的心电监测

一、概论

随着现代医学科学和生物医学工程技术的进步和发展,心脏病介入性医疗技术已经成为最有发展前途的一项新兴技术。与手术治疗相比,以创伤小、风险低、康复快的优点,成为心血管病诊疗的重要手段,对于心律失常的诊疗更是具有重要的应用价值。1968年希氏束电位记录方法的确立,成为临床心脏电生理检查的铺路基石。20世纪80年代,在应用临床心脏电生理检查的基础上,发展了经导管消融心脏内致快速性心律失常的病灶,达到根治快速性心律失常的介入治疗技术。随着对心律失常机制认识的不断深入,CARTO、ENSITE等心脏三维电解剖标测系统技术的进步,软件系统也在不断更新,为复杂心律失常的诊治提供了强有力的支持。

心律失常的介入治疗从总体而言包括起搏治疗和经导管消融治疗两大类。起搏治疗覆盖所有缓慢心律失常,其中有极少数快速性心律失常也可以采取相应的起搏治疗,例如心房颤动和长Q-T间期综合征。以导管消融为代表的介入技术用于根治快速性心律失常,在心律失常治疗史上树立了一个划时代意义的里程碑。

心脏起搏器技术的发展,令人眼花缭乱。各种类型的起搏器挽救了许多缓慢性心律失常(窦性停搏、窦房传导阻滞、房室传导阻滞等)患者的生命。心脏再同步化起搏(CRT)不仅可以改善心力衰竭患者的症状,增加运动耐量,而且可以降低患者的住院率和猝死发生率(图11-1~图11-7)。植入型心律转复除颤器(ICD),对防治因快速性恶性心律失常(室性心动过速、心室颤动)而引起的心脏性猝死起到重要的预防和治疗作用。几乎所有快速性心律失常(尤其是各类心动过速)患者都可以经导管射频消融治疗而获得很好的成功率,但仍存在一定的复发率。

经导管消融治疗心房颤动(房颤)是近十多年来全世界在快速性心律失常治疗中最热门的领域,涉及标测系统升级、新型消融导管以及手术新技术如左心耳封堵术等。新型设备和技术在一定程度上提高了房颤消融安全性,但未能明显提高成功率,正进一步优化对房颤发生机制的研究。

在心律失常介入治疗整个过程中,心电监护始终起着无可替代的保驾护航作用。手术中心电监护能随时发现各种心律失常,尤其是对威胁患者生命的恶性心律失常起到报警作用,给临床医师及时处理赢得时间,为保证心律失常介入治疗手术成功保驾护航。随着院外远程会诊尤其是异地远程手术会诊的普遍开展,远程心电监护更能对保护手术顺利进行、保障患者生命安全起到重要作用。

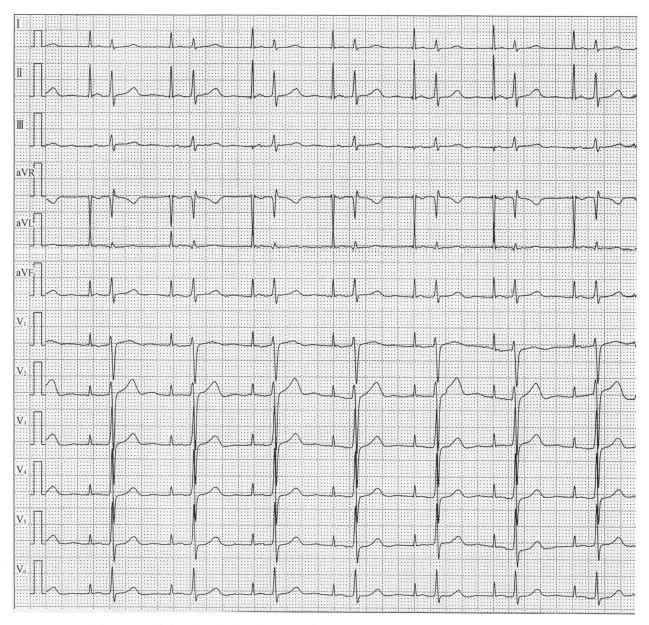

图 11 - 1 静息心电图：全自动双腔起搏器（DDD）以心房按需起搏（AAI）形式起搏

临床资料：男性，74 岁，冠心病，DDD 起搏器植入术后。

心电图特征：起搏脉冲按顺序发出后带出 P′波，延迟 0.28 s 后下传心室，QRS 波呈室上型，频率 60 bpm。

心电图诊断：DDD 起搏器以 AAI 形式起搏，起搏 P′- R 间期延长。

评注：本图是 DDD 起搏器以 AAI 形式起搏，图中起搏脉冲带出 P′波，然后下传心室，表现为心房起搏心电图。由于目前临床上已经没有单独的心房起搏器，所以能见到心房起搏心电图均是 DDD 起搏器以 AAI 形式起搏的心房起搏心律。注意起搏脉冲带出 P′波的极性，当心房上部起搏时，Ⅱ导联的起搏 P′波直立；当心房下部起搏时，Ⅱ导联的起搏 P′波倒置。

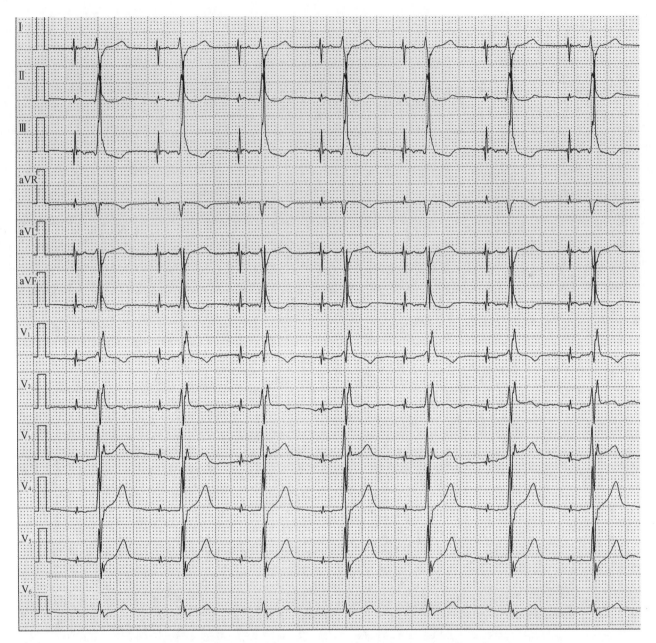

图 11 - 2　静息心电图: 全自动双腔起搏器(DDD)以心房按需起搏(AAI)形式起搏, 完全性右束支传导阻滞

临床资料: 男性,64 岁,高血压病,DDD 起搏器植入术后。

心电图特征: 12 导联同步记录。起搏导管心房电极发出起搏脉冲,其后紧随起搏 P′波,频率 60 bpm,P′-R 间期 0.20 s,P′波下传心室后 QRS 波呈完全性右束支传导阻滞图形,QRS 时限 0.12 s,注意有心室电极发出起搏脉冲落在 QRS 波之中。

心电图诊断: DDD 起搏器以 AAI 形式起搏,完全性右束支传导阻滞。

评注: 本图是 DDD 起搏器以 AAI 形式起搏。在 AAI 型起搏时,只是心房起搏节律点代替正常的窦房结节律点,房室传导、室内传导以及心室肌除极和复极有无异常,均按照异常心电图诊断标准来判断,因此,在分析 AAI 起搏心电图时切忌不要遗漏以上分析内容。

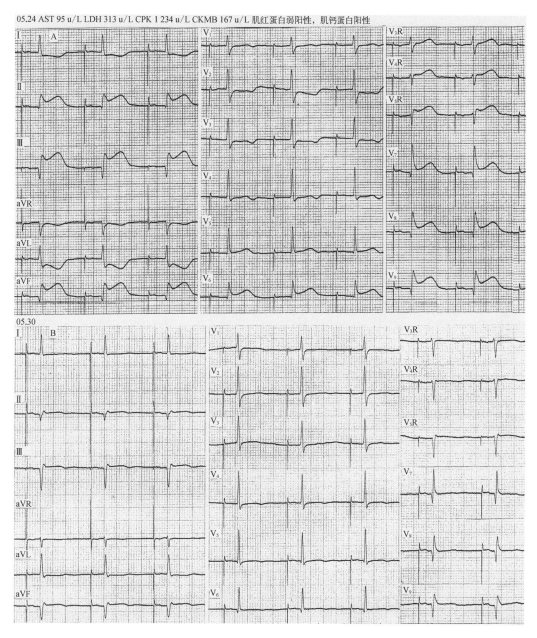

图 11-3 静息心电图：全自动双腔起搏器(DDD)以心房按需起搏(AAI)形式起搏，急性下壁、后壁心肌梗死

临床资料： 女性，74 岁，冠心病，高血压病，Ⅱ型糖尿病，安装 DDD 起搏器 2 年，因急性心肌梗死急诊入院，血清心肌酶增高。

心电图特征： A 图：起搏脉冲后紧随起搏 P′波，P′-R 间期 0.20 s，Ⅱ、Ⅲ、aVF 导联 P′直立，P′波下传心室。Ⅲ、aVF、V₈~V₉ 导联见梗死性 Q 波，Ⅱ、Ⅲ、aVF、V₇~V₉ 导联 ST 段弓背向上抬高 2~3 mm，T 波直立。B 图：距 A 图 6 天后记录，起搏脉冲发出后带出起搏 P′波，P′-R 间期 0.20 s。Ⅱ、Ⅲ、aVF、V₇~V₉ 导联见梗死性 Q 波，ST 段无偏移，T 波低平。

心电图诊断： DDD 起搏器以 AAI 形式起搏，急性下壁、后壁心肌梗死。

评注： 本图患者安装 DDD 起搏器已 2 年，当突发急性心肌梗死时，心电图显示 AAI 型起搏心律和急性下壁、后壁心肌梗死图形。因此，在 AAI 型起搏心律时，急性心肌梗死图形诊断标准如同自身节律时一样。

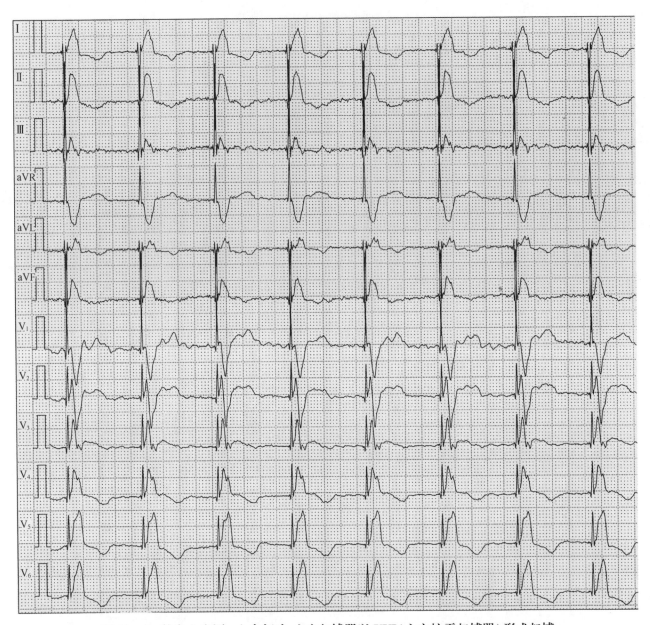

图 11-4 静息心电图：心房颤动，心室起搏器以 VVI（心室按需起搏器）形式起搏

临床资料： 男性，60 岁，冠心病。因心房颤动合并Ⅲ度房室传导阻滞植入 VVI 起搏器 3 年。

心电图特征： 心房节律为心房颤动，可见大小不等 f 波。心室节律为起搏心律，起搏脉冲按顺序发出，并带出宽大畸形 QRS 波，频率 65 bpm，QRS 时限 0.18 s。额面 QRS 电轴+43°，Ⅰ、Ⅱ、Ⅲ、aVL、aVF、V$_4$～V$_6$导联呈宽 R 型，QRS 波呈典型左束支传导阻滞图形。

心电图诊断： 心房颤动，VVI 起搏心电图。

评注： 本图心房节律为心房颤动，心室起搏只能以 VVI 形式起搏。图中额面 QRS 电轴正常，左胸导联以宽 R 波为主，QRS 波呈典型左束支传导阻滞图形，反映右室起搏部位在右室流出道附近，心室除极向量从右前上向左前下进行。

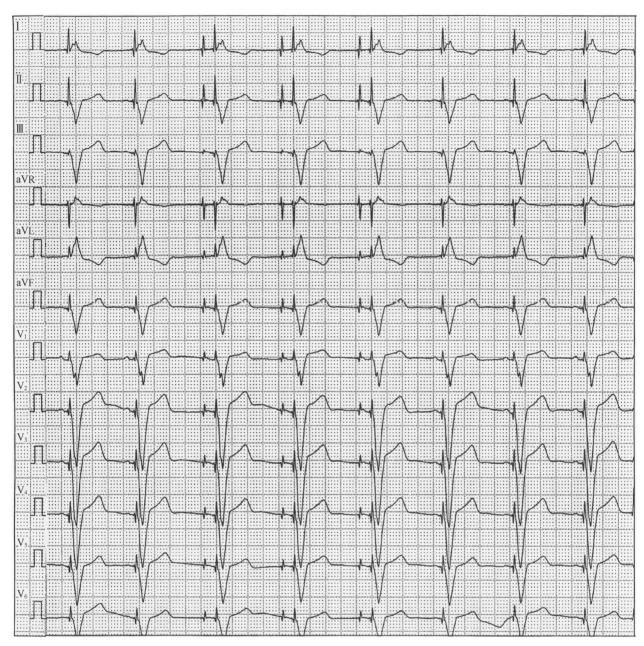

图 11-5　静息心电图：全自动双腔起搏器（DDD）以房室顺序起搏（DDI）、心房同步起搏（VAT）形式起搏

临床资料：男性，88 岁，冠心病，植入 DDD 起搏器后。

心电图特征：12 导联同步记录，图中第 1、2、6~8 个心动在窦性 P 波后 0.16 s 心室电极发放起搏脉冲带动心室激动，以 VAT 型起搏，频率 66 bpm。第 3~5 个心动是心房和心室电极分别起搏心房和心室，以 DDI 形式起搏，频率 60 bpm。

心电图诊断：DDD 起搏器以 DDI、VAT 形式起搏。

评注：图中自身心房频率≤60 bpm 时即启动 DDI 型起搏，当自身心房频率>60 bpm 时，被心房电极感知并抑制心房起搏脉冲发放，同时将感知信号下传心室并释放心室起搏脉冲带出宽 QRS 波，形成 VAT 型起搏。本图特点是：当自身心房率<起搏频率下限时，DDD 起搏器以 DDI 形式进行房室顺序起搏。当自身心房率>起搏频率下限时，DDD 起搏器即以 VAT 形式起搏。

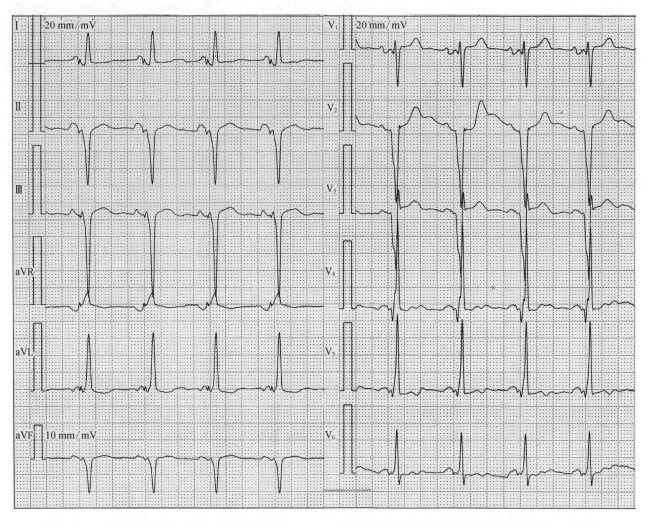

图 11−6 静息心电图：心脏再同步化起搏（CRT），左右心室同时起搏以右心室起搏为主（VAT 型）

临床资料：男性，84 岁，高血压病，冠心病。因心功能不全进行性加重，给予作心脏再同步化起搏（CRT）手术，安置三腔起搏器，其起搏电极分别是右心房、右心室内膜和经冠状静脉窦到达左心室后壁。

心电图特征：12 导联同步记录，6×2 打印。图中窦性 P 波后出现起搏脉冲带出的 QRS 波群，呈 VAT 形式起搏，QRS 时限 0.10 s，Ⅰ 导联呈 R 型，R/S 比值>1，Ⅱ、Ⅲ、aVF 导联呈 QS 型，V₁ 导联呈 rS 型，显示双室起搏时左室起搏失夺获，以右室起搏为主。

心电图诊断：窦性心律，心脏再同步化起搏（CRT），左右心室同时起搏，以右心室起搏为主（VAT 型）。

评注：第一，本图阅读首先要认真了解病史，安装起搏器类型及以前记录图谱，作为与现在检查图谱对照的基本材料。第二，在读图时要掌握左右心室同时起搏、以左心室起搏为主或以右心室起搏为主的图谱特征。第三，分清图中起搏类型，常见的是 DDI、VAT 型心室起搏。

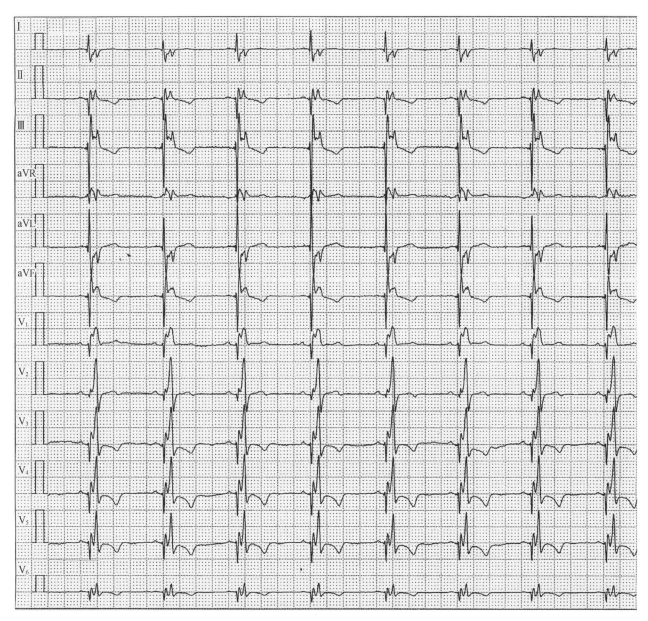

图 11-7　静息心电图：心脏再同步化起搏（CRT），左右心室同时起搏，以左心室起搏为主（VAT 型）

临床资料：男性，46 岁，扩张性心肌病、慢性心力衰竭。心脏再同步化起搏（CRT），安装三腔心脏起搏器 5 年。

心电图特征：12 导联同步记录，窦性 P 波按顺序发出，P 波之后 0.12 s 出现起搏脉冲并带出宽 QRS 波。QRS 时限 0.14 s，I 导联呈负向 S 波，S 波深度比单纯左心室起搏明显变浅，QRS 波时限也比左心室起搏的 QRS 波时限缩短。V$_1$ 导联呈宽 R 型，R/S 比值>1，提示以左心室起搏为主。

心电图诊断：窦性心律，心脏再同步化起搏（CRT），左右心室同时起搏，以左心室起搏为主（VAT 型）。

评注：本图患者因扩张性心肌病、慢性心力衰竭给予心脏再同步化起搏（CRT）治疗，安装三腔心脏起搏器。图中窦性 P 波后 0.12 s 出现起搏脉冲并带出宽 QRS 波，说明本图是心房感知后心室起搏（VAT 型）。I 导联呈负向 S 波，V$_1$ 导联呈宽 R 型，R/S 比值>1，提示以左心室起搏为主。

二、远程心电监护在心律失常射频消融术后患者中的应用

　　远程心电监护技术能够实现对患者心电信息实时监测,一旦发现严重心律失常能及时对患者进行干预和指导治疗。通过对患者心电图的追踪观察,可初步了解患者心律失常射频消融术后的恢复状况,当患者感到不适能及时记录心电图,既不耽误检查时间,又减少了去医院来回奔波和劳累。由于随时、实时、长时间记录,不受时间、地点、距离远近、工作和生活活动限制,有利于监护发现症状的原因、性质及其变化规律,因而可用于各种心血管病的诊断、研究及疗效结果评估。对心律失常射频消融术后患者进行远程心电监护,操作方便,可以获得有意义的心电图表现,对心律失常射频消融术后效果进行追踪评估具有重要的临床意义。在对 70 例心律失常行射频消融术后进行为期一个月的远程心电监测,结果认为在评估房性早搏、室性早搏的射频消融疗效方面优于 24 h 动态心电图,因为实时心电监护能发现更多的心律失常,而 24 h 动态心电图是回顾性分析,不能有效、及时发现心律失常。因此,在进行射频消融术后有必要进行常规远程心电监测,并与常规心电图或 24 h 动态心电图相结合进行随访,有利于更正确评估手术疗效(图 11-8、图 11-9)。

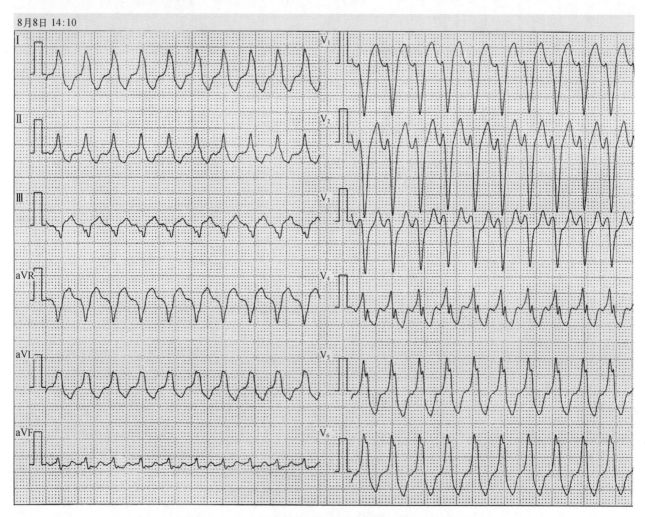

图 11-8-1　静息心电图:阵发性宽 QRS 心动过速

临床资料: 男性,60 岁。反复发作阵发性心动过速 1 年余,平均每月发作 1~2 次。平素体健,无高血压病、冠心病、糖尿病等病史,以往心动过速发作间歇的心电图为窦性心律,房性早搏,无束支传导阻滞或心室预激表现。本次因心动过速发作就诊,即刻记录心电图。

心电图特征: 本图为宽 QRS 心动过速,图中无 P 波可辨认,QRS 波呈左束支阻滞图形,QRS 时限 0.14 s,R-R 间

相等,心室率 187 bpm。额面 QRS 电轴左偏-40°,aVR 导联呈 QS 型,Q 波起始无顿挫,V$_1$~V$_3$ 导联呈 rS 型,V$_4$~V$_6$导联呈宽 R 型,上述心电图特点均不支持室速诊断,是逆向型房室折返性心动过速,或是阵发性室上性心动过速伴功能性左束支传导阻滞难以区分。

心电图诊断:阵发性宽 QRS 波心动过速。

评注:本图仅表现为阵发性宽 QRS 波心动过速,鉴于患者一般情况尚好,血压正常,准备给患者静脉注射胺碘酮,并在急诊室心电监护下观察病情发展。(下接图 11-8-2)

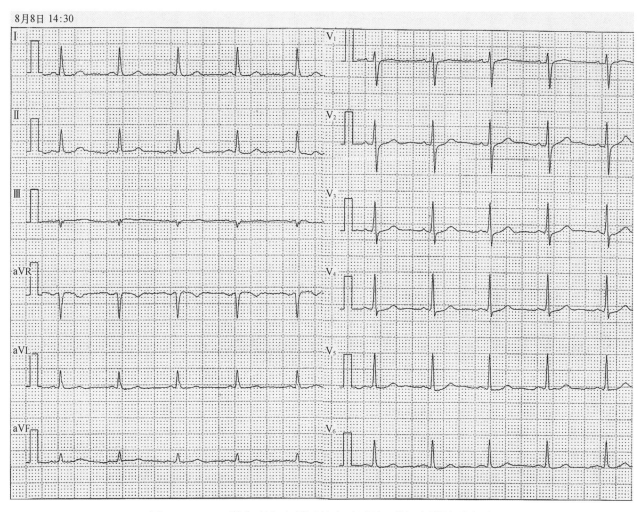

图 11-8-2　逆向型房室折返性心动过速,进行旁道消融术后

(上接图 11-8-1)

临床资料:继前图在急诊室心电监护下观察给予休息、吸氧等处理。距离前图 20 分钟后准备给患者静脉注射胺碘酮,患者感觉心动过速发作停止,即刻给予记录本图。

心电图特征:窦性心律,心率 83 bpm,P-R 间期 0.14 s,QRS 波呈室上型,QRS 时限 0.08 s,QRS 波起始处未见 δ 波,正常心电图。入院后在电生理检查中,心房刺激 S1 为 400 ms,S2 为 350 ms,以-10 ms 扫描至 240 ms 时诱发心动过速,根据心室快速刺激时 VA 融合等特点确定为右前间隔旁道。对旁道进行消融后,心室快速刺激时 VA 分离,心房刺激 S1 为 400 ms。S2 为 350 ms,以-10 ms 扫描至 220 ms 时未再诱发心动过速。结合图 1 心动过速时 QRS 波群特点,V$_1$导联 δ 波负向,胸前导联 R/S>1 移行部位在 V$_3$ 导联以后,Ⅱ、aVF 导联 δ 波正向,符合右前间隔房室旁道心电图特点。

心电图诊断：窦性心律,电生理检查证实是右前间隔房室旁道。

评注：本图给我们一个启示,在阵发性宽 QRS 波心动过速时,心电图特点不支持室性心动过速诊断,患者一般情况良好,实验室检查均正常,心动过速发作间歇时心电图正常者,应该考虑图 11-8-1 是激动经房室旁道下传的逆向型房室折返性心动过速,应及时给患者进行电生理检查,明确房室旁道部位,并给以消融治疗,这样就可以防止阵发性心动过速再次发作。

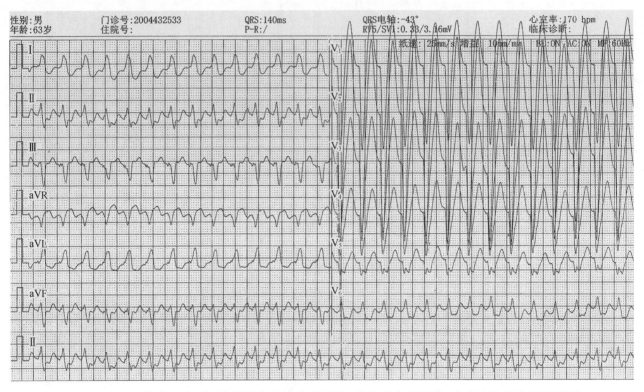

图 11-9-1　静息心电图：阵发性室上性心动过速,房室结内双径路,完全性左束支传导阻滞

临床资料：男性,63 岁,反复发作阵发性心动过速 2 年余,每次发作时患者本人一般情况良好,经使用抗心律失常药物可以恢复正常节律,曾经在心动过速发作时记录常规心电图(本图)。本次入院是为了作电生理检查。

心电图特征：快速的宽 QRS 波心动过速,QRS 波前后无任何心房波可辨认。QRS 时限 0.14 s,心室率 170 bpm,R-R 间期相等,V_1~V_5 导联呈 rS 型,I、aVL、V_6 导联呈宽 R 型。肢导联 QRS 电轴-43°,ST-T 继发性改变。

心电图诊断：阵发性室上性心动过速,电生理检查证实房室结内双径路,完全性左束支传导阻滞。

电生理检查及消融手术：心室 S1S2(500 ms,450 ms),室房呈递减性传导,冠状静脉窦近端提前激动。心室 S1S1 刺激未见偏心现象,350 ms 可见室房分离。冠状静脉窦刺激,心房 S1S2(500 ms,450 ms),见到房室结跳跃现象,并诱发室上性心动过速。心房 S1S1(320 ms),也能诱发室上性心动过速,考虑是房室结内双径路。送入大头消融导管至房室交接区仔细标测,在冠状静脉口上描记到小 A 大 V,A 波分裂,期间无希氏束,给予 50℃,20 W 放电。心室刺激(S1S1、S1S2)未诱发出室上性心动过速。

评注：宽 QRS 波心动过速是指心室率>100 bpm,QRS 时限≥0.12 s 的异位心动过速。80%的宽 QRS 波心动过速起源于心室。其余 20%宽 QRS 波心动过速可见以下几种情况：1. 室上性心动过速伴室内差异传导,多数是功能性束支传导阻滞,多呈右束支传导阻滞图形。2. 室上性心动过速伴房室旁道前传的心室预激,窦性心律时有典型心室预激表现。3. 窦性心律时已存在束支传导阻滞,心动过速时宽 QRS 波图形与窦性心律时 QRS 波图形相同。4. 药物影响或电解质紊乱导致的宽 QRS 波：(1)抗心律失常药物。包括 I a 类药物如奎尼丁、Ⅰc类药物如普罗帕酮、Ⅲ类药物如胺碘酮等药物的毒性作用。(2)电解质紊乱。如高血钾引起 QRS 波增宽。5. 心室起搏心律,有起搏器植入史,右心室起搏 QRS 波呈左束支传导阻滞图形。当宽 QRS 波心动过速暂时无法明确诊断时,根据室性心动过速的危害性,首先应该按照室性心动过速给予处理,待病情稳定后再行电生理检查以明确诊断,本图经过电生理检查最终明确房室结内双径路导致阵发性室上性心动过速伴左束支传导阻滞的诊断。(下接图 11-9-2)

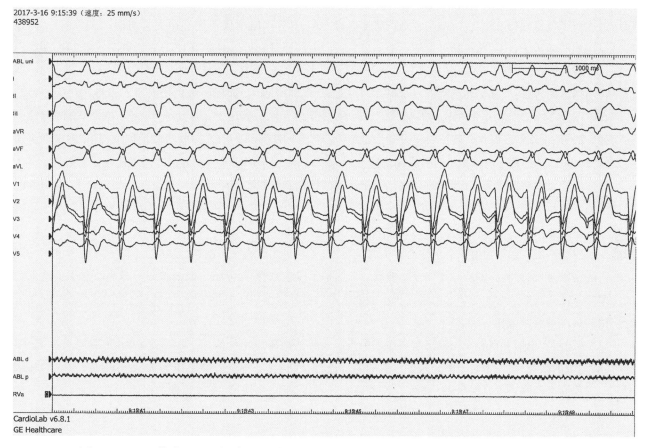

图 11-9-2　静息心电图:窦性心律,完全性左束支传导阻滞,房室结内双径路消融术前

(上接图 11-9-1)

临床资料:在常规心电图表现为阵发性宽 QRS 波心动过速(图 11-9-1)后,入院进行电生理检查。在术前进行常规心电图检查(见本图)。

心电图特征:窦性心律,心率 100 bpm,P-R 间期 0.14 s,QRS 时限 0.14 s。$V_1 \sim V_5$ 导联呈 rS 型,Ⅰ、aVL 导联呈宽 R 型。肢导联 QRS 电轴-43°,ST-T 继发性改变。电生理检查明确存在房室结内双径路,并诱发出室上性心动过速,在对双径路区域标测后进行消融治疗,术后未诱发出室上性心动过速。

心电图诊断:窦性心律,完全性左束支传导阻滞。

　心房颤动简称房颤,是持续性心律失常中最常见的一种。目前导管消融已经成为治疗房颤的有效手段,大量临床研究和系统评价均已证实,房颤患者行导管消融术可以降低接近 60% 的复发率,复发率报道不一,可能与患者的选择、手术方式不同、随访期间心脏节律监测和审核的差异、终点事件的判断差异相关。随访是临床试验中最核心的内容之一。随访内容是否细致、随访手段是否先进、随访过程是否完善并为国内外专家同行认可,都直接决定研究课题的成败。不同的随访策略会直接影响对远期疗效的评价。在房颤治疗的临床研究中,通常采用的随访方式有:门诊随访、24~72 h 动态心电图、植入式心电记录仪(implantable loop recorder,ILR)、远程心电监测系统(transtelephonic monitor system,TTM)等。其中,门诊随访是最基本的方式,医生根据患者的症状,对患者进行体格检查和心电图检查,明确是否有心律失常发作。这种方法简便,但容易漏诊。24 h 动态心电图记录时间相对12 导联心电图较长,但当症状或者心律失常的发生不频繁时,动态心电图的检测效率仍然较低,而且动态心电图是回顾性分析,无法实时显示心律失常。多个国外临床研究已从导管消融术并发症、长期随访结果对导管消融治疗房颤进行了报道,研究证实在房颤患者维持窦性心律方面,导管消融要优于抗心律失常药物(AAD)治疗,但是各研究运用的随访方式不一,判断复发的标准各异。目前大部分研究随访多采用 12 导联心电图或者 24 h 动态心电图,难以捕捉短阵房性心动过速(房速)、心房扑动(房扑)或房颤,容易遗漏无症状性复发的房颤患者,因此,评价导管消融术的客观性、真实性仍待进一步提高。Senatore 等研究表明,远程心电监护系统对于检测房颤复发与普通心电图及 24 h 动态心电图相比均有显著优势。对 37 例阵发性房颤和 35 例持续性房颤患者进行环肺静脉射频消融。20 例患者在远程心电监护中记录到房颤复发,而心电图和 24 h 动态心电图监护记录到 10 例患者房颤复发(P = 0.001)。远程心电监护可有效提高房颤复发检出率,可用于评估导管消融治疗房颤的临床有效性。

很多研究发现房颤常是无症状的,而仅是基于脉搏的评估和常规心电图监护。甚至在一些实验中,对房颤电复律的患者进行密切随访,发现 70% 复发的房颤是无症状的,因此人群中房颤真正的发生率是未知的。对于心律失常尤其是射频消融术后房颤的监护,远程心电监护的可靠性和准确性优于 24 h 动态心电图监护。远程心电监护能及时发现房颤在射频消融术后房性心律失常的复发,尤其是无症状性房颤;有症状的心律不齐患者也不一定是真正的房颤复发,可能为窦性心律伴过早搏动。而监护手段越完善,无症状房颤的检出率越高。对于消融术的成功率仍然需要长期连续的随访。观察评价房颤消融术后各种房性心律失常的特点,针对不同心律失常,确立进行干预的最佳策略及最佳时机。

总之,远程心电监测在心律失常诊断与诊疗中具有较好的临床应用价值,对于心律失常诊断的符合率高,不受时间、地域的限制,适用于对心脏介入手术后的患者进行长期监护,对于提高心律失常检出率具有重大的临床意义。远程心电监测还可以提高患者的安全性并防止进一步损害,是快速、有效诊断患者术后并发症(如房室传导阻滞、心肌梗死等)的手段之一。同时住院周期和随访的减少不仅有助于优化效率,就社会经济效益和危险度降低而言,也证明应用远程心电监测是一项有效而可靠的手段。

三、远程心电监测在起搏器术后管理中的应用

随着人口老龄化和起搏技术的发展,起搏治疗广泛用于临床上许多缓慢性心律失常及部分快速性心律失常,挽救数以万计患者的生命,使患者生活质量得到显著提高。随着起搏器使用年限和患者年龄的增加,起搏器故障发生率也随之增加。因此,起搏器术后随访管理工作也成为心内科医师面临的重要任务。永久起搏器植入术后定期随访是起搏治疗重要的组成部分,定期随访能评价起搏器植入后患者临床症状改善情况,也能了解因起搏治疗后出现的不良反应或并发症(图 11 - 10 ~ 图 11 - 16)。目前,起搏器的体积更小且功能更复杂,智能化和自动化程度越来越高,使得起搏器工作参数的设置也更复杂,对程控随访的要求也更高。随访时需调整及优化起搏器各项参数,使起搏器工作效率更高,且能最大程度提高患者的生活质量。远程心电监护能及时捕捉到恶性心律失常的心电异常信息,心内科医师可及时得到患者的心电信息数据,早期发现心脏电生理异常先兆并采取干预措施,从而有效防止急性心血管事件的发生。对于永久性起搏器植入术后患者,可通过远程心电监护加强对安装起搏器患者的监测,随时捕捉心电异常信息,及时准确判断起搏器的故障并早做出处理。在没有开展远程心电监护之前,由于安装起搏器患者远离医院,医生不能详细了解起搏器的类型和参数设置,也不能了解起搏器故障的确切原因,给起搏器功能评定带来一定困难。当安装起搏器患者进行远程心电监护后,患者-相关医师-远程心电

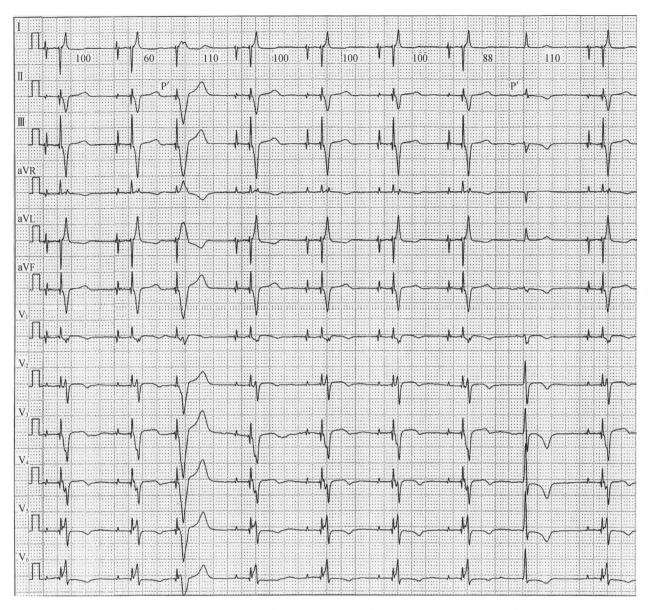

图 11-10　静息心电图：房性早搏，全自动双腔起搏器（DDD）以房室顺序起搏（DDI）、心房同步起搏（VAT）形式起搏

临床资料：男性，86 岁，冠心病，安装 DDD 起搏器后。

心电图特征：12 导联同步记录，图中第 1、2、4~7、9 个 QRS 波是 DDI 形式房室顺序起搏，特点是心房电极发出第 1 个起搏脉冲带出起搏 P'波，延迟 0.18 s 后心室电极释放第 2 个起搏脉冲带出宽 QRS 波，频率 60 bpm，QRS 时限 0.12 s。第 3 个 QRS 波是房性早搏 P'波下传，P'波后出现心室起搏带出的宽 QRS 波，QRS 时限 0.16 s，显示 VAT 型起搏。倒数第 2 个 QRS 波是房性早搏从正常房室传导系统下传，QRS 波呈室上型，此时为何不见起搏脉冲呢？是由于提早 P'波被心房内电极感知，下传心室的 QRS 波被心室电极感知，心房、心室电极抑制其起搏脉冲发出，经不完全性代偿间歇后，重新出现 DDI 型房室顺序起搏。

心电图诊断：房性早搏，DDD 起搏器以 DDI、VAT 形式起搏。

评注：本图显示 DDD 起搏器两种表现形式，当自身心率<起搏下限频率时，起搏器呈现 DDI 型房室顺序起搏；当房性早搏的 P'波被心房内电极感知，延迟 0.18 s 后心室电极发出起搏脉冲带出 QRS 波，呈现 VAT 起搏；当提早 P'波被心房内电极感知，下传心室的 QRS 波被心室电极感知，心房、心室电极抑制其起搏脉冲发出，呈现自身 P-QRS 波形。图中 DDI 与 VAT 形式起搏时，前者 QRS 时限 0.12 s，后者 QRS 时限 0.16 s，这是因为

VAT 形式起搏是单纯心室起搏,所以 QRS 波明显增宽,而 DDI 起搏时,由于心房起搏 P 波下传心室,同时出现心室起搏,两者同时激动心室,所以 QRS 波增宽程度减轻。

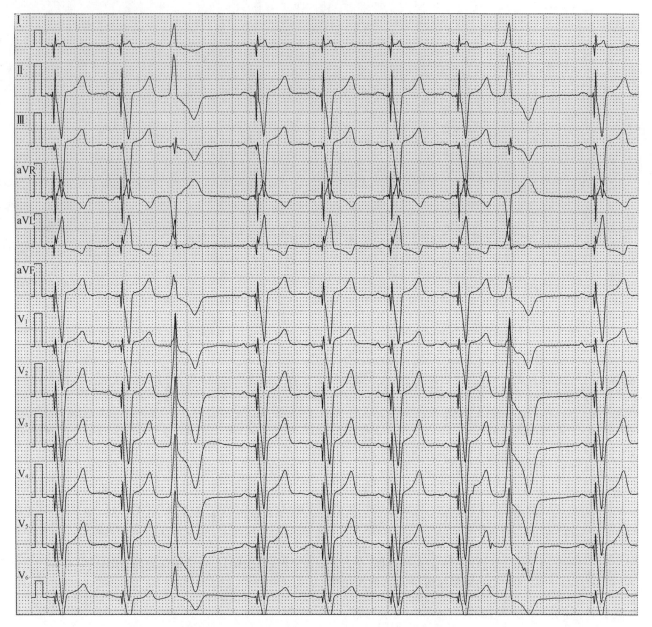

图 11-11　静息心电图:室性早搏,全自动双腔起搏器(DDD)以心房同步起搏(VAT)形式起搏

临床资料:女性,75 岁,冠心病,安装 DDD 起搏器后。

心电图特征:12 导联同步记录,图中第 1、2、4~7、9 个 QRS 波是在窦性 P 波下传形成的 VAT 形式起搏,即在窦性 P 波发出后延迟 0.20 s,右心室电极发出起搏脉冲带出左束支传导阻滞型 QRS 波,形成心房感知-心室起搏 (VAT 型)形式起搏。第 3、8 个宽 QRS 波提早出现,其前无相关 P 波,代偿间歇完全,为室性早搏。长间歇后出现下一个窦性 P 波再重复心房感知-心室起搏(VAT)形式起搏。

心电图诊断:DDD 起搏器以 VAT 形式起搏,室性早搏。

评注:本图显示 DDD 起搏器以 VAT 形式起搏。当室性早搏出现后,窦性 P 波落在室性早搏的宽 QRS 波之中,在房室交接区受到干扰未下传。等到下一个窦性 P 波出现,再重复心房感知-心室起搏(VAT)形式起搏。

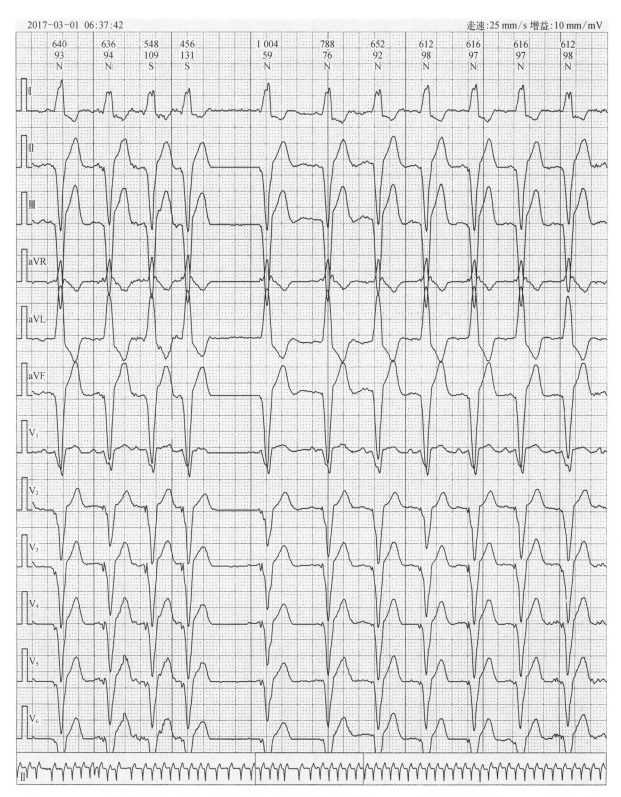

图 11-12　12 导联动态心电图：房性早搏，全自动双腔起搏器（DDD）以心房同步起搏（VAT）形式起搏

临床资料：男性，90 岁，冠心病，安装 DDD 起搏器 5 年。

心电图特征：图中第 1、2、6~11 个 QRS 波是窦性 P 波后出现心室电极发放起搏脉冲带出的左束支传导阻滞型宽 QRS 波群。第 3、4 个心动为房性早搏，P′波后 0.16 s 出现起搏脉冲并带出左束支传导阻滞型宽 QRS 波。第 5 个 QRS 波是在成对房性早搏的代偿间歇后出现的房室交接性逸搏。

心电图诊断：房性早搏，DDD 起搏器以 VAT 形式起搏，房室交接性逸搏。

评注：本图 DDD 起搏器以 VAT 形式起搏，即窦性 P 波出现后被心房电极感知，延迟 0.16~0.20 s，心室电极发放
　　　起搏脉冲起搏心室，形成 VAT 形式起搏。当房性早搏出现后也形成 VAT 形式起搏，说明该起搏器心房感知
　　　和心室起搏功能均正常。

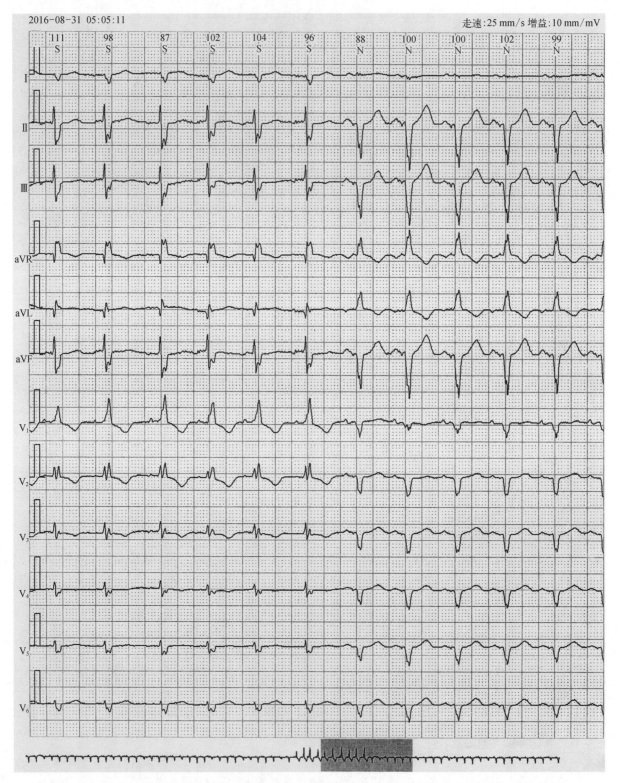

图 11-13-1　12 导联实时动态远程心电监测：窦房结至心房游走心律，完全性右束支传导阻滞，
全自动双腔起搏器（DDD）以心房同步起搏（VAT）形式起搏

临床资料：男性,82 岁,冠心病,安装 DDD 起搏器 6 年。

心电图特征：A 图第 1~6 个心动 P 波在 Ⅱ、aVR 导联低平,P－R 间期 0.14 s,心率 100 bpm。第 7~12 个心动 P 波在 Ⅱ 导联直立,aVR 导联倒置,P－R 间期 0.14 s,心率 100 bpm。上述 P 波从低平-直立,P－R 间期均为 0.14 s,显示窦性激动在心房内游走。第 1~6 个心动 QRS 波在 V_1 导联呈宽 R 型,V_2 导联呈 rsR′ 型,QRS 时限 0.12 s,为完全性右束支传导阻滞。第 7~12 个心动在窦性 P 波后 0.16 s 出现起搏脉冲,带出左束支传导阻滞型 QRS 波,呈心房感知-心室起搏(VAT 形式)。

心电图诊断：窦房结至心房游走心律,完全性右束支传导阻滞,DDD 起搏器以 VAT 形式起搏。（下接图 11－13－2）

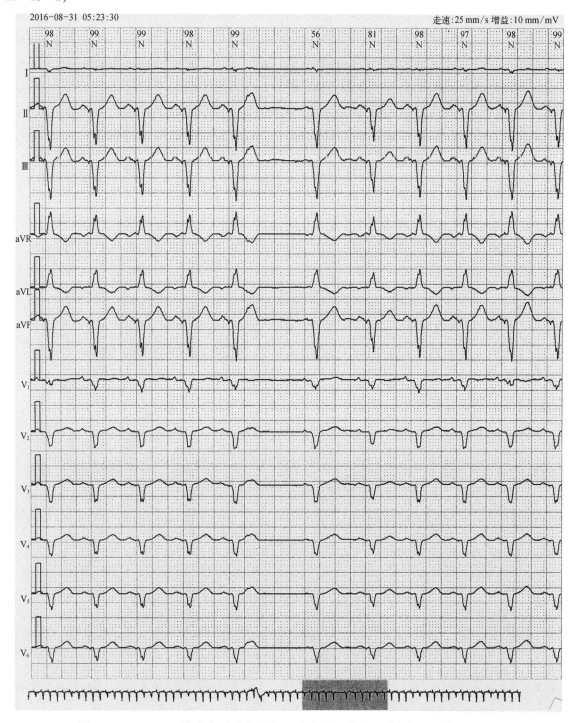

图 11－13－2 12 导联实时动态远程心电监测：窦性心律,房性早搏未下传,全自动双腔起搏器(DDD)以心房同步起搏(VAT)形式起搏

（上接图 11 – 13 – 1）

临床资料： 男性，82 岁，冠心病。

心电图特征： B 图第 1~5 个心动为窦性心动，窦性 P 波后出现起搏脉冲，带出左束支传导阻滞型 QRS 波，频率
98 bpm，为 VAT 形式起搏心律。第 5 个心动的 T 波上升肢见提早 P′波，其后无 QRS 波，为房性早搏未下传。
从第 6~11 个心动为窦性 P 波后形成的 VAT 形式起搏心律。

心电图诊断： 窦性心律，房性早搏未下传，DDD 起搏器以 VAT 形式起搏。

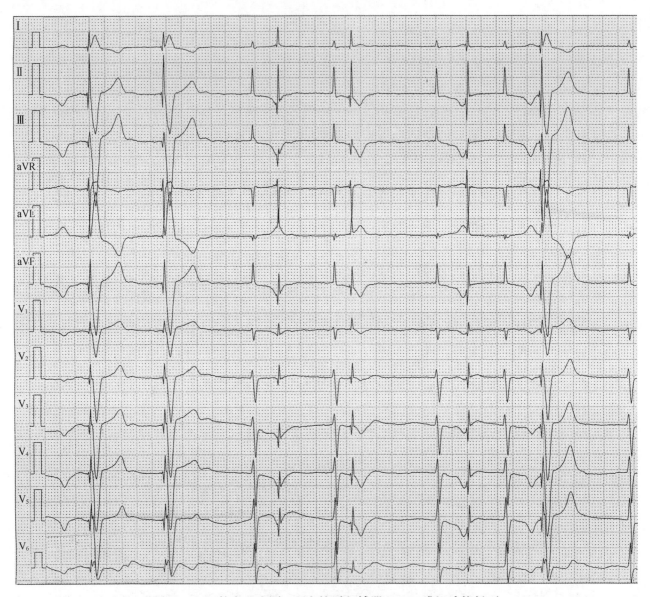

图 11 – 14　静息心电图：心室按需起搏器（VVI）感知功能低下

临床资料： 女性，80 岁，冠心病，心房颤动病史 20 余年，安装 VVI 型起搏器 7 年余。因头晕、胸闷逐渐加剧而
就诊。

心电图特征： 图中 P 波消失，Ⅱ、Ⅲ、aVF 导联可见房颤 f 波，第 1、2、7 个宽 QRS 波是右室起搏，起搏频率 60 bpm。
第 2、4、6 个起搏脉冲后 1.20 s 出现自身室上型 QRS 波，频率 50 bpm，第 2~3、4~5 个脉冲间期为 1.56 s（频率
38 bpm），中间第 3~5 个起搏脉冲落在前一个心动 T 波的上升支、下降支及 T 波顶部，而且未带动心室激动。

心电图诊断：心房颤动，VVI 起搏器感知功能低下。

评注：本图自身节律为心房颤动，起搏下限频率是 60 bpm，但是图中部分起搏周期长达 1.56 s，其频率 38 bpm，明显低于起搏下限频率，这种起搏逸搏周期延长，反映起搏脉冲发出异常。而且这两个延迟的起搏脉冲是不应该出现的，是在自身 QRS 后仅 0.34~0.40 s 就发出起搏脉冲，反映起搏器感知功能低下。经测定为电池耗竭，及时给予更换了起搏器。

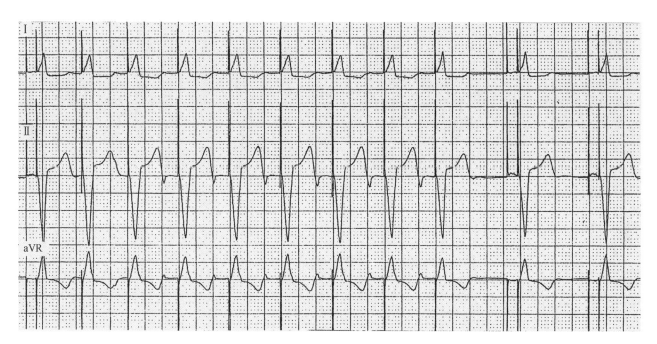

图 11－15　静息心电图：全自动双腔起搏器（DDD）以房室顺序起搏（DDI）、心房同步起搏（VAT）形式起搏，心室起搏导致起搏器介入性心动过速

心电图特征：图中第 1 个心动是 DDD 型房室顺序起搏。第 2、3 个心动在提早 P′波后以 VAT 形式起搏，第 3 个心室起搏 QRS 波后引发起搏器介入性心动过速（pacemaker mediated tachy car dia，PMT），频率 100 bpm，在第 3~8 个 QRS 波后见逆行 P 波（P⁻），说明心动过速的心室激动通过房室束-房室结逆传到心房，再通过起搏导管下传到心室，如此形成折返环引起起搏器介入性心动过速。第 10、11 个心动是房室顺序起搏。

心电图诊断：房性早搏，DDD 起搏器以 DDI、VAT 形式起搏，心室起搏导致起搏器介入性心动过速。

评注：本图房性早搏以 VAT 形式起搏，心室起搏诱发的 PMT。PMT 是指植入双腔或三腔起搏器后，由于室-房逆传而产生一种由起搏器参与的环行运动性心动过速，是双腔或三腔起搏器的重要并发症，属于具有重要临床意义的起搏器介入并参与的心律失常。发生 PMT 的患者必须具有室房逆向传导功能，起搏器的心房不应期较短，常由一个室性早搏诱发。PMT 产生的主要条件是：（1）室-房间存在逆传功能，即心室激动通过房室束-房室结逆传到心房；（2）心房肌可因室-房逆传而产生逆行心房激动；（3）室-房逆传时间>心室后心房不应期；（4）起搏器多为心房感知-心室起搏模式（VAT、VDD、DDD）。

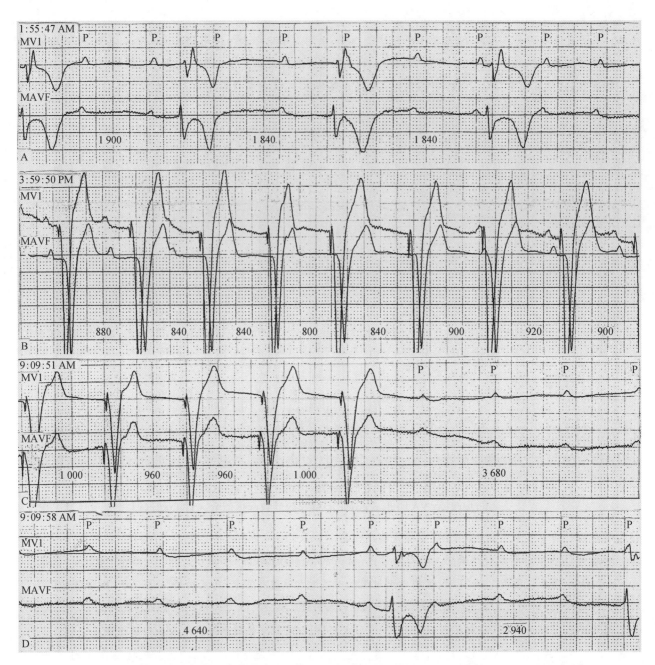

图 11-16　24 h 动态心电图：窦性心律，完全性房室传导阻滞，心室按需起搏（VVI）形式起搏，起搏脉冲发放中断致心室停搏

临床资料：男性，86 岁，冠心病，因完全性房室传导阻滞，室性逸搏心律而安装 VVI 起搏器 8 年。因反复发作晕厥
　　1 天急诊，以急性脑梗死入院。

心电图特征：3 导动态心电图检查，图谱分为三个部分。图 A：窦性 P 波按顺序发出，P-P 间期相等，心房率
　　70 bpm，P 波均未下传，QRS 波增宽，QRS 时限 0.16 s，R-R 间期缓慢相等，心室率 33 bpm，为完全性房室传导
　　阻滞，室性逸搏心律。图 B 起搏脉冲带出宽 QRS 波，窦性 P 波与之无关，为右室按需型起搏心律（VVI 型），
　　起搏频率 70 bpm。图 C、D 连续记录，在连续 5 个心室起搏 QRS 波后起搏脉冲突然中断，导致心室停搏长达
　　8320 ms（8.32 s）。图 D 末尾见两个室性逸搏。

心电图诊断：窦性心律，完全性房室传导阻滞，室性逸搏心律，VVI 型起搏，起搏脉冲发放中断致长时间心室停搏。

评注：本图患者8年前因完全性房室传导阻滞，室性逸搏心律而安装VVI起搏器，近年来因年老体弱较少来院检查心电图。这次因反复发作晕厥1天急诊，以急性脑梗死入院。当时主要精力集中在急性脑梗死的治疗，给予常规动态心电图检查。作者在检查第2天阅读动态心电图时发现在连续心室起搏QRS波后起搏脉冲突然中断，造成长时间的心室停搏，导致患者发生黑矇、晕厥。立即通知心内科有关医师将患者送至手术室给予更换起搏器，此后患者再未发生晕厥。因此在给患者安装起搏器后必须给予关照，要求定期复查心电图，对有黑矇、晕厥发作者以及有阵发性心律失常发作者，尤其是缓慢型心律失常发作者必须进行动态心电图检查，以查证晕厥发生原因。

监护中心之间通过远程心电监护后能互相及时联系，发现和明确起搏器故障原因并及时处理。有专家比较了远程心电监测诊断中心与三级医院心电图室的常规心电图检查总数中起搏心电图占有率和起搏器障碍的检出率。认为远程心电监测诊断中心的起搏心电图实际病例及起搏器故障检出率明显增多，所以远程心电诊断在起搏术后管理中有重要的价值。并且发现最常见的起搏器故障是植入起搏器后发生心房颤动，此时双腔起搏器未程控或自动转换起搏模式导致心房感知不良。造成这一结果的原因可能是老年人常缺乏自觉症状，或因各种原因未能及时就诊，影响了发现心房颤动和起搏器故障。由此可见，定期的心电图检查，尤其是对年迈体弱患者不便就医者，定期进行远程心电监护可提高起搏心电图诊断的正确性，能使更多的居家或基层医疗的起搏器老年患者获益。然而，远程心电监护只能评估电池状态和获得心房、心室夺获及感知功能等基本信息，无法对设备功能异常和参数设置不当进行评估，因此也限制了远程心电监测应用的范围。2001年家庭监测技术的批准使用极大地促进了远程随访技术的发展。由百多力公司研发的家庭监测系统，是2001年经美国食品药品管理局（FDA）批准的第一个远程监测系统，如今已在全球广泛应用。

四、远程心电监测在心血管植入型电子器械的应用

心血管植入型电子器械（cardiovascular implantable electronic devices，CIED）包括心脏起搏器、植入型心律转复除颤器（implantable cardioverter defibrillator，ICD）和心脏再同步治疗（cardiac resynchronization therapy，CRT）起搏器等。主要用于心动过缓、心动过速和心力衰竭的诊断、治疗和监护。随着器械植入适应证的拓展和植入量的增加，植入术后的管理问题日趋复杂和重要，但国内普遍存在重植入、轻随访的现象，植入器械术后随访问题长期得不到足够重视。而随着心脏起搏技术和通信技术的发展，CIED除具有基本起搏功能外，其存储心电信息并作出心电诊断的功能亦日趋强大，使得这些具有记录心电信息的起搏器可同时发挥远程监测和定期随访的作用。这种具有远程监测功能的起搏器在临床应用已有10余年，也越来越广泛，包括百多力的Home Monitoring、波科的Latitude、圣犹达的Merlin.net（housecall plus）、美敦力的Carelink等。

2015年第36届美国心律学年会（HRS）公布了"心血管植入电子设备的远程监测和管理专家共识"，共识相关推荐内容如下：

1. 在技术允许的前提下，推荐对植入器械开展远程心电监测和每年至少一次的常规心电监测相结合的随访方法（I，A）。

2. 远程心电监测应作为所有植入器械患者的标准随访管理策略（I，A）。

3. 在开展远程心电监测之前，推荐进行充分的患者教育（I，E）。

4. 所有植入器械在安装2~12周内推荐进行直接面对面的检查（I，E）。

5. 植入器械2周内开始施行远程心电监测是有益的（IIa，C）。

6. 应用了植入式心电记录仪的患者可以纳入远程监测管理项目（I，E）。

7. 开展远程心电监测专业人员需要具有和常规随访人员同等执业资质,最好持有 IBHRE 证书(I,E)。

8. 推荐远程心电监测用于植入器械的电极功能和电池电量的管理(I,A)。

9. 对于植入被召回的植入器械患者,需要进行远程监测以发现可干预的事件(I,E)。

10. 远程心电监测可以减少 ICD 的不合适放电(I,B)。

11. 远程监测利用早期发现房颤并有效评估房颤负荷(I,A)。

12. 单纯远程心电监测时胸部阻抗或与其他诊断方法结合管理心衰患者效果仍不确定(Ⅱb,C)。

在上述共识中远程心电监测被推荐为所有植入器械患者的标准随访管理策略。远程心电监测是 CIED 具有的一种特殊功能,通过远程电话技术发送 CIED 相关数据至专门服务器。远程心电监测终端(家庭监测仪/通信器)可以是固定装置,通过患者家中的专用传输设备和模拟电话线与因特网连接进行传输;也可以是移动/便携式的设备,通过蜂窝技术无线连接至公共移动网络,最终传输加密数据至专门服务器,虽然各商业公司具体采用的监测系统及参数设置略有不同,但其基本目的大致相同,即均是设备功能状态的确定、事件出现及当时患者的心电信息,甚至心功能的评估等。远程心电监护能提供及时、准确的 CIED 工作数据和信息,某种程度上具有与传统的诊室询问相当的功能。目前的远程心电监测可以询问和传输 CIED 及患者资料,由于器械类型不同,可以有以下两种传输方式:(1)患者启动的远程传输:询问和资料传输由患者主动启动。这可以是随访门诊按计划预定的 CIED 询问和传输(按医嘱),也可以是由患者的症状(呼吸困难、ICD 电击或心悸)或警报(可辨的声音或振动)触发的非预定 CIED 询问及传输。此种传输需要患者主动参与并启动询问和传输。(2)CIED 实施的远程传输:询问和资料传输由器械主动启动。患者无须应用类似程控头样的询问头,但是为了成功连接和询问,数据信号接收器(家庭监测仪/通信器)必须与患者所植入的器械保持在一定距离内,然后将数据传送到专用网络。这种 CIED 远程传输可以是定时启动(预定日期和时间)的,也可以由程控的 CIED 警报启动,如一旦发生导线阻抗显著变化、持续性房颤、频发非持续性室速、频繁电除颤或血流动力学状态改变等均可自动启动询问和传输。这种远程监测可能达到具有常规随访难以企及的效果,如不需过多地依赖症状作出诊断,减少漏诊;因患者经济因素、地域因素、认识不足等而导致不能及时随诊而延误了诊治。远程监测技术给患者和医生带来的益处显而易见,但也存在缺陷和不足。

(一)目前国内 CIEDs 随访存在的问题

1. 重植入,轻随访。

2. 医院无专职随访人员。

3. 患者门诊随访依从性较差。

4. 患者门诊随访成本过高。

5. 研究显示,67%随访正常,门诊随访占用医生和病人时间。

(二)远程心电监测技术给患者带来的益处

1. 远程监测可减少不必要的门诊随访,及早发现问题,减少随访负担

CONNECT、TRUST、REFORM 等临床试验均表明带有远程监测的起搏器显著减少 43%～63%的门诊随访和再次住院率。这可能得益于及早发现起搏器故障或患者事件从而得到及时的干预和治疗。对于起搏器远程监测患者来说,从发现问题到实施干预措施,仅需 2～4.6 天,远远快于常规随访(3 个月)。对于无症状的患者,使用起搏器远程监测可使重要事件提前 17.4～30.5 天被医生发现。远程监测还可以发现在 2 次常规随访之间未能被意识到的问题,包括无症状的电极穿孔、脱位及心律失常事件的发生等。

2. 远程监护可提高患者的生活质量,增加患者的满意度,提高患者的依从性

远程监护技术缩短了医生和患者之间的"距离",能让患者感觉到医生随时了解其病情,其安全感明显增加,极大地改善患者的心理负担。

3. 远程监护可改善患者预后

相对于不使用远程监测随访的患者,使用远程监测随访频率高的患者生存率提高 2.1 倍,比使用频率低的患者生存率提高 1.58 倍。Altitude 研究则表明在真实世界中,远程监测可减少 ICD 及心室再同步心脏复律除颤器(cardiac resynchronization therapy defibrillator,CRT‐D)的不恰当放电,使病死率降低,最高可降低 50%。在 ICD 患者中,远程监测可减少脑卒中发生风险 9%~18%。与不具备远程监测功能起搏器相比,植入具有远程监测功能起搏器能使发生心房颤动(房颤)风险由 12.0% 下降至 2.5%,双心室起搏则由 12.2% 下降至 0.5%。另外,Home CARE 前期研究发现,密切远程监护可降低心力衰竭心脏再同步化治疗(cardiac resynchronization therapy,CRT)患者的再次住院率。这可能是因为医生通过远程监测能及时得知患者的不良事件或起搏器的功能故障,并尽早进行药物优化从而及早干预。

众所周知,ICD 的不恰当放电与房颤、窦性心动过速、起搏器介导性心动过速、干扰、伪信号及过度感知相关,不恰当的放电会降低患者的生活质量,增加患者的病死率。而远程监测可减少电极故障相关的不恰当放电,并减少房颤的发生风险,降低病死率,从而改善预后。

(三) 远程心电监测给医生带来的益处

远程心电监测为医生更密切了解患者病情提供机会,并且保证医生可及时获得患者正常或异常的信息,了解起搏器有无工作异常及患者有无心血管事件发生,减少对患者健康的担心,增加了对疗效的肯定,并及时了解有无起搏器近期或远期的并发症,缩短从患者发生临床事件(心律失常、心血管疾病进展及植入器械故障)到医生做出判断和干预的时间,这提高了医生的安全感,也极大地降低了医生的心理压力。避免不必要的随访,实现患者按需随访,远程监测超越空间和时间的限制,减少随访时间(可以减少 45% 的门诊随访,远程随访比门诊随访缩短 58% 的时间),降低门诊随访量,这减轻了日益增长的随访负担,将医生的时间释放出来,让医生能集中精力解决患者目前存在的情况,优化患者的管理,优化随访流程,并减少患者投诉。远程随访还可降低 35% 急诊急救,减少 20% 的 3 年再住院,可以减少 18% 住院时间,大大节省医疗资源。

(四) 远程心电监测技术的缺陷和不足

1. 远程心电监测可方便患者并能及时发现问题,但有局限性。如果患者的心血管状况不稳定或经常变化,可能就需要诊室随访处理潜在医疗问题。因为远程随访不能进行直接的心血管评估,也不能询问病史,所以远程监测的患者仍然需要每年至少进行一次诊室随访。CIED 远程监测适用于临床状况稳定且不需要行预期器械程控的患者。远程监测在以下情况有价值:CIED 随访稳定阶段(器械功能稳定)、接近器械择期更换适应证需要增加随访时、出现市场纠正活动而需增加随访以便能及时发现 CIED 功能异常时。

2. 远程心电监测技术通过现代起搏器发送的信息至第三方的平台,再转发到医生的个人手机、邮件或传真上,任何一个环节都有可能出现个人隐私的泄密。此外,因为远程监测仅是依靠特定频率传递信息,这也有可能为黑客解密而被利用做出非法的举措,对患者的生命健康安全存在潜在的威胁。远程监护并不能完全反映患者出现的事件或者起搏器的功能障碍。基于远程监护技术的原理,远程监测发生的信息由事件触发,如模式转换、心律失常的发作,或者是血流动力学的改变等来触发。若是没有事件触发,只能在每天或每周固定时发送 10~30 s 的腔内图,而在心律失常事件发生时才将存储有事件信息的腔内图全部转发给医生,因此并未真正实现实时远程监测;远程监测技术并不能完全替代常规门诊随访。带有远程监测的 ICD/CRT‐D 或起搏器远比不带远程监护的心脏植入设备更为昂贵,对初始进行设备植入时也是患者的经济抉择困难之一。当然,还有很多现实问题,如在中国部分边远地区尚未被无线网络或移动通信完全覆盖,更无从谈起起搏器的远程监护。

(吴忠东 宿燕岗)

参 考 文 献

[1] Senatore G, Stabile G, Bertaglia E, et al. Role of transtelephonic electro-cardiographic monitoring in detecting short-term arrhythmia recurrences after radiofrequency ablation in patients with atrial fibrillation[J]. J Am Coll Cardiol, 2005, 45(6)：873 - 876. DOI：10.1016/j.jacc.2004.11.050.

[2] Benjamin EJ, Chen PS, Bild DE, et al. Prevention of atrial fibrillation：report from a national heart, lung, and blood institute workshop. Circulation, 2009, 119：606 - 618.

[3] Hayes DL, Naccarelli GV, Fnrman S, et al. Report of the NASPE Policy Conference training requirements for permanent pacemaker selection, implantation, and follow-up[J]. North American Society of Pacing and Electrophy siology[J]. Pacing Clin Electrophysio1, 1994, 17(1)：6 - 12.

[4] Stellbrink C, Hartmann A, Igidbashian D, et al. Home monitoring for pace-maker therapy：Intermediate results of the first European multicenter study[J]. Pacing Clin Eletrophysiol, 2002, 25(1)：686 - 95.

[5] Crossley GH, Chen J, Choucair W, et al.Clinical benefits of remote versus transtelephonic monitoring of implanted pacemakers [J]. J Am Coll Cardiol, 2009, 54(22)：2012 - 2019.

[6] Movsowitz C, Mittal S. Remote patient management using implantable devices[J]. J Interv Card Electrophysiol, 2011, 31：81 - 90. CARE pilot study[J]. clin Res cardiol, 2006, 95(suppl 3)：Ⅲ29 - Ⅲ35.

[7] 陈柯萍,黄德嘉,等.心血管植入型电子器械术后随访的专家共识[J].中华心律失常学杂志,2012,16(5)：325 - 327.

[8] 宿燕岗,梁义秀,等.2015 年《HRS 心血管植入型电子器械远程询问与监测专家共识》解读[J].中华心律失常学杂志,2015,19(6)：473 - 475.

第十二章 抗心律失常药物治疗监测及心电监测

一、抗心律失常药物

心律失常是心血管疾病常见的临床表现形式,包括频率和节律异常,可由冲动起源异常和冲动传导异常所引起,前者主要有自律性异常、后除极与触发活动,后者与传导障碍和折返激动形成有关,导致早搏、房性心动过速、心房扑动、心房颤动、室性心动过速等心律失常发生。心律失常可分为窦性心律失常、房性心律失常、房室交接性心律失常以及室性心律失常等。心律失常的发生有很多原因,例如冠心病、高血压、心肌病、瓣膜疾病、电解质紊乱、心脏手术不当、起搏器功能异常等都可能导致心律失常。据统计,我国每年心源性猝死病例高达 60 万,其中90%以上由室性心动过速、心室颤动等恶性心律失常所致。此外,我国现有房颤患者 800 万以上,人口老龄化致使这一数字还在不断增加。

根据药物不同的心脏电生理作用,常见抗心律失常药物的分类、作用机制及临床应用见表 12 - 1。Vaughan Williams 分类法将抗心律失常药物分成四类,其主要特征如下。Ⅰ类药物:阻滞快钠通道,降低 0 相上升速率(V_{max}),减慢心肌传导,有效终止钠通道依赖的折返。根据药物与通道作用动力学和阻滞强度不同,又可分为Ⅰa、Ⅰb 和Ⅰc 类。Ⅱ类药物:阻滞 β-肾上腺素能受体,降低交感神经效应,减轻由 β-受体介导的心律失常。Ⅲ

表 12 - 1 抗心律失常药物分类及作用机制

分类	类 别	机 制	APD 或者 QT 间期	临 床 应 用	代表药物
Ⅰa	钠通道阻滞药	中等强度的钠通道阻滞作用	延长+	各种快速性心律失常,维持心房颤动和心房扑动的窦性节律	奎尼丁 普鲁卡因胺 丙吡胺
Ⅰb	钠通道阻滞药	弱钠通道阻滞作用,与钠通道亲和力小,易解离	缩短+	室性心律失常	利多卡因 苯妥英钠 美西律 妥卡尼
Ⅰc	钠通道阻滞药	强钠通道阻滞作用,与钠通道结合/解离慢	不变	室上性及室性心律失常	氟卡尼 恩卡尼 普罗帕酮
Ⅱ	β受体阻断药	阻断 β受体	不变	室上性心律失常	普萘洛尔 美托洛尔 比索洛尔
Ⅲ	延长动作电位时程药	抑制 K^+ 外流 增加 Na^+ 和 Ca^{2+} 内流	延长+++	室上性及室性心律失常以及预激综合征	胺碘酮 索他洛尔
Ⅳ	钙通道阻断药	阻断钙通道	不变	室上性心动过速	维拉帕米 地尔硫䓬
其他	其他	作用机制不明	缩短++	心房颤动和阵发性室上性心动过速	地高辛 腺苷

APD:动作电位时程,QT 间期:QRS 波群起点至 T 波终点的时间

类药物：钾通道阻滞剂,延长心肌细胞动作电位时程,延长复极时间,延长有效不应期,有效终止各种微折返,可有效防颤、抗颤。Ⅳ类药物：钙通道阻滞剂,主要阻滞心肌细胞钙内流介导的兴奋收缩偶联,减慢窦房结和房室结的传导,对早后除极和晚后除极电位及钙电流参与的心律失常有治疗作用。

二、监测抗心律失常药物浓度的临床意义

抗心律失常药物主要通过调节电生理特性,例如降低心肌细胞自律性、减少迟后除极、改变心肌传导性、延长心肌细胞有效不应期等,发挥其防治各种心律失常作用。然而,药物所致心肌电生理特性过度改变,可以导致新的心律失常,或使原有心律失常加重,这种由于抗心律失常药物导致的心律失常称为"抗心律失常药物致心律失常作用"。由于心肌血液供应丰富,抗心律失常药物的血浓度能较好反映靶位浓度,并且大多与治疗作用和毒性反应特别是心脏毒性反应密切相关。抗心律失常药物治疗的疾病往往同时存在循环、肝肾功能改变等情况,可能对药物的体内过程产生影响。维拉帕米、普罗帕酮等药物的代谢物仍有药理活性,某些药物代谢具有遗传多态性。抗心律失常药物大多安全范围狭窄,有效治疗浓度和中毒浓度比较接近。因此,为了获得药物治疗的最佳效果,避免不良反应,大多数抗心律失常药物需要进行治疗药物监测(Therapeutic Drug Monitoring,TDM)。

由于抗心律失常药物需长期使用,且治疗窗狭窄,因此,临床开展 TDM 工作对于判断接受药物治疗患者的依从性、识别药物处置特征的改变、随生理变化调整用药方案、了解最佳疗效的药物浓度、维持合适的药物剂量等具有重要意义。抗心律失常药物的 TDM 需要结合药物代谢动力学参数来判断是否达到有效浓度范围还是达到中毒浓度范围,常见抗心律失常药物动力学参数见表 12-2。TDM 通过测定体液(主要是血液)中药物浓度,运用药物动力学原理公式计算,使给药方案个体化,从而提高疗效,避免或者减少毒性反应和无效治疗,达到合理用药目的。

表 12-2　抗心律失常药物动力学参数

药　物	MEC (μg/mL)	MTC (μg/mL)	半衰期 (h)	分布容积 (L/kg)	生物利用度 (%)	蛋白结合率 (%)	代　谢　酶
胺碘酮	1.0	2.0	45 天	60	45	99	CYP3A4,Pg
地高辛 *	0.5	0.8	40	5	70	25	CYP3A4,Pg
丙吡胺	2.0	5.0	8	0.6	83	45~70	CYP2D6
氟卡尼	0.2	1.0	14	5	70	45	CYP2D6
利多卡因	1.5	6.0	1.8	1.1	35	70	CYP2D6,CYP3A4,Pg
美西律	0.7	2.0	10	5	90	60	CYP2D6
普鲁卡因胺	4.0	12.0	6	1.9	83	20	NAT1
普罗帕酮	0.2	1.0	6	2.0	40	90	CYP2D6
普萘洛尔	0.02	0.1	4	4.0	25	90	CYP1A2,CYP2D6
奎尼丁	2.0	5.0	6	2.7	80	85	CYP3A4,Pg
妥卡尼	6.0	15.0	12	3	90	10	CYP2D6

MEC：最低有效浓度,MTC：最低中毒浓度,CYP：肝药酶,Pg：P-糖蛋白,NAT1：N-乙酰基转移酶 1,地高辛 *：浓度单位为 ng/mL

三、常用生物样品处理方法

开展 TDM 首先需要采集给药后患者的生物样品,常用的有血液、尿液、唾液。血样包括血浆、血清和全血。当药物在体内达稳态时,血浆/血清中的药物浓度可以反映药物在体内(靶器官)的分布状况。测定生物样品药物浓度具有一些特点：样品复杂,干扰物质多;样品量少,药物浓度低;工作量大,结果解释难。因此,生物样品处理

应当根据样品类型和药物属性合理选择。血浆和血清是临床最常用的生物样品,需采集患者的静脉血制备。血浆的制备需要将采集的血液加合适的抗凝剂处理,离心取上清液。血清则不加抗凝剂,血液在室温下自然凝结,离心取上清液。血浆比血清分离快,而且制取量多,适合快速分离。血清成分更接近于组织液的化学成分。使用血浆和血清应避免溶血,血色素可能会干扰测定。许多药物通过尿液以原型、代谢物及其结合物等形式清除。尿液对于一些代谢物检测是常用生物样品。尿液采集具有简单、方便、无损伤的特点,但是测定浓度变化大,24 小时尿收集容易误操作。唾液作为生物样本具有方便、无损伤的优点,样本采集不受时间地点限制,可反复多次采集。唾液浓度更接近血浆游离浓度,但是波动比较大。

生物样本制备方法的选择需要考虑样品类型、药物性质、实验室条件等因素。生物样品的复杂程度各不相同,生物样品处理,就是从生物基质中将目标分析物选择性分离出来,同时减少甚至清除基质中干扰组分。生物样品处理质量对于保证分析质量至关重要。常用的生物样品制备方法有蛋白沉淀法、液液萃取法和固相萃取法。另外还有其他一些在特殊情况下使用方法,如超滤、水解、衍生、免疫亲和等处理方法。TDM 对方法选择性、灵敏度、检测通量要求较高,生物样品制备是 TDM 实施的关键步骤之一。

四、常用检测方法及基本要求

由于生物样品复杂,样品中有大量的内源性物质及药物代谢物,因此要求 TDM 检测方法具有高特异性。生物样品进入体内后经过吸收、分布、代谢、排泄等一系列复杂的处置,导致药物浓度很低。若为血样则采集量也受限制,因此要求方法具有高灵敏度。常用的生物样品分析方法有免疫分析法、毛细管电泳法、高效液相色谱法、气相色谱法、液相色谱-串联质谱法(LC‐MS/MS)等。与其他分析方法相比,LC‐MS/MS 在特异性、灵敏度及多组分同时检测方面具有显著优势,方法的灵活性更高,能产生更准确的检测结果,可为 TDM 提供更优质的服务,目前广泛应用于临床治疗药物监测中。

准确测定生物基质(如全血、血清、血浆、尿)中的药物浓度,对 TDM 非常重要。因此需要对分析方法的主要性能指标,包括:选择性、定量下限、标准曲线、准确度、精密度(批内和批间)、基质效应、稳定性等进行验证。对分析方法验证的具体要求可参考《中国药典 2015 年版》"生物样品定量分析方法验证指导原则",该指导原则对定量生物分析方法,特别是 LC‐MS/MS 检测方法,有详细的规定和要求。

五、治疗药物监测(TDM)的临床应用

采用 LC‐MS/MS 法,可实现对目前临床常用的 10 种抗心律失常药物(地尔硫䓬、胺碘酮、美西律、普萘洛尔、索他洛尔、比索洛尔、阿替洛尔、维拉帕米、美托洛尔、卡维地洛)及 1 种代谢物(去甲维拉帕米)同时、简便、灵敏、准确地定量,为 TDM 提供了新的服务手段。将验证的方法应用于复旦大学附属中山医院徐汇医院心内科的临床TDM,心律失常患者口服抗心律失常药物后测定血药浓度,为了评价药物疗效,采集达稳态浓度的血样。共测定了所在医院临床常用的地尔硫䓬、胺碘酮、美西律、索他洛尔、维拉帕米、去甲维拉帕米 5 种抗心律失常药物和 1种代谢物共 137 例血样,表 12‐3 列出了测定药物的平均血药浓度。结果表明,个体之间的浓度差异明显,对低于有效治疗浓度及达到中毒浓度范围的部分患者及时调整用药方案,获得最佳治疗效果,可见抗心律失常药物的TDM 工作十分必要。

普罗帕酮为钠通道阻滞剂和弱钙通道阻滞剂,具有快速抗心律失常作用,口服适用于室性早搏及阵发性室性心动过速。其吸收良好,但是首过效应明显,生物利用度因剂量及剂型而异。普罗帕酮主要通过 CYP2D6 代谢,半衰期大约为 6 h,主要活性代谢产物为 5‐羟基普罗帕酮,药理活性比原形药物更强,半衰期为 11~24 h。普罗帕酮在体内呈非线性动力学特征,剂量增加与血药浓度不成比例,且药物代谢酶 CYP2D6 具有基因多态性,存在不同代谢类型的人群,故临床用药需进行个体化调整,以免发生药物中毒。普罗帕酮的有效血药浓度个体差异大,

表 12-3 心律失常患者服药后平均血药浓度

服 用 药 物	例数(男/女)	年龄(岁)	剂量(mg/天)	血药浓度(ng/mL)
地尔硫䓬	33(21/12)	77.4±9.4	90	70.1±54.4
胺碘酮	87(74/13)	81.2±8.3	200	946.9±852.2
美西律	8(4/4)	76.2±7.8	400	1 650±1 080
索他洛尔	5(3/2)	73.5±9.1	120	2 090±873
维拉帕米	14(5/9)	69.5±8.1	240	66.0±46.0
去甲维拉帕米				172.2±117.4

TDM 和用药方案调整建议同时考虑其活性代谢产物 5-羟普罗帕酮浓度。复旦大学附属中山医院徐汇医院中心实验室从 2002 年起即采用液相色谱-串联质谱法(LC-MS/MS)同时测定血清普罗帕酮和代谢物 5-羟普罗帕酮药物浓度,为重点专科建设服务。普罗帕酮和 5-羟基普罗帕酮的色谱保留时间分别为 4.2 和 3.9 min,每个样品的色谱分析时间为 6 min。方法的定量下限为 50 ng/mL,普罗帕酮和 5-羟基普罗帕酮的线性范围均为 50~800 ng/mL。

地高辛血药浓度受诸多因素影响,准确快速地对地高辛血药浓度进行监测对临床用药具有指导意义。通过对地高辛血药浓度的监测,可以合理调整药物使用剂量,使患者血药浓度维持在有效治疗范围内,从而降低地高辛中毒。采用液相色谱-串联质谱法可以实现快速测定血清中地高辛浓度,每个样品检测时间为 3 min,内源性物质对分析无干扰。经过比较发现,临床使用的多个地高辛免疫学检测方法与液相色谱-串联质谱法地高辛检测方法之间一致性较差,且易受到干扰,不能准确地反映血清地高辛浓度。应用本实验室建立的液相色谱-串联质谱法测定每天服用 0.125 mg 剂量地高辛治疗的心衰患者血清浓度,在收集的 48 个样本中,只有 7 个样本(14.6%)血清地高辛浓度在 0.5~0.9 ng/mL 临床推荐范围,37 个样本(77.1%)地高辛浓度高于推荐范围,4 个样本(8.3%)低于推荐范围。13 个样本(27.1%)的地高辛浓度甚至高于 2 ng/mL,达到中毒浓度范围。

六、抗心律失常药物治疗的心电监测

由于受抗心律失常药物的电生理特点、患者遗传多态性、心律失常类型等诸多因素的影响,抗心律失常的药物代谢个体间差异较大,需要进行个体化治疗。除了前述的药物浓度监测以外,开展抗心律失常药物的心电监测,有助于观察药物疗效,避免药物服用过量。临床医生可根据患者抗心律失常药服用时间长短以及每日剂量、症状发生情况进行全面分析,及时调整药物治疗方案,提高治疗效果,减少心血管事件发生,从而实现抗心律失常药物治疗的有效性和安全性。

例 1. 患者男性,47 岁,有阵发性心房颤动病史,心房颤动发作后使用普罗帕酮(心律平)和奥卡西平治疗可以恢复窦性节律。这次被家人发现在家里瘫痪、呕吐、对旁人呼叫无反应。发现服用药物的纸条,说明他服用普罗帕酮和奥卡西平,具体服用药物数量和时间不详。家人怀疑服用普罗帕酮过量送医院急诊。在急诊接诊时患者心率 50 bpm,节律不等,血压 88/60 mmHg。心电图显示心房颤动,心室率 50 bpm,QRS 时限 160 ms,校正 QT 间期(QTC)487 ms。到达医院 30 min 内,患者全身性强直性阵发性癫痫发作,静脉内给予 2 mg 劳拉西泮后终止。为了保持气道通畅给予患者气管插管,但是患者病情继续迅速恶化,伴有心动过缓和低血压持续 15 min 后,床旁 12 导联心电监测显示 QRS 时限和 QTc 延长,QRS 时限 240 ms 和 QTc 560 ms(图 12-1)。患者随即出现心脏骤停,立即给予心肺复苏抢救及综合治疗后,血压恢复至 120/64 mmHg,心室率 90 bpm。在心脏骤停 25 min 后,床旁 12 导联心电监测显示 QRS 时限和 QTc 进一步延长,QRS 时限 240 ms、QTc 650 ms。患者在接下来 120 min 内病情极不稳定,先后 5 次出现心脏骤停,继续进行心肺复苏抢救治疗,并转送至重症监护病房(ICU)进一步观察处理。

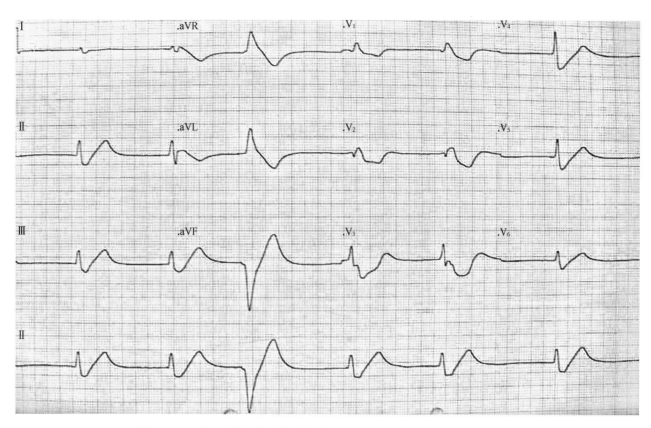

图 12-1　普罗帕酮过量中毒患者心电图 QRS 时限和 QT 间期延长

　　图中 P 波消失，R-R 间期绝对不等，符合心房颤动特征。V₁ 导联呈 rSR′型，各导联 QRS 波终末部增宽。R-R 间期 1.44 s，心室率 41 bpm，QRS 时限 240 ms，QTc 560 ms。第 3 个宽 QRS 波提早出现，为室性早搏。

　　心电图诊断： 心房颤动，室性早搏、完全性右束支传导阻滞、QT 间期延长。

　　经过 ICU 一系列综合处理 2 天后，患者由于低血压及组织灌注不足引起的继发性肝肾功能不全得到改善。持续进行床旁 12 导联心电监护 30 h 显示 QRS 波时限恢复正常，QRS 时限 110 ms，原来延长的 QTC 减少至 489 ms，反映普罗帕酮对心血管的毒性作用正在逐步消退。床旁 12 导联心电监护 36 h 后，患者出现两次短阵室性心动过速，立即给予 200 J 直流电复律后恢复窦性心律。床旁 12 导联心电监护 48 h 后，逐步减少了正性肌力和镇静剂的用量直至结束用药。入院第 3 天拔除气管插管，心电图显示心房颤动。至第 5 天心房颤动自发转为窦性心律。第 6 天患者的病情明显好转，肝肾功能及神经系统反应均恢复正常，给予出院到门诊随访。

　　入院后检测患者普罗帕酮及代谢物 5-羟基普罗帕酮血药浓度，9~10 h 血浆普罗帕酮为 1.26 μg/mL，达中毒浓度水平。19~20 h，27~28 h 浓度分别为 0.33 μg/mL 和 0.25 μg/mL，均未检测到代谢物 5-羟基普罗帕酮浓度。药物浓度监测结论提示患者为普罗帕酮过量中毒。由于 CYP2D6 基因多态性，患者分为快代谢型（EM）和慢代谢型（PM），EM 表现较短的药物半衰期（T₁/₂ 5.5±2.1 h），原型药物浓度较低，而代谢物浓度较高；PM 则药物半衰期延长（T₁/₂ 17.2±8.0 h），原型药物浓度较高，代谢物几乎测不到。PM 比 EM 更易发生心血管和神经系统不良反应。

　　普罗帕酮属于 I_C 类抗心律失常药，是钠通道阻滞剂和弱钙通道阻滞剂，具有快速抗心律失常作用，口服适用于室上性和室性心律失常治疗，主要用于控制室上性心动过速、心房颤动，对室性心律失常药效中等。对心脏主要副作用多为室内传导阻滞加重，表现为 QRS 波增宽，出现负性肌力作用，诱发或使原有心力衰竭加重，造成低心排血量状态，进而恶化成室性心动过速。本例心电图表现符合上述特征，同时药物浓度监测结论也提示患者为普罗帕酮过量中毒，使临床诊断更为明确。

　　本例讨论了阵发性心房颤动患者服用普罗帕酮(心律平)过量,引起心动过缓、低血压、心脏停搏诱发心力衰竭,导致患者发生晕厥,急送医院抢救的全过程。入院后给予药物浓度监测,提示患者为普罗帕酮过量中毒。由于普罗帕酮过量对窦房结自律性和传导性明显的抑制作用,导致患者出现明显的心动过缓和反复出现心脏停搏。该药延长心室不应期,使心室内传导阻滞加重,导致 QRS 时限和 QT 间期延长。经过急诊及 ICU 给予一系列综合处理后,患者病情得到改善。在为期 6 天的抢救治疗过程中,持续的床旁 12 导联心电监护动态反映了患者心脏活动情况,见证了患者心脏反复多次骤停和抢救过程中,心电图显示 QRS 时限和 QTc 间期从轻度延长发展到明显延长、然后逐步恢复,以及患者的心房颤动转为窦性心律的过程。说明持续的床旁 12 导联心电监护可以为临床医师及时提供患者心脏动态活动情况,为及时抢救提供有用的信息,使患者康复出院。

　　通过这个病例讨论证实,在使用抗心律失常药物过程中,进行治疗药物监测,同时进行长程心电监测,对于避免药物不良反应,保证用药安全,获得最佳治疗效果是非常必要的。

　　例 2. 患者男性,75 岁,临床诊断:非梗阻性肥厚性心肌病。患者 1 年前在步行时发生晕厥,被送至附近急诊医院,心电图确认为室性心动过速,经过抗心律不齐药物(利多卡因或美西律)后无效,使用电除颤复律恢复正常窦性心律。此后,患者多次发生室性心动过速,经过及时送医治疗病情好转。患者无心源性猝死的家族病史。一周前患者再次发生晕厥被送至当地急诊医院,7 天后转至心血管专业医院作进一步检查。在患者入院体格检查中,心率 54 bpm,节律规则,血压 120/60 mmHg。未闻及心脏杂音,呼吸声正常。腹部平坦柔软,肝脏和脾脏肋下未触及。下肢无凹陷性水肿。血液生化各项检查数据无异常。胸部 X 线检查显示心胸比为 61%,显示心脏扩大没有发现肺充血。超声心动图检查,左心室舒张末期内径 58 mm,左心室收缩末期内径 39 mm、室间隔厚度 24.9 mm,左室后壁 11.4 mm,左心室射血分数 57%,显示为室间隔非对称性肥厚。冠状动脉造影显示左、右冠状动脉均正常。入院后首次心电图(图 12 - 2),图中 Ⅱ、Ⅲ、aVF 导联 P 波倒置,aVR 导联 P 波直立,显示心房下部节

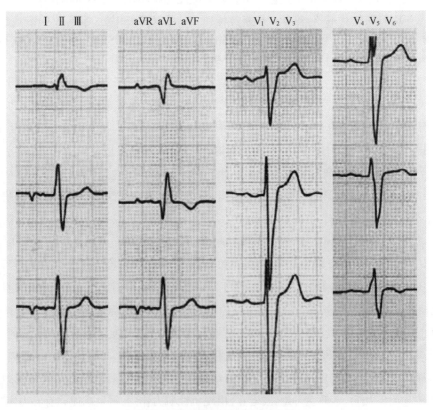

图 12 - 2　入院后首次心电图
(说明见文中)

律。P 波呈双峰状,P 波时限 0.16 s,P－R 间期 0.26 s。额面 QRS 电轴左偏-43°,Ⅱ,Ⅲ、aVF 导联呈 RS 型。V₁导联呈 rS 型,V₆导联呈 RS 型。心电图诊断:心房下部节律,不完全性房内传导阻滞,Ⅰ度房室传导阻滞,不定型室内传导阻滞,额面 QRS 电轴左偏。心电图显示心房内主导节律点部位下移,房室传导系统多部位存在传导时间延长。

　　患者在住院期间多次发生阵发性心动过速,每次发作持续时间在 5~10 min 不等。床旁心电监护记录显示为宽 QRS 波心动过速,心室率 255 bpm,R－R 间期相等,QRS 时限为 0.14 s,QRS 波呈完全性右束支传导阻滞伴 QRS 波电轴左偏图形,提示室性心动过速起源于左心室靠近左后分支处(图 12－3)。

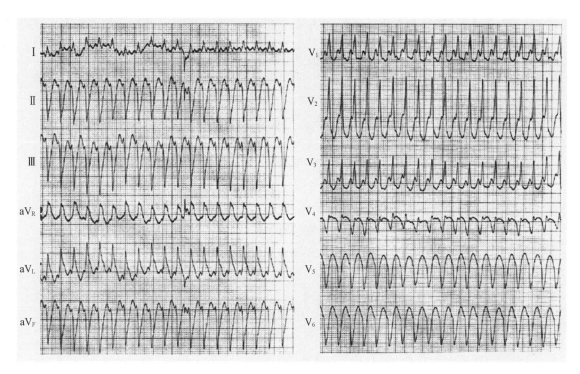

图 12－3　起源于左心室的持续性室性心动过速

(说明见文中)

　　此后,进行电生理检查诱发出两种类型室性心动过速,(1) 当刺激部位于左心室靠近左后分支处时,宽 QRS 波呈完全性右束支传导阻滞伴 QRS 波电轴左偏图形(图 12－4)。(2) 当刺激部位于右心室心尖部时,宽 QRS 波呈完全性左束支传导阻滞伴 QRS 波正常电轴图形(图 12－5)。因室性心动过速为多个起源点,遂未进行导管消融治疗。鉴于患者以往反复出现持续性室性心动过速,且应用利多卡因、美西律等抗心律失常药物治疗无效,后改为口服胺碘酮 400 mg/d,3 天后改为 100 mg/d。10 天后室性心动过速未再出现。胺碘酮治疗 2 周后,再次进行电生理检查,于右心尖部给予成对脉冲刺激,未再诱发室性心动过速,考虑与胺碘酮有效预防室性心动过速作用有关。

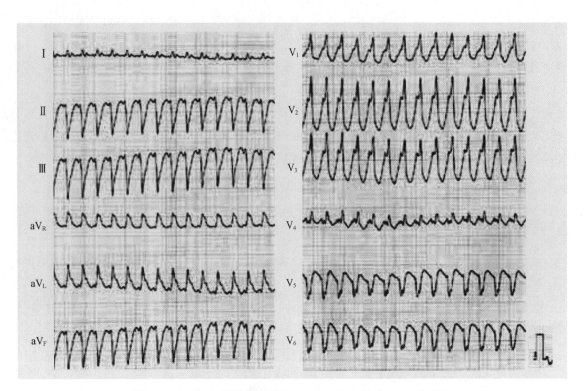

图 12 – 4　电生理检查诱发起源于左心室的室性心动过速

（说明见文中）

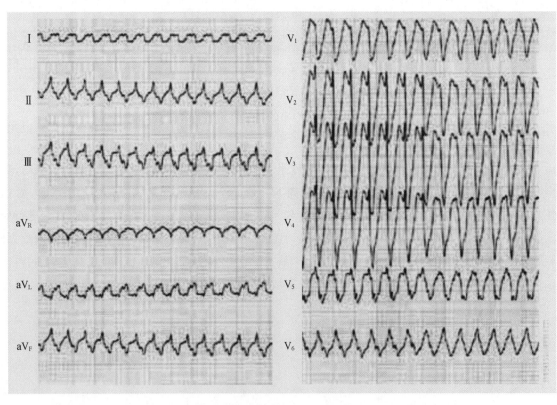

图 12 – 5　电生理检查诱发起源于右心室的室性心动过速

（说明见文中）

在胺碘酮治疗前后对患者进行两次信号平均心电图检查,两次检查间隔两周。信号平均心电图(signal averaged ECG,SAECG)是一种特殊心电图检测技术,用于检测心室晚期心电活动,简称为心室晚电位(ventricular late potential,VLP)。VLP是出现在QRS波群终末部并延伸至ST段内的高频率、低电压即低振幅、形态不规则的碎裂电活动,因为发生在心室电活动晚期故称为VLP。VLP是一种延迟出现的弱小心电信号,其电压振幅小于不同来源的电噪声,容易埋没在电噪声中,体表常规心电图无法检测出。当采用信号平均技术,即通过信号放大、带通滤波及信号叠加等技术后,就可以检测到微伏级电位的VLP。这种时间信号平均技术记录的心电图称为SAECG。临床上主要使用动态心电图长程记录来检测VLP,用于预测恶性心律失常、心脏性猝死潜在危险,以及包括心肌梗死为主的各种器质性心脏病的危险分层。VLP记录多数是通过长程动态心电图记录,分析时根据时域法选择巴特沃思双向高通滤波带频率为40~250 Hz时的三项数据:(1)FQRS:高通滤波后QRS波群时限,正常值<130 ms;(2)LAS_{40}:滤波后QRS终末电压低于40 μV的低幅信号时限,正常值<40 ms。(3)RMS_{40}:滤波后QRS波终末40 ms的均方根电压,正常值>15 μV。诊断时首先必须排除束支传导阻滞,因为在束支传导阻滞时,时域分析指标的假阳性与假阴性均增加,而敏感性与特异性却降低。诊断标准是带通滤波在40~250 Hz条件下,根据以下指标来确定VLP阳性:(1)终末40 ms(RMS_{40})<20 μV;② 低于40 μV(LAS)>38 ms;③ 滤波后QRS(FQRS)>114 ms。上述指标权重不同,其中RMS_{40}是主要指标,该指标阴性则VLP为阴性,若该指标阳性加上另外两项之一为异常,则VLP为阳性(参见第十四章信号平均心电图)。

图12-6显示了在胺碘酮给药之前(图A)和两周后(图B)的SAECG数据。SAECG在服用胺碘酮之前和之后的FQRS为181 ms和204 ms,LAS_{40}为95 ms和143 ms,RMS_{40}为6.9 μV和6.3 μV,心室晚期电位均为阳性。

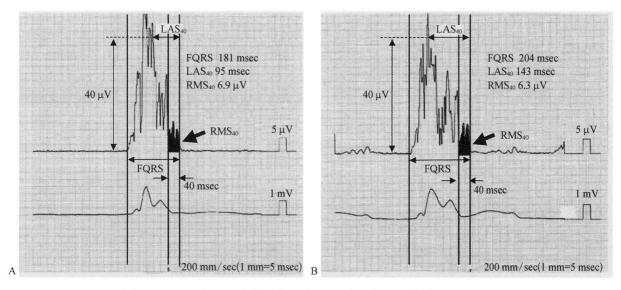

图12-6　胺碘酮治疗前(图A)和治疗后(图B)的信号平均心电图

图文说明:

图A: FQRS 181 ms;LAS_{40}:95 ms;RMS_{40}:6.9 μV,心室晚电位阳性。

图B: FQRS 204 ms;LAS_{40}:143 ms;RMS_{40}:6.3 μV。从A、B两图可见治疗前后变化参数,胺碘酮治疗后FQRS和LAS_{40}的百分比要比治疗前增加,RMS_{40}的百分比要比治疗前减少。

从表12-4可以看到在胺碘酮治疗前后SAECG三个参数的百分比变化,其中FQRS和LAS_{40}分别比治疗前增加12.7%和50.1%,RMS_{40}比治疗前减少8.7%,说明在胺碘酮治疗后,虽然室性心动过速停止发作,而且没有明显的心力衰竭等心脏功能异常表现,但是心电图中QRS时限增加以及心室晚电位阳性的数据百分比明显增加,反映已经显著退化的肥大心肌中存在明显的传导延迟,为再次引起室性心动过速或晕厥埋下隐患。

表 12-4 胺碘酮治疗前后平均信号心电图参数变化

分 析 指 标	胺碘酮治疗前	胺碘酮治疗前	参数变化%
FQRS	181 ms	204 ms	+12.7%
LAS_{40}	95 ms	143 ms	+50.1%
RMS_{40}	6.9 μV	6.3 μV	-8.7%

胺碘酮(amiodarone,乙胺碘呋酮)因明显延长动作电位时程而被划为Ⅲ类抗心律失常药物,是一种多离子通道阻滞剂,具备4类抗心律失常药物的电生理特性。适用于各类早搏动、心动过速、心房扑动、心房颤动和预激综合征。在体表心电图表现为减慢心率、减慢房室传导、延长P-R间期、QRS时限和QT间期。胺碘酮过量对心脏副作用可表现为窦性心动过缓、窦房及房室传导阻滞以及QT间期延长,但是QT离散度不增加,较少引起尖端扭转型室性心动过速(TDP)。

通过本病例讨论表明在胺碘酮治疗早期阶段,如未显示出抗心律失常药物的作用效果,应立即停止该药物治疗,改用其他药物或其他治疗方法包括电除颤复律、手术消融等。在需要长期服用胺碘酮治疗者,应该定期检查心电图,测量QT间期。当出现胺碘酮过量对心脏副作用的心电图表现时,应该进行长程心电监护,这样既可以及时发现恶性心律失常,也能在发现恶性心律失常时及时给予治疗,以防止出现严重后果。同时在长程心电实时监护记录的信息中,选取包括信号平均心电图在内的心电监测信息资料,协助判定胺碘酮的治疗效果。如果患者出现心力衰竭合并室性心动过速,应该及时给予植入式心律转复除颤器,可以预防致命性心律失常而导致的心脏性猝死。

近年来,随着互联网+医疗的迅猛发展,远程心电监测在心律失常诊治中发挥的临床价值日益凸显。远程心电监测能及时准确地诊断各种心律失常,尤其对院外的心律失常检出率显著高于常规心电图和动态心电图。其次,远程心电监测可以评估抗心律失常药物的疗效,并及时发现药物不良反应。另外,远程心电监测还能及时准确发现各种快速心律失常射频消融术后复发情况,可作为术后患者随访的常规检查,尤其是对阵发性房颤患者,较常规心电图和动态心电图更能客观评价射频消融术的疗效。远程心电监测能及时、方便、准确地发现院外各种心律失常,具有远程、随时、随地、长期监测、节省患者费用等优势。因此,远程心电监测将有望在各种心律失常的诊疗中发挥越来越重要的作用。

(李水军 李京波)

参 考 文 献

[1] Hancox JC, Patel KC, Jones JV. Antiarrhythmics-from cell to clinic: past, present, and future[J]. Heart, 2000, 84(1): 14-24.

[2] Kannankeril PJ, Anderson ME, Rottman JN, Wathen MS, Fish FA. Frequency of late recurrence of intra-atrial reentry tachycardia after radiofrequency catheter ablation in patients with congenital heart disease[J]. The American journal of cardiology, 2003, 92(7): 879-881.

[3] Vaughan Williams EM. A classification of antiarrhythmic actions reassessed after a decade of new drugs[J]. Journal of clinical pharmacology, 1984, 24(4): 129-147.

[4] 抗心律失常药物治疗专题组.抗心律失常药物治疗建议[J].中华心血管病杂志,2001(06): 6-19.

[5] Heist EK, Ruskin JN. Drug-induced arrhythmia[J]. Circulation, 2010, 122(14): 1426-1435.

［ 6 ］　Roden DM. Personalized medicine to treat arrhythmias［J］. Current opinion in pharmacology, 2014,15：61－67.

［ 7 ］　Li S, Liu G, Jia J, Liu Y,et al.Simultaneous determination of ten antiarrhythic drugs and a metabolite in human plasma by liquid chromatography — tandem mass spectrometry［J］. Journal of chromatography B, Analytical technologies in the biomedical and life sciences, 2007,847(2)：174－181.

［ 8 ］　Ovaska H, Ludman A, Spencer EP, et al. Propafenone poisoning — a case report with plasma propafenone concentrations［J］. Journal of medical toxicology：official journal of the American College of Medical Toxicology, 2010,6(1)：37－40.

［ 9 ］　Li S, Liu G, Jia J, Miao Y, et al. Therapeutic monitoring of serum digoxin for patients with heart failure using a rapid LC－MS/MS method［J］. Clinical biochemistry, 2010,43(3)：307－313.

［10］　孙贺伟,刘海明,李水军,等.液相色谱-串联质谱法测定地高辛及其室间质量评价[J].检验医学,2015(05)：437－441.

［11］　Kobayashi A, Nomura M, Sawa Y, et al. A patient with sustained ventricular tachycardia：identification of a responder to amiodarone using signal-averaged electrocardiogram［J］. J Med Invest, 2004, 51(3－4)：247－253.

第十三章　心率变异性及心电散点图

一、心率变异性概论

心率变异性(heart rate variability,HRV)是指在窦性心律的一定时间内,逐次心动周期之间的时间变异数。人体心脏运动不是一个单纯的有规律的周期运动,而是具有确定的混沌动力学规律。在心率波动变异中蕴含十分丰富的有关心血管调节的信息,HRV检测是通过采集不同时限(主要是24 h或以上)的心电信号,精确测量连续正常窦性RR间期变化的变异数值,分析心率快慢差异性的大小以及规律,提供多种反映心率变异的参数,用来评价自主神经系统中交感神经与迷走神经活性及其平衡协调关系,反映人体生理或病理变化情况。

在正常情况下,心搏活动的节律性受窦房结自律性控制,窦房结自律性同时受自主神经系统双重支配,其中交感神经末梢释放去甲肾上腺素兴奋细胞膜的肾上腺素能受体,使窦房结自律性增高,心率加快。迷走神经末梢释放乙酰胆碱作用于细胞膜的M型胆碱能受体,使窦房结自律性降低,心率减慢。窦房结自律性还受到中枢神经系统、颈动脉压力和化学感受器等各种生理反射以及呼吸活动等神经、体液多方面综合调节影响,使心率快慢波动在一定范围内。

HRV是目前临床上唯一能够定量分析自主神经活性及调节功能的检测方法,也是评估风险的一种手段。通过检测HRV可以了解与自主神经功能相关的疾病,如冠心病、心力衰竭、高血压、糖尿病、甲状腺功能亢进,以及心脏移植后神经再生等自主神经变化。了解自主神经对心血管的调节,评估自主神经系统受损情况,是预测心脏性猝死和心律失常事件一个有价值的指标。

二、心率变异性分析方法

在动力学研究系统中,一个运动状态的变量随时间而变化,描述这种变量规律的方程分为线性和非线性。反映心脏运动状态的心率变异性也同样可以使用线性和非线性分析法进行分析评估。

(一)线性分析法

正常人心脏自主搏动运行的相空间轨迹图十分相似,特征是不论运行轨道简单或复杂,都是一种有规律的周期性运动,而且都分布在一定范围内,对这种有规律的运动周期可以用简单的线性分析法作定量化计算和描述。HRV线性分析法包括时域分析法和频域分析法,时域分析法多数采用动态心电图24 h或更长时间记录,是HRV的主要分析方法。在时域分析法中窦性心搏以R波代替P波,窦性周期以R-R间期表示,称为N-N间期(简称NN间期),将随机采集到窦性NN间期数值直接进行计算分析,得到描述HRV整体大小的指标,用于评价交感神经与迷走神经张力平衡状态。频域分析法多数采用短程记录(5~20 min),将采集到窦性心搏NN间期的时间序列信号采用数学变换方法到频率域上形成频谱曲线,再对频谱曲线的形状进行分析。在频谱曲线上可以观察交感神经与迷走神经各自活动情况和平衡状态,是HRV分析法的有效补充。

(二)非线性分析法

根据许多研究证明HRV信号包括了具有混沌性质的成分,说明心脏也是最复杂的非线性动力系统之一。混沌是指发生在确定性系统中貌似随机的不规则运动。在一个确定性理论描述的系统中,其行为却表现为不确定性、不可重复、不可预测,这就是混沌现象。在生命系统中发现大量的混沌(包括心率变异性,即R-R间期的周期性与随机共存)。混沌现象产生的原因归根到底就是由于事物间的相互影响、相互制约、相互依存关系。这种关系在系统的演化规律上,则表现为非线性的规律。

心脏病患者的心脏自主搏动运行的相空间轨迹各不相同,特征是心率的调节呈现复杂的运动过程,用线性分析法无法对这种复杂的动力学系统作定量化描述。因此提出用 HRV 非线性分析法对一些心脏病患者的心率变异进行研究。非线性动力学这个概念最早由法国数学家 J.H. Poincaré 提出,其核心是拓扑学与微分方程理论的融合。1963 年美国科学家 E.N. Lorenz 在此基础上继续研究,并提出了混沌理论,开创了非线性动力学这个学科。混沌理论是解释非线性系统中复杂运动过程的理论,研究混沌有助于揭示非线性系统的规律。

HRV 非线性分析法包括图形法和参数计算法,图形法中最早出现的是从 R-R 间期动态变化的相空间三维图,由 Poincaré 从相空间三维图基础上"降维"形成二维的截面图,称为 Poincaré 截面图或 Poincaré 散点图。20 世纪 80 年代,Lorenz 根据动态心电图长时间记录的 R-R 间期信号制作形成 Lorenz-RR 散点图。Lorenz-RR 散点图由计算机专用系统自动绘制成由许多散点组成的分布图,称为心电散点图。根据散点图的大小及形状来估计 HRV 的变化规律,对其中快变化及慢变化成分作出估计,显示交感神经和迷走神经的活性。多年来的实践证明,Lorenz-RR 散点图在 HRV 分析中有其独特的作用。参数计算法是采用特定的数学算法,建立相应的数学模型,给 HRV 以数值的量度。HRV 的非线性参数在身体不同状态下可以表现出差异特点,例如运动、静止、体位改变,以及健康或病理条件下均有不同特征。主要用于区分健康人与心血管疾病患者,协助对冠心病、糖尿病、心力衰竭、高血压等疾病的治疗效果观察以及预后判断。此外,根据散点图特征性图形变化,也可以用于诊断各种心律失常。

(三) 时域分析法

HRV 时域分析法是采集 24 h 或更长时间内按心搏顺序或时间顺序排列的窦性心律间期,对 P-P 间期进行检测。由于动态心电图对 P 波识别有一定难度,在窦性心律情况下,P-P 间期等于 R-R 间期,所以用 R-R 间期代替 P-P 间期,在 HRV 分析中 R-R 间期称为 N-N 间期,简称 NN 间期。由于 NN 间期是时间的函数,对这个以时间为自变数的 NN 间期数据直接进行计算,而得到 HRV 指标的方法称为 HRV 时域分析法。

HRV 时域分析法分为统计学法和几何图解法两大类,主要由动态心电图长程(24 h)记录并进行分析。统计学法是对 NN 间期数据直接进行统计学计算,例如进行 NN 间期数据的标准差 SDNN 来衡量 HRV 的大小。几何图解法是利用 NN 间期直方图的形状来计算 HRV 的大小。

1. 时域统计学检测法

HRV 统计学法适合于长程(24 h)检测分析,这样可以获取足够的 NN 间期数据量。采取电脑自动分析与人工校正编辑或人机对话方式,对 24 h 内 NN 间期进行分析,其中需剔除全部异位搏动、伪差造成虚假 QRS 波、QRS 波漏检造成虚假长 NN 周期以及异位搏动后短 NN 周期。采用统计学离散趋势分析法对有效 NN 间期数据直接进行运算,得出衡量 HRV 大小等指标,是时域分析法主要内容。

(1) 昼夜平均 NN 间期差(MeanNN)

MeanNN 是指 24 h 内全部窦性心律 NN 间期中,白天与夜间这两个时间段之间的平均 NN 间期差(ms)。先计算全部夜间 NN 间期的平均值,减去全部白天 NN 间期的平均值,就得到昼夜平均 NN 间期差。由于夜间睡眠时心率较慢,NN 间期比白天长,因此,昼夜平均 NN 间期差是个正数。如果昼夜之间平均 NN 间期差变小,例如<40 ms,即是 HRV 异常表现。

(2) NN 间期标准差(SDNN)

SDNN 是指 24 h 内全部窦性心律 NN 间期的标准差(ms),反映 24 h 内整体 HRV 大小。SDNN 增大则 HRV 变大,SDNN 减小则 HRV 变小。SDNN 正常值 141±39 ms,<100 ms 为中度降低,有临床意义;<50 ms 为明显降低,有重要临床意义。

（3）NN 间期平均值的标准差（SDANN）

SDANN 是指 24 h 内 NN 间期数据按时间顺序，以每 5 min 为一段划分为若干段（若为 24 h 则共有 228 段），先计算每 5 min 时间段内 NN 间期平均值，可得到 288 个 NN 间期平均值，再计算这 288 个数据的标准差即为 SDANN（ms），反映 HRV 中慢变化部分，与频域低频有关，在交感神经与迷走神经张力的平衡性中，主要反映交感神经对心率的调控作用。正常值为 127±35 ms，<90 ms 为 HRV 降低，当交感神经活性增强时 SDANN 数值增大，交感神经活性减弱时 SDANN 数值减小。

（4）相邻 NN 间期差值的均方根（RMSSD）

RMSSD 是指在 24 h 内全部 NN 间期中，相邻 NN 间期之差的平方根（ms），反映 HRV 中快变化部分，与频域高频有关。在交感神经与迷走神经张力的平衡性中，主要反映迷走神经对心率的调控作用。正常值为 27±12 ms，<15 ms 为 HRV 降低，当迷走神经张力增大时 RMSSD 数值增大，迷走神经张力降低时 RMSSD 数值减小。

（5）NN 间期标准差指数（SDNN index）

SDNN index 是 24 h 内每 5 min 节段正常心动周期标准差的平均值。计算的是 5 min 之内 HRV 大小，反映 HRV 中较缓慢变化成分，与频域中低频和极低频相关，主要反映交感神经对心率的调控作用。正常值为 81±24 ms，<20 ms 为 HRV 降低。

（6）相邻 NN 间期之差超过 50 ms 的心搏数（NN50）

NN50 是指在 24 h 内全部 NN 间期中，相邻 NN 间期之差超过 50 ms 的心搏个数，用来衡量迷走神经张力及对心率调控作用大小。相邻 NN 间期之差超过 50 ms 的心搏数越多则 HRV 越大，反之，超过 50 ms 的心搏数越少则 HRV 越小。

（7）相邻 NN 间期之差超过 50 ms 的心搏数占 NN 间期总搏数的百分比（PNN50）

PNN50 是指在 24 h 内全部 NN 间期中，相邻 NN 间期之差超过 50 ms 的心搏数占 NN 间期总搏数的百分比。反映心动周期逐波变异程度，与频域高频有关，主要反映迷走神经张力对心率调控作用大小，异常分界点为 75%。

（8）相邻 NN 间期差值的标准差（SDSD）

SDSD 是指在 24 h 内全部相邻 NN 间期差值的标准差。计算时首先计算出全部相邻 NN 间期的差值，再计算出这些差值的标准差（单位：ms），用来衡量迷走神经对心率调控作用的大小。

2. 时域几何图解法

HRV 时域分析的几何图解法分为两种。第一种方法采用几何图解法来定量描述 NN 间期直方图和 NN 间期差值直方图形状，如直方图的底部宽度、直方图的高度等，再由这些量推导出一些指标。第二种方法使用一些熟悉的几何图形如三角形来近似代替直方图的形状。以这些几何图形的参数作为分析 HRV 的指标。

HRV 时域分析几何图解法优点是对心律失常造成的长短 NN 间期等错误数值不太敏感，即在规则 NN 间期数据中插入异位搏动、QRS 波漏检及虚假心搏等对几何图形影响小，只要有足够的 NN 间期数据量就可以得到 NN 间期变异程度的准确数据。因此，几何图解法多用于长程（24 h）检测与分析。

（1）NN 间期直方图和 NN 间期差值直方图

NN 间期直方图是在一定时间内统计出的 NN 间期的分布图，以一定的 NN 间期间隔（1/128 s，即 7.812 5 ms），统计出不同 NN 间期内心搏个数。由这些数据画出的曲线就是 NN 间期直方图。NN 间期直方图的横坐标代表 NN 间期长度（ms），纵坐标是心搏个数。正常人由于昼夜平均心率的差异，NN 间期直方图为多峰形状，图形矮而胖，NN 间期数值分布很广，相应的 HRV 数值大。自主神经系统受损病人的 NN 间期直方图表现为单峰形状，图形窄而高，NN 间期数值变异很小，相应的 HRV 数值小。NN 间期直方图形状代表自主神经系统对心率调控作用大小。

NN 间期差值直方图是相邻 NN 间期差值的分布图（即后一个心搏 NN 间期减去前面一个心搏 NN 间期，当后一个心搏 NN 间期比前一个长时,差值为正数;当后一个心搏 NN 间期比前一个短时,差值为负数。单位为 ms)。
以一定 NN 间期采样间隔(1/128 s,即 7.812 5 ms)统计出不同 NN 间期差值时心搏个数。正常人相邻 NN 间期差
值直方图形态低而宽,说明相邻 NN 间期相差较大,反映迷走神经对心率调控作用较强,HRV 较大。当直方图形
态高而窄,说明相邻 NN 间期相差较小,反映迷走神经对心率调控作用较弱,HRV 较小。NN 间期差值直方图可以
单独评估迷走神经系统对心率调控作用的大小(图 13 - 1、图 13 - 2)。

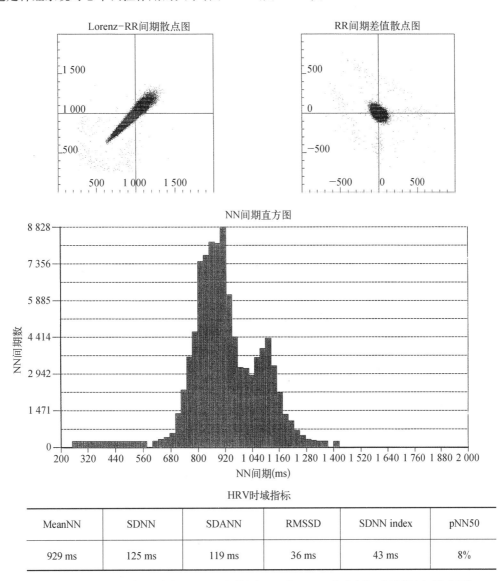

HRV时域指标

MeanNN	SDNN	SDANN	RMSSD	SDNN index	pNN50
929 ms	125 ms	119 ms	36 ms	43 ms	8%

图 13 - 1　24 h 实时动态远程心电监测: 正常 HRV 直方图、时域指标、散点图

临床资料: 女性,61 岁,高血压。

图谱特征: 本图是 12 导联 24 h 实时动态远程心电监测记录。动态心电图为窦性心律,频率 46 bpm,ST - T 无异
　　常。上图为 R - R 间期散点图,呈正常的彗星状(亦称棒球拍状),特点是体长、头小、尾大,大部分集中在
　　680~1040 ms 的 NN 间期区域内,头端指向坐标零点,在 45°角的直线附近向右上延展。中图为 NN 间期直方
　　图,直方图形态低而宽,说明相邻 NN 间期相差较大,反映迷走神经对心率调控作用较强,HRV 较大。下图
　　HRV 时域指标,MeanNN 为 929 ms(正常>400 ms);SDNN 为 125 ms(正常>100 ms);SDANN 为 119 ms(正常>
　　90 ms);rMSSD 为 36 ms(正常>15 ms);SDNN index 为 43 ms(正常>20 ms);pNN50 为 8%(正常>75%)。根据
　　散点图、直方图及时域指标,提示总体 HRV 正常。

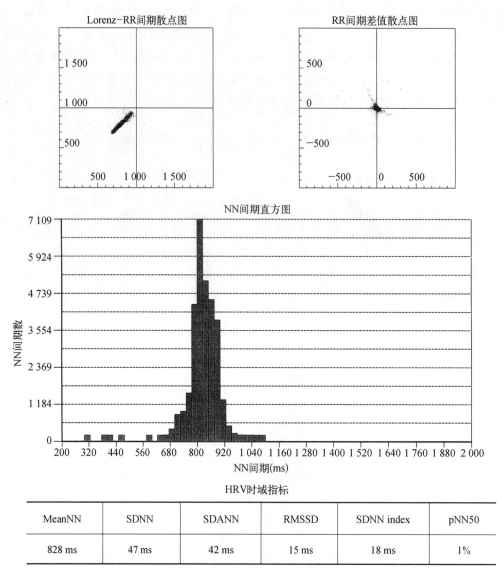

图13-2   24 h 实时动态远程心电监测:HRV 降低的直方图、时域指标、散点图

临床资料:女性,89 岁,冠心病。

图谱特征:本图是由 12 导联 24 h 实时动态远程心电监测记录。上图为 R-R 间期散点图,呈很短的斑块状(亦称短棒状),分布集中在很小的 NN 间期内,形态非常短小,呈头尾一致的短棒状图形,显示 24 h 内平均心率变异很小。中图为 NN 间期直方图,直方图表现为单峰形状,图形窄而高,说明 NN 间期数值变异很小。下图 HRV 时域指标,MeanNN 为 828 ms(正常>40 ms);SDNN 为 47 ms(正常>100 ms,<100 ms 为中度降低,有临床意义,<50 ms 为明显降低,有重要临床意义),SDANN 为 42 ms(正常>90 ms),RMSSD 为 15 ms(正常>15 ms),SDNN index 为 18 ms(正常>20 ms),PNN50 为 1%(正常>75%)。根据散点图、直方图及时域指标,提示总体 HRV 明显降低,说明交感神经和迷走神经张力均降低,是自主神经系统严重受损表现。

(2) HRV 三角形指数

HRV 三角形指数是指 24 h 内 NN 间期的总心搏数除以 NN 间期直方图最高点的心搏数,反映了 24 h 内 HRV 的总和。计算单位是计算 NN 周期直方图时,所采用的 NN 间期采样时间间隔 7.812 5 ms。例如,当三角形指数为

37时,其含义是三角形指数为 37 个 7.812 5 ms。三角形指数正常值为 37±15,<20 为 HRV 中度降低,<15 为 HRV 明显降低。

（3）NN 间期直方图的宽度（TINN）

TINN 是指采用 NN 间期直方图的最高点为顶点的三角形来近似描述 NN 间期直方图的形状,由 NN 间期直方图最高点出发,向下画出两条直线构成一个三角形代表 NN 间期范围,这个三角形底边的宽度(ms)就是 TINN。由于 TINN 和三角形指数都是以一个三角形来近似描述 NN 间期直方图的形状,NN 间期直方图可以呈单峰形、双峰或多峰形。因此,在生理条件比较稳定情况下,使用 TINN 和三角形指数这两个指标差别不大,TINN 等于三角形指数乘以 2×7.812 5 ms。

3. 时域分析特点

（1）HRV 时域分析多数采用动态心电图长程(24 h)记录,可以客观评价 24 h 内自主神经对心率调控作用的强弱,反映整体自主神经功能变化情况。部分使用短程记录应>5 min,其信息量小导致分析指标准确性差。时域分析法采集窦性心搏 NN 间期的时间序列信号作为测量基础,期间需要剔除全部异位搏动、伪差造成虚假的 QRS 波、QRS 波漏检造成虚假的长 NN 周期,从而得到更多有效的 NN 间期。

（2）长程 HRV 时域指标直接反映 HRV 整体大小,部分数据可反映交感神经与迷走神经对心率的调控作用,但不能反映交感神经与迷走神经各自活动情况。

（3）HRV 时域分析指标中,SDNN 和 HRV 三角形指数适合对 HRV 大小总体评估,SDANN、SDNN index 在反映交感神经与迷走神经张力平衡性中,着重反映交感神经对心率的调控作用。RMSSD、NN50、PNN50 着重反映迷走神经对心率的调控作用。

（4）由于 SDNN、SDANN、RMSSD 及 HRV 三角形指数这四项指标可以直接反映 HRV 大小总体情况以及交感神经与迷走神经对心率的调控作用,这些指标之间有很强的相关性,欧洲心脏病学会(ESC)和北美心脏起搏和电生理学会(NASPE)专家委员会及国内多数专家推荐上述四项作为 HRV 时域分析指标。

4. 时域分析正常值及意义

（1）SDNN 正常值：141±39 ms,<100 ms 为 HRV 中度降低,<50 ms 为 HRV 明显降低。

（2）SDANN 正常值：127±35 ms,<90 ms 为 HRV 降低。

（3）RMSSD 正常值：27±12 ms,<15 为 HRV 降低。

（4）PNN50 正常值：>75%,<75% 为 HRV 降低。

（5）HRV 三角指数正常值：37±15,<20 为 HRV 中度降低,<15 为 HRV 明显降低。

（6）SDNN index 正常值：81±24 ms,<20 ms 为 HRV 降低。

（四）频域分析法

频域分析法是将 HRV 中不同频率成分所占功率进行分解,得到 HRV 的频谱。最常用分析方法是快速傅立叶变换(FFT)或自回归参数模型法(AR)运算,把随时间变化的心率波动曲线分解成不同频率、不同振幅的正弦曲线之和,并描绘标记出各个功率谱。由此得到以频率(Hz)为横坐标,功率谱密度(PSD)为纵坐标的功率谱图,纵坐标单位是(ms^2/Hz),从功率谱线可以得知各频率的功率谱密度的分布及变化情况。正常成人的 HRV 功率谱频率范围在 0~0.5 Hz(<1.0 Hz)。一般将频谱分成 4 个区域即 ULF、VLF、LF、HF,将心搏 NN 间期变化转变为频谱并计算功率谱密度。常用运算方法有 FFT 和 AR 两种,两者结果高度相关。FFT 方法简单快速,所得 PSD 曲线相关性强。AR 方法是在 FFT 方法基础上再次运算,各频段曲线平滑,目测效果好,结果较为准确,是频域分析主要方法。在频谱曲线上可以细致观察交感神经与迷走神经对心率的调控作用,分析交感神经与迷走神经平衡状态及各自活动特点。HRV 频域分析时要求受检者在记录期间保持良好的生理状态,例如应平静仰卧、精神放松、平稳呼吸等。保证有足够、连续的窦性 NN 间期,得到稳定、准确的频谱曲线数据(图 13－3)。

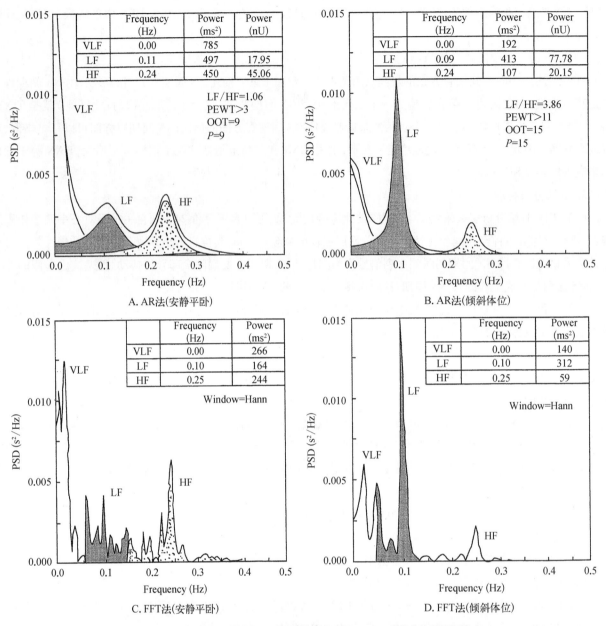

图 13-3　安静平卧位及倾斜体位短程 5 min 频域分析结果

图左侧为安静平卧位记录,图右侧为倾斜体位记录。A、B 两图为 AR 法分析,线条较光滑,结果较为准确,目测效果好,是频域分析主要方法。C、D 两图为 FFT 法分析,曲线波折较多,所得 PSD 曲线相关性强。图中字母说明:nU:规范单位;Frequency:频率;Power:功率;P:模型阶段;PSD:功率谱密度;Window:窗口;Hann:汉恩窗口(引自张开滋,肖传实,郭继鸿,等.心率变异性.中国心电信息学图解集成 [M].湖南科学技术出版社,2010.)。

1. 频域分析法中主要频峰的意义

(1)总功率(TP)ms^2:指全部 NN 间期的方差,功率范围在 0~0.40 Hz。反映自主神经系统总体影响。

(2)超低频段功率(ULF)ms^2:超低频功率范围在 0~0.003 Hz。

(3)甚低频(VLF)峰:极低频功率范围在 0.003~0.04 Hz,作为交感神经活动指标,与毛细血管舒缩调节及温度调节有关,当迷走神经阻断可使该频峰降低。

(4)低频(LF)峰:低频功率范围在 0.04~0.15 Hz,受交感神经和迷走神经共同影响,涉及交感神经和迷走神经对窦房结自律性的调节和压力反射影响。

（5）高频（HF）峰：高频峰功率范围在 0.15～0.40 Hz，反映迷走神经调节并与呼吸活动密切有关，由呼吸节律通过中枢相互作用和外周反射引起迷走神经活动周期性变化。高频峰功率的大小被作为定量观测心迷走神经活动强度的指标。

2. 频域分析特点

频域分析记录时间分为长程（24 h）和短程（5 min）两种方式，两种分析方法各有所长，但是结果指标不能替代，所以应正确选择记录时间方式。

（1）长程记录法

使用 24 h 动态心电图记录，采用的频段包括：总功率（TP）、超低频段功率（ULF）、甚低频功率（VLF）、低频（LF）、高频（HF）。长程记录法分析建议采用 TP、ULF、VLF、LF、HF 指标，不宜采用 HF/LF 指标。长程 HRV 频域 HF 和 LF 成分只占总功率（TP）的 5% 左右，其余均为 VLF、ULF。在实际生活 24 h 中，各种生理、病理状态因素都会使 HF、LF 功率不稳定。HF、LF 仅仅是 HF、LF 分量相应的自主神经系统调控心率的平均值，掩盖自主神经系统中交感神经与迷走神经对心率调控作用各自特点。

（2）短程记录法

使用心脏多功能检查仪在门诊记录，采用的频段分析包括：甚低频功率（VLF）、其中包括 ULF，低频（LF），高频（HF）。短程记录法分析建议采用 TP、VLF（包括 ULF）、LF、HF、HF/LF 指标，不宜采用 HF/LF 指标。短程 HRV 频域分析法敏感、精确、定量性强，不仅能分析自主神经生理、病理变化对心率调控作用总体影响，显示总体 HRV 大小特点，还可以分析交感神经与迷走神经对心率调控作用各自特点。例如当受检者取平卧位时迷走神经张力增大，在迷走神经的调控下，NN 间期曲线呈快速抖动状态，在相应频谱曲线中，在 0.15～0.4 Hz 范围内出现一个高频峰（HF）。当受检者取倾斜位或坐位时，NN 间期曲线变化缓慢。在相应的频谱曲线中，高频峰很小，而在 0.15 Hz 以下出现一个低频峰（LF），反映交感神经活性增加，对心率调控作用增大。

3. 频域分析正常值及意义

（1）TP 正常值：3 466±1 018 ms²，受自主神经系统总体影响。当所有频带均有功率下降，使 HRV 降低，提示交感神经张力增高。

（2）LF 正常值：1 170±416 ms²，LF 值增大提示在交感神经和迷走神经平衡状态中以交感神经活性增强为主，对心率调控作用增大。若站立时无低频成分（LF）增加，提示交感神经反应性减弱或压力感受器敏感性降低。

（3）常值：975±203 ms²，HF 值增加提示迷走神经张力增高。

（4）HF 比值正常值：1.5～2.0，反映交感神经与迷走神经张力的平衡性。当 LF/HF 比值增大，反映以交感神经张力作用为主。当 LF/HF 比值减小，反映迷走神经张力作用为主。

（5）心频率左移，使功率谱密度曲线中低频成分增多，提示 HRV 降低，反映交感神经张力增高。

4. 域分析法与频域分析法指标之间的关系

时域分析与频域分析各项指标之间关系密切，例如时域指标 SDNN、三角指数与频域指标 TP 都是反映 HRV 总体大小，用来衡量自主神经系统对心率总的调控作用，并可以相互替代。RMSSD、PNN50 与 HF 关系密切，反映迷走神经对心率调控作用大小并可以相互替代。SDANN 与 ULF 的相关性也很大，反映交感神经与迷走神经张力的平衡性，主要反映交感神经对心率调控作用，但是相互替代性不强。

5. 频域分析三维功率图

频域分析三维功率图是在二维频域分析基础上，以时间为三维。图中以频率为 X 轴，功率为 Y 轴，时间为 Z 轴，按一定时间分段，由计算机按顺序排列，自动绘制出三维立体如山形状的功率图。其中高频部分代表迷走神经活动为主，约占 5%，低频部分代表交感神经活动，约占 85%。三维频域功率图对患者在不同时间段内各频域段的功率变化趋势可以起到直观形象目的。

三、心率变异性临床应用

自主神经系统对心脏功能及电生理活动起着重要作用,是调节心率的最后通路。通过分析 HRV 变化可以评价人体自主神经系统参与各个器官功能调控作用的强弱,预测快速室性心律失常、猝死的发生,协助其他疾病如冠心病、急性心肌梗死、心力衰竭、高血压、糖尿病、甲亢等的治疗效果观察和预后判断。

(一) HRV 与急性心肌梗死

急性心肌梗死(AMI)时由于缺血和坏死心肌呈节段性异常运动,该心肌节段内神经末梢受机械性牵拉,其交感传入冲动异常增强。同时心肌节段性运动导致心室泵血功能下降,通过体液等因素反射性引起中枢交感神经兴奋性增强,血浆儿茶酚胺水平上升,使心交感神经活性增高,心迷走神经张力降低,导致 HRV 降低。在 HRV 各项指标中,反映 HRV 整体大小的 SDNN 明显降低(<50 ms),反映迷走神经张力的 RMSSD、PNN50、HF 等明显降低,反映交感神经张力的 LF、LF/HF 均升高。HRV 降低不仅反映 AMI 后心肌损害程度,而且与室速或室颤发生密切相关。HRV 降低反映自主神经对心脏调节能力降低,尤其是迷走神经张力降低,交感神经张力增高,使心肌细胞电活动不稳定程度增加,室颤阈值降低,容易诱发恶性心律失常或导致猝死。

已经公认 HRV 降低是预测急性心肌梗死后恶性心律失常和猝死的强力指标,其预测价值独立于其他 AMI 后危险分层指标。Kleiger 报告对 808 例 AMI 发病后 3 天起应用动态心电图随访观察 SDNN 变化 1 个月,发现 SDNN 明显降低(<50 ms)患者的死亡率是正常者(>100 ms)的 5.3 倍。多数学者认为 AMI 后 HRV 变化有一个动态变化过程,Bigger 认为 AMI 后 HRV 降低是暂时现象,AMI 后 2~3 天内 HRV 各项指标均降低,1~3 周内 HRV 指标异常最为明显,2 周以后逐渐回升,6~12 个月恢复正常。因此,将 HRV 检测作为 AMI 预后的预测指标应在 AMI 后 1~3 周内进行为宜。

(二) HRV 与充血性心力衰竭

HRV 可用于评价充血性心力衰竭(CHF)患者自主神经功能异常,对中、重度 CHF 患者预测意义更大。CHF 时由于心排出量明显降低,交感神经、肾素-血管紧张素-醛固酮系统过度激活,使血液动力学发生相应变化,引起中枢交感神经兴奋性增强。HRV 时域各项指标均下降,尤其是 SDNN 明显下降,频域指标中 LF、HF 均下降,尤以 HF 下降更为明显,LF/HF 比值上升或不变,反映交感神经和迷走神经活性受到不同程度损伤,尤其是迷走神经损伤更为严重。HRV 昼夜节律波动消失,显示夜间交感神经超常兴奋。

HRV 降低的重度 CHF 患者的死亡风险较 HRV 正常者高 20 倍。有研究将 127 例 CHF 患者以 SDNN<65 ms 作为研究对象,经过统计学分析显示,在 SDNN<65.3 ms 的基础上,SDNN 每增加 10 ms,则可以降低总死亡率 20%。因此提出 HRV 可以作为 CHF 患者总死亡率的独立预测因素。

(三) HRV 与糖尿病

HRV 已被公认为判断糖尿病患者伴有自主神经系统损害最准确而敏感的指标。在糖尿病自主神经功能早期诊断及常规检查中,通过 HRV 降低可对自主神经受损进行早期预告,并以此判断预后并制定治疗方案。

糖尿病患者的 HRV 各项指标会全面下降,当合并自主神经系统损害时,HRV 各项指标会进一步下降。糖尿病患者 24 h 动态血压昼夜节律波动消失(夜间血压低谷消失),HRV 的 LF/HF 比值昼夜节律波动也会消失。显示糖尿病患者交感神经和迷走神经活性全面受损,夜间交感神经超常兴奋,容易诱发心脏性猝死。HRV 时域分析指标明显降低提示合并糖尿病性自主神经系统病变且预后不良。HRV 频域分析指标也可以用来预测糖尿病患者伴自主神经系统损害的猝死。

(四) HRV 与原发性高血压

自主神经系统在参与调节血压过程中起重要作用。原发性高血压与交感神经张力增高或是迷走神经功能受损以及交感、副交感神经中枢调节机制异常有关。有研究显示在高血压早期阶段 LF 增高，HF 降低，LF/HF 比值增大，LF 的正常昼夜变化规律消失，反映交感神经张力持续增高。HRV 降低常先于高血压在临床上被发现，提示自主神经确实参与了高血压发病的始动机制。HRV 降低有可能是高血压导致压力感受器功能受损，引起心脏自主神经调节功能紊乱以及 HRV 正常昼夜变化规律消失。而且自主神经功能受损程度而且与高血压病情呈正相关，这些特点反映 HRV 分析在研究高血压发病机制及病情评估中起重要作用。

（五）HRV 与阻塞性睡眠呼吸暂停综合征

阻塞性睡眠呼吸暂停是间歇性呼吸道阻塞所致的以低氧血症和高碳酸血症为特征的一种睡眠异常。当阻塞性睡眠呼吸暂停伴有相应的睡眠缺失症状，以及日间嗜睡，构成了阻塞性睡眠呼吸暂停综合征（OSAS）。OSAS 患者的 HRV 正常夜间变化规律消失，而且与缺氧指数、氧饱和度显著降低密切相关，反映 OSAS 患者的心脏自主神经调节功能紊乱与夜间反复发作的低氧血症、高碳酸血症有关。这种自主神经调节功能紊乱参与了多种心血管疾病的启动和发展，是高血压、冠心病、充血性心力衰竭、脑血管疾病及糖尿病等的独立危险因素，并与心律失常与夜间猝死有关。

由于呼吸暂停导致缺氧，使迷走神经张力增高，虽然肺扩张可抵抗迷走神经效应，然而在呼吸暂停时，由于无效吸气运动使得该效应不再出现，从而导致缺氧诱导的迷走神经张力增高更为明显。同时，由于交感神经张力增高所出现的警醒，导致体循环血压增高，继而肺循环压力也可能增高导致肺动脉高压。OSAS 引起的上述病理生理变化，在 HRV 检测中表现为夜间 VLF、LF、LF/HF 比值均降低，HF 增高，反映以迷走神经张力增高为主。在此基础上出现日间交感神经张力增高表现，例如 HRV 时域指标中 SDNN、HRV 三角形指数明显降低，频域指标中 VLF、LF、LF/HF 比值均增大。

有研究显示可以用 HRV 检测来鉴别睡眠呼吸暂停与睡眠分期，当呼吸暂停时 HRV 指标的 VLF、LF、LF/HF 比值均降低，反映迷走神经张力增高，而在快速动眼睡眠时上述 HRV 指标均增高，反映交感神经张力持续增高。因此可以用 HRV 检测来对 OSAS 患者进行初筛，用来评价病情以及自主神经功能异常情况。

四、心电散点图概论

散点图（Scatter plots）是指在回归分析中，数据点在直角坐标系平面上的分布图，表示因变量随自变量而变化的大致趋势。这种非线性数学模型多用于比较跨类别的聚合数据，例如科学数据、统计数据等。用两组数据构成多个坐标点，考察坐标点的分布、判断两个变量之间是否存在某种关联、总结坐标点的分布模式。正常心脏搏动每分钟次数按 75 次计算，用动态心电图记录 24 h 共计 10 万多次心搏。如何用一种最简洁明了的方法来展示每天 10 万多次心搏的心率变异性以及心律失常总体情况，直到使用 HRV 非线性分析图形法才得以解决。

非线性分析图形法最早根据 R-R 间期动态变化的相空间三维图，由 Poincaré 从相空间三维图基础上"降维"形成二维截面图，称为 Poincaré 散点图。20 世纪 80 年代，E.N.Lorenz 在总结 Poincaré 散点图基础上，根据动态心电图长时间记录 R-R 间期信号制作成 Lorenz-RR 散点图。为了纪念 E.N.Lorenz 提出的混沌理论的开创性研究，心电学界以相邻 R-R 间期迭代作图（在二维坐标系中）形成的图形称为 Lorenz-RR 散点图。

心电散点图是将散点图的数学模型用于 24 h 动态心电图分析中，用"点"在二维坐标系中的分布构成图形，根据每次心跳之间形成的 R-R 间期数据，在二维坐标系中留下一个"点"，当这些"点"的数量达到一定程度时，便会形成一定的图形，这种图形称为心电散点图，简称散点图。根据散点图的大小及形状来估计 HRV 的变化规律，对其中快变化及慢变化成分作出估计，显示交感神经和迷走神经的活性。同时根据散点图图形改变能够判断心律失常的类型并作出诊断。

五、心电散点图分类

根据心搏大数据方法（即所有 R-R 间期），由计算机描述出的心电散点图可分为三种类型。

1. Lorenz‐RR 间期散点图

Lorenz‐RR 间期散点图是由相邻 RR 间期为横、纵坐标,在平面直角坐标系中描绘的长时程 RR 间期散点图。相邻 RR 间期采集是根据相邻三个心搏形成两个 RR 间期之间互相关系,由许多散点组成分布图(图 13‐4‐1)。优点是能汇集全程 24 h 或更长时间的心律失常散点图,集中表达心律失常的规律性,及时诊断常见心律失常。

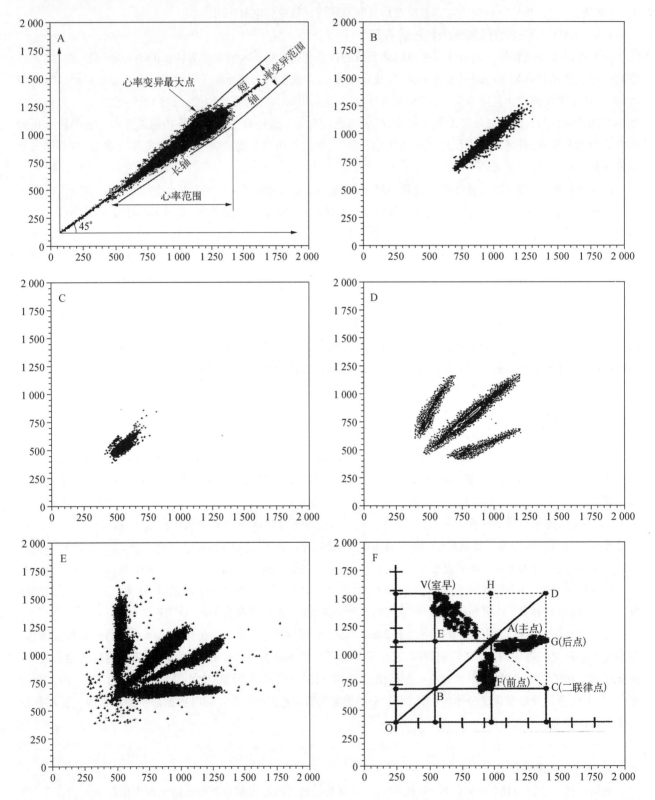

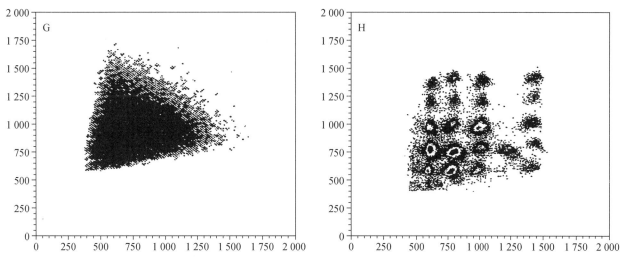

图 13 - 4 - 1　不同形状的 Lorenz - RR 间期散点图

A：彗星状（棒球拍状）散点图；B：鱼雷状散点图；C：斑块状散点图；D：房性早搏三分布散点图；E：室性早搏四分布散点图；F：室性并行心律斜的倒 Y 型散点图；G：心房颤动扇形散点图；H：心房扑动空间点阵散点图。

2. 时间 RR 间期散点图

时间 RR 间期散点图（简称 t - RR 间期散点图），是根据相邻两个心搏形成一个 RR 间期随时间发生的情况。绘图方法是以 24 h 或者其中 1 h 为横坐标的长度，以某一个 RR 间期为纵坐标，构成时间 RR 间期坐标系中的一个散点。以此类推，形成由无数个散点组成的分布图，图形特点是随时间移动而出现连续散点分布的曲线条幅（图 13 - 4 - 2），优点是能表达 24 h 内窦性心律及心律失常发生的时刻及持续时间。

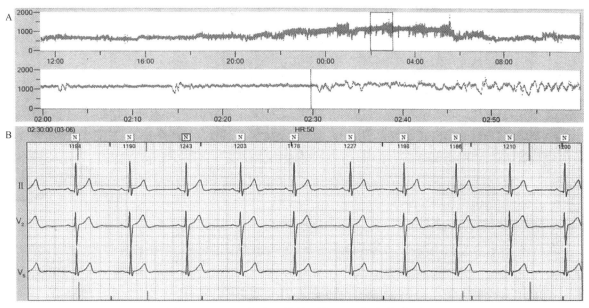

图 13 - 4 - 2　窦性心律的时间 RR 间期散点图

A 图：上图为 24 h 动态心电图记录后，通过计算机处理的 24 h 时间 RR 间期散点图。图中散点致密，类似一条带有毛刺的实线条带，条带振幅上下起伏，代表心率快慢变化。图中 7：00~22：00 期间条带振幅较低，代表 RR 间期较短，心率较快。22：00~5：45 期间条带振幅较高，代表 RR 间期较长，心率较慢。实线下方有一些散点，说明有一些心搏 RR 间期较短，提示有早搏。下图是从 24 h 时间 RR 间期散点图方框内选取 1 h（2：00~3：00）的散点图，可见两段基线比较平直，心率较快，其他处出现正弦波曲线，心率减慢。**B 图**：为片段心电图，窦性心动过缓，50bpm（2：30 记录）。

3. RR 间期差值散点图

RR 间期差值散点图(简称修正 Lorenz - RR 间期散点图),是在平面直角坐标系中描绘由相邻四个心搏形成三个 RR 间期差值的散点图。绘图方法是先取前两个相邻 RR 间期的差值为横坐标,然后取后两个相邻 RR 间期的差值为纵坐标,依据差值的大小与正负,在围绕坐标原点 4 个象限(A、B、C、D)上绘出第一个散点,然后以此类推,将所得的 R-R 间期差值所得各个散点,标绘成多个 RR 间期差值散点组成的分布图。在 RR 间期差值散点图中,每一个散点代表三个相邻 RR 间期的变化规律,其实质是相邻 RR 间期差值统计图(图 13-4-3、图 13-12、图 13-13)。

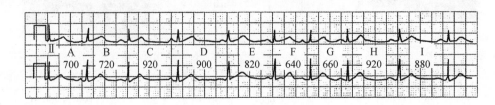

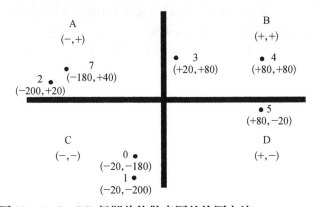

图 13 - 4 - 3 RR 间期差值散点图的绘图方法

绘图方法:取 A-B = 700-720 = -20 在横坐标上,取 B-C = 720-920 = -200 在纵坐标上,两者引线相交为第 1 点。取 B-C = 720-920 = -200 在横坐标上,取 C-D = 920-900 = 20 在纵坐标上,两者引线相交为第 2 点,以此类推。

上述三种心电散点图在临床应用中各具特点,Lorenz - RR 间期散点图能汇集全程 24 h 的心律失常散点图,集中表达心律失常的规律性,能明确房性早搏、室性早搏、心房扑动、心房颤动、传导阻滞等诊断,但不能表达心律失常发生时刻及持续时间。时间 RR 间期散点图能表达心律失常发生时刻及持续时间,由于散点较稀疏和分散,难以判断心律失常的特征,因此 Lorenz - RR 间期散点图与 t - RR 间期散点图可以相互补充和应证,提高诊断的准确性和特异性。RR 间期差值散点图和 Lorenz - RR 间期散点图可以由同一份 Holter 数据分别制作而成,两者可以同时阅读、对比分析,获取更多诊断信息。

六、常见心律的 Lorenz - RR 间期散点图

Lorenz - RR 间期散点图的绘图方法是利用计算机根据动态心电图 24 h 或更长时间内大量连续 R-R 间期数据中,自动测量许多正常连续心搏的 RR 间期,以相邻两个窦性心动周期的第一个 R-R 间期长度为横坐标,第二个 RR 间期长度为纵坐标,在直角坐标中画出第 1 个散点。再以第二个 RR 间期长度为横坐标,第三个 RR 间期长度为纵坐标,在直角坐标中画出第 2 个散点,然后以此类推,将长程检测到 RR 间期数据全部画出许多散点,标绘成由许多散点组成的 Lorenz - RR 间期散点图。根据散点图形状可以直接反映 RR 间期变化规律,散点图通常分为彗星状、扇形状、短棒状、鱼雷状、复杂形状等五种类型,其中复杂形状是指前四种图形以外的各种形状散点图,例如早搏的二分布、三分布及多分布形状,心房扑动空间点阵形状,室性并行心律倒 Y 形状散点图等(图 13-4-1)。

1. 彗星状散点图

正常窦性搏动散点图呈彗星状(亦称棒球拍状),特点是体长、头小、尾大。散点图外形反映迷走神经活性,浓密的核心部分反映交感神经活性。散点图大部分集中在 600~1 000 ms 的 NN 间期区域内,头端指向坐标原点,靠近坐标原点一端分布较狭窄,远离坐标原点的一端分布较宽,在 45°角直线附近向右上延展,反映心脏节律正常变化特性。散点图沿着 45°角方向的长短代表 24 h 内平均心率变化大小。散点图形态较长时,反映白昼平均心率差异较大。反之,散点图形态比较短时,反映白昼平均心率差异较小(图 13-4-1-A、图 13-1)。当围绕着 45°角上下散开,说明存在窦性心律不齐。若心率减慢,NN 间期长,散点图向上延伸,提示窦性心律不齐程度大。若心率加快,NN 间期短,散点图向下逐渐变窄,提示窦性心律不齐程度减小。

2. 鱼雷状散点图

鱼雷状散点图呈头端略大,尾端不增宽,狭长的鱼雷状,垂直于 45°方向散开的角度很小,显示相邻 NN 间期的差值较小,24 h 内平均心率变异较小,说明迷走神经对心率的调控作用较小,是自主神经系统部分受损表现(图 13-4-1-B)。

3. 短棒状散点图

短棒状散点图呈很短的斑块状,分布集中在很小的 NN 间期内,形态非常短小,呈头尾一致的短棒状图形,显示 24 h 内平均心率变异很小,说明交感神经和迷走神经张力均降低,是自主神经系统严重受损表现(图 13-4-1-C、图 13-2)。

4. 心房颤动散点图

心房颤动散点图呈扇形,沿 45°线对称分布。扇形基底较宽,尖端面对坐标零点。多数扇形散点图的边界与坐标轴有一定斜率,少数扇形的边界与坐标轴的斜率为零(多见于典型心室预激合并心房颤动)。

心房颤动时由于 R-R 间期长度绝对不等,在散点图中出现高低不一的散点,形成宽幅的条带。受到房室结最短不应期的阻滞作用,R-R 间期有一个最小值,其最小值的所有散点便构成条带状散点图的清晰下缘。条带状散点图的上缘呈毛刺状,无明显边界。24 h 的 R-R 间期散点图密度大,颜色较深。1 h 的 R-R 间期散点图密度稀疏,散点清晰可见。扇形的两个底边代表不同心率时最小的 NN 间期,就是代表房室结的功能不应期界线。离扇心越近,散点的密度越大。离扇心越远,散点的密度越稀疏(图 13-4-1-G、图 13-5、图 13-6)。

当心房颤动合并室性早搏时,在 Lorenz-RR 散点图呈扇形,沿 45°直线对称密集分布,基底较宽,尖端面对原点,显示房颤散点图特征。同时,图中室早搏点集与二联律点集对称分布在 45°线两边,分别垂直于 X、Y 轴,显示室性早搏散点图特征(图 13-12-1)。

5. 心房扑动散点图

心房扑动时房室传导比例多数呈 2:1~4:1,少数呈 5:1~7:1,极少呈 1:1 传导。不同比例的房室传导,使得 R-R 间期呈不规则中有规则地变化,形成特征性格子状的空间点阵散点。在散点图上呈现典型的分层现象,一般分为 3 层,有时可呈 4~5 层排列。由散点构成 3~5 条平行于 X 轴的直线,直线的宽窄反映同一节 R-R 间期的变异程度。不同时间段中由于房室传导比例不同,可出现不同数量的直线,使得散点分布密度存在明显差异(图 13-4-H、图 13-13)。

当心房扑动与心房颤动同时存在时,散点图表现为心房颤动的扇形分布,在扇形散点图中有网格状散点分布,代表心房扑动节律。

当心房扑动合并室性早搏时,在空间点阵之外可见节段分布的室早搏点集与早搏前点集,而早搏后点重叠在空间点阵散点集之中不易分辨。

6. 房性早搏散点图

房性早搏散点图特点是在窦性节律棒球拍状散点图周围,即沿 45°线附近出现多条棒球拍状图形,以 4~

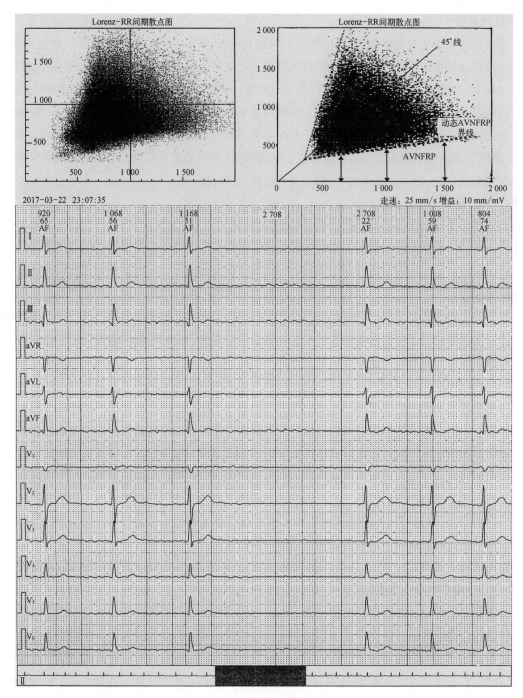

图 13-5　心房颤动扇形散点图

临床资料：男性，44岁，冠心病。

心电图特征与诊断：24小时动态心电图记录，P波消失，代之以大小不等的心房颤动波(f波)，R-R间期绝对不等。平均心室率61 bpm，长R-R间期2 708 ms。符合心房颤动伴长R-R间期特征。

散点图特征：右上方为模拟散点图，左上方为24小时动态心电图记录，通过计算机描绘Lorenz-RR散点图。散点图呈扇形，沿45°直线对称密集分布，扇形基底较宽，尖端面对坐标零点，这是具有特征性的房颤扇形散点图。扇形的底边斜率大小与房室结功能性不应期长度有关，表示各种状态下房室结功能性不应期(AVNFRP)对房颤f波的阻拦界线，界线以下说明没有房颤f波下传的心搏。因此，把扇形底边动态变化的边界线称为动态的房室结功能不应期(动态AVNFRP)。本图扇形散点图沿45°线向上发散较大，底边的斜率较大，表示房室结功能性不应期长度变异范围较大。这些特点与心电图心房颤动时平均心室率较慢，突然出现的长R-R间期的特点相符合。

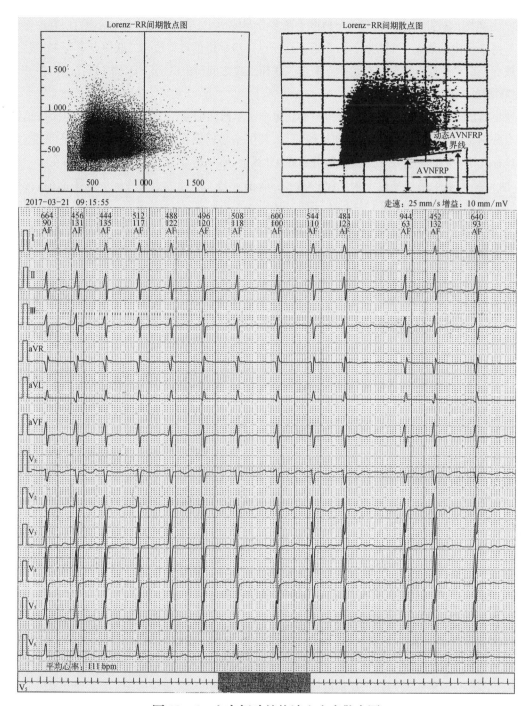

图 13-6 心房颤动伴快速心室率散点图

临床资料：男性,70 岁,冠心病。

心电图特征与诊断：24 小时动态心电图记录,P 波消失,代之以大小不等的心房颤动波(f 波),R-R 间期绝对不等,平均心室率 119 bpm。符合心房颤动伴快速心室率特征。

散点图特征：右上方为模拟散点图,左上方为 24 小时动态心电图记录,通过计算机描绘 Lorenz-RR 散点图。散点图呈典型的扇形,沿 45°线对称密集分布。扇形基底较宽,尖端面对坐标零点。扇形散点图沿 45°线向上发散长度较短,底边的斜率较小,反映房室结功能性不应期长度变异范围较小,不应期长度较短,与心电图心房颤动伴快速心室率相符合。

8分布为多见,各条图形彼此分离。在房性早搏散点图多分布图形中,早搏点与坐标轴不垂直,有一定斜率。房早搏点集与房早搏二联律点集关于45°线对称,靠近坐标原点。房早搏前点集位与二联律点集与45°线之间,多数与二联律点集重叠。房早搏后点集分布在窦律点集与二联律点集之间(图13-4-D,图13-7,图13-8)。

7. 室性早搏散点图

(1) 室性早搏散点图多呈四分布或五分布图形。每个室早搏图形成三个点与窦性节律的棒球拍样散点图分离。这三个点分别是:室早搏点、早搏前点和早搏后点,其中室早搏点在散点图中与横坐标几乎垂直,室早搏二联律点与横坐标几乎平行。窦律的散点集纵向分布在45°线上,室早搏点与二联律点对称分布在45°线两边,分别垂直于X、Y轴。室早搏前、后点集位于45°线与X轴之间,前者与二联律散点集在同一水平而前后错开,后者与窦律点集在同一水平而前后错开(图13-4-E、图13-9)。

(2) 插入型室性早搏的散点图呈四分布图形,窦律点集纵向分布在45°线,早搏点集分布在45°线偏上,早搏后点集分布于45°线与Y轴之间,早搏前点集位于45°线与X轴之间。两个点集对于45°线不对称(图13-10)。

(3) 室性并行心律散点图呈四分布图形,呈斜的倒Y型图形,这是室性并行心律具有特征性的散点图图形。窦律的散点集分布在45°线上,室早搏点集垂直于45°线,室早搏前、后点集分别垂直于X、Y轴(图13-4-F)。

(4) 当室性早搏与房性早搏同时存在,而且以室性早搏为主时,散点图呈室性早搏四分布图形为主,同时显示房性早搏散点图呈4~8条线分布图形,房性早搏与室性早搏散点图分别显示各自特点(图13-11)。

七、心电散点图临床应用

随着动态心电图仪器功能设计的不断发展,许多新的统计工具伴随着临床需求不断被开发出来,动态心电图诊断手段也日趋丰富。心电散点图就是一种借助于非线性数学模型来协助动态心电图分析的先进诊断工具。心电散点图对24 h动态心电图中HRV变化规律、心律失常出现规律能作出快速、准确地判断。一位有经验的心电图医师能在数秒钟内对数十种心律失常作出准确地分析与判断,并能发现一些新的心律失常规律,对提高动态心电图诊断质量具有重要参考价值。心电散点图在临床应用可分为以下四个方面。

1. 根据窦性搏动散点图位置的分布情况,评价心率波动范围。例如窦性散点图大部分集中在600~1 000 ms的RR间期区域内,反映心脏节律正常变化特性。

2. 根据窦性搏动散点图长轴的变化,评价自主神经调节功能。窦性搏动散点图沿着45°角方向长短代表24 h内平均心率变化大小。当窦性搏动彗星状(棒球拍状)散点图形态较长时,反映白昼平均心率差异较大。反之,窦性搏动彗星状散点图形态较短时,反映白昼平均心率差异较小。

3. 根据窦性搏动散点图短轴的变化,评价心率变异程度。当窦性搏动散点图短轴变小,反映心率变异程度小。当散点图短轴变大,反映心率变异程度大。

4. 根据散点图特征性图形变化诊断各种心律失常。例如房性早搏、室性早搏、心房扑动、心房颤动、室性并行心律、室性心动过速、房室传导阻滞等,都具有特征性散点图图形变化。当见到这些特征性散点图时,能做到一目了然,在很短时间内作出判断,并能从动态心电图资料中得到印证。这对于危重病及远程心电图会诊患者需要快速、准确得到诊断报告时显得尤为方便和重要。

5. 根据散点图形动态变化,评估和预测心力衰竭、心肌梗死、心肌病、遗传性心律失常等疾病的状态及预后。

综上所述,心电散点图为整体上探讨动态心电图中心率和心律变化规律提供了一条正确诊断的捷径。通过对心电散点图分析,不仅要了解RR间期变化的规律,为诊断和鉴别诊断提供依据,更重要的是探讨RR变化的机

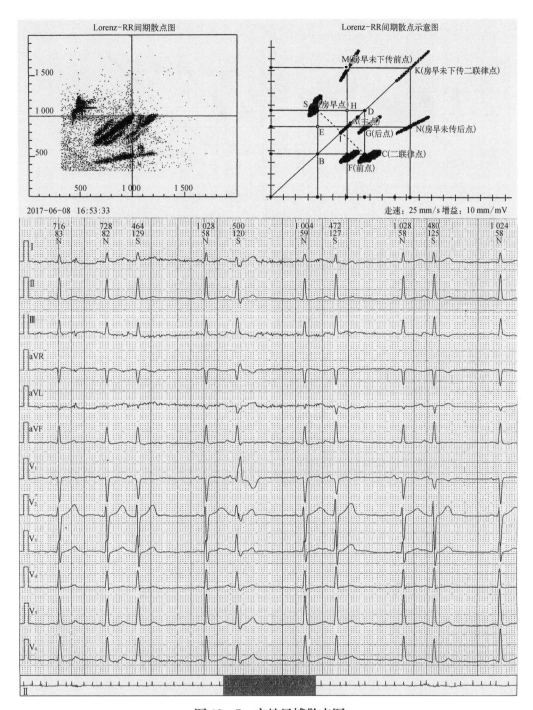

图 13 - 7　房性早搏散点图

临床资料：男性,92 岁,冠心病。

心电图特征与诊断：24 h 动态心电图记录,窦性心律,频发房性早搏呈二联律,部分伴室内差异传导。

散点图特征：右上方为模拟散点图,左上方为 24 小时动态心电图记录,通过计算机描绘的 Lorenz - RR 散点图。

　　散点图为 4~8 分布图形,房早搏点与坐标轴不垂直,有一定斜率,显示有频发房性早搏。房早搏散点集与房早搏二联律散点集关于 45°线对称,靠近坐标原点。房早搏前点集位于二联律点集与 45°线之间,房早搏后点集分布在窦律点集与二联律点集之间。

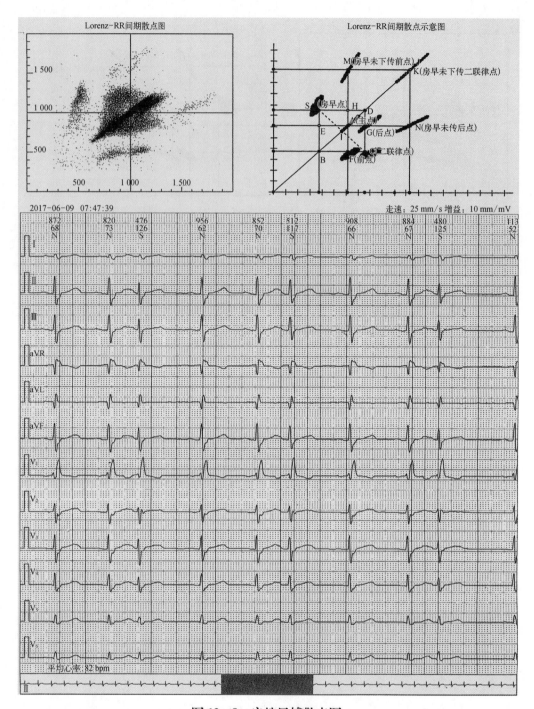

图13-8　房性早搏散点图

临床资料：男性,92岁,冠心病。

心电图特征与诊断：24 h动态心电图记录,窦性心律,房性早搏呈三联律,完全性右束支传导阻滞。

散点图特征：右上方为模拟散点图,左上方为24小时动态心电图记录,通过计算机描绘Lorenz-RR散点图,房早搏散点集与房早搏二联律散点集关于45°线对称,靠近坐标原点,符合房性早搏散点图特征。沿45°线附近散点比较粗大,提示存在短阵房性心动过速。房性早搏未下传前、后点集关于45°线对称,远离坐标原点,提示有房性早搏未下传。

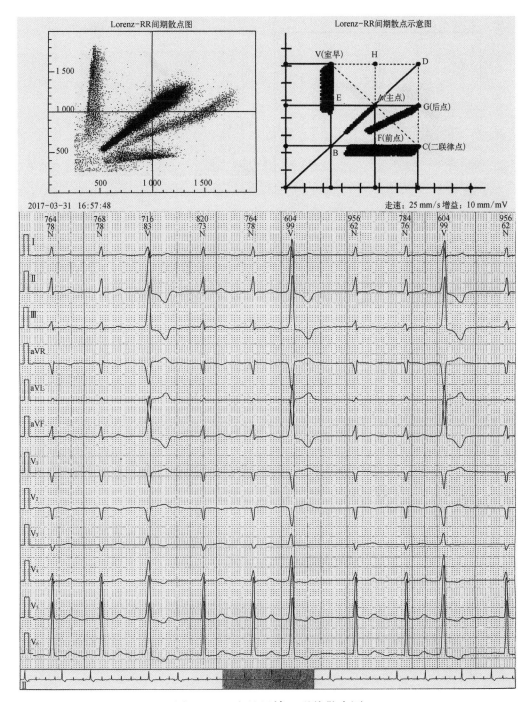

图 13-9 室性早搏三联律散点图

临床资料：男性，70 岁，冠心病。

心电图特征与诊断：24 h 动态心电图记录，窦性心律，室性早搏呈三联律。

散点图特征：右上方为模拟散点图，左上方为 24 小时动态心电图记录，通过计算机描绘的 Lorenz-RR 散点图呈四分布图形。室性早搏点集在散点图中与横坐标几乎垂直，室性早搏二联律点与横坐标几乎平行。45°线处是窦性心律的彗星状或称棒球拍状散点，与纵坐标平行的是室性早搏的早搏点，与横坐标平行的是早搏二联律点。室性早搏点与二联律点对称分布在 45°线两边，分别垂直于 X、Y 轴，这是室性早搏散点图最大的特点。

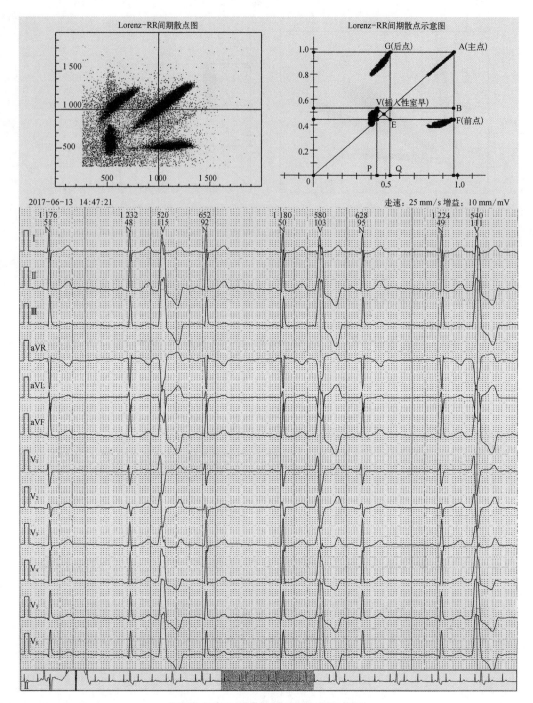

图 13-10　插入型室性早搏散点图

临床资料：女性，53岁，病毒性心肌炎后遗症。

心电图特征与诊断：24 h 动态心电图记录，窦性心律，频发室性早搏9 888次，多数呈插入型。

散点图特征：右上方为模拟散点图，左上方为24小时动态心电图记录，通过计算机描绘 Lorenz-RR 散点图。散点图呈四分布图形，窦律点集纵向分布在45°线，早搏点集分布在45°线偏上，早搏后点集分布于45°线与Y轴之间，早搏前点集位于45°线与X轴之间。早搏后点集与早搏前点集对于45°线不对称，这些特点与具有完全代偿间歇的室性早搏相比，具有明显不同之处。

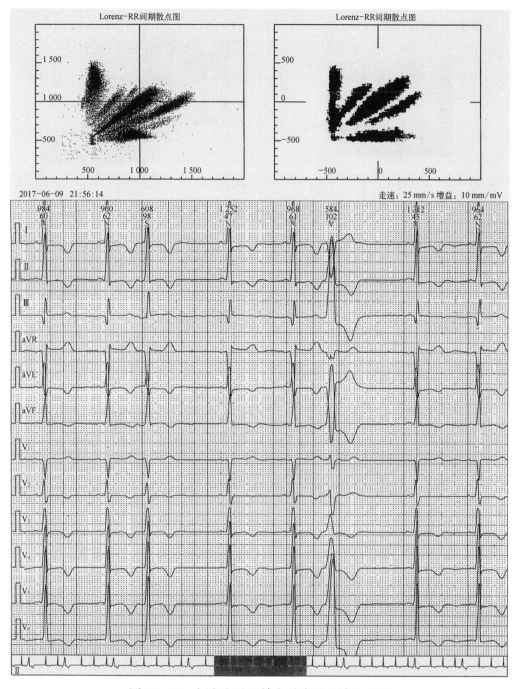

图 13-11　频发室性早搏合并房性早搏散点图

临床资料：女性,68 岁,高血压,脑卒中后遗症。

心电图特征与诊断：24 h 动态心电图记录,窦性心律,频发室性早搏 9 888 次,房性早搏 1 281 次。

散点图特征：右上方为模拟散点图,左上方为 24 小时动态心电图记录,通过计算机描绘的 Lorenz-RR 散点图呈
多分布图形,窦律点集纵向分布在 45°线,室性早搏点在散点图中与横坐标几乎垂直,室性早搏二联律点与横
坐标几乎平行。45°线处是窦性心律的彗星状散点图,与纵坐标平行的是室性早搏的早搏点,与横坐标平行
的是早搏二联律点。房性早搏的散点图呈 4~8 条线分布图形,房早搏点与坐标轴不垂直,有一定斜率。房
早搏点集与房早搏二联律点集关于 45°线对称,靠近坐标原点。房早搏前点集位与二联律散点集与 45°线之
间,多数与二联律点集重叠。房早搏后点集分布在窦律点集与二联律点集之间。

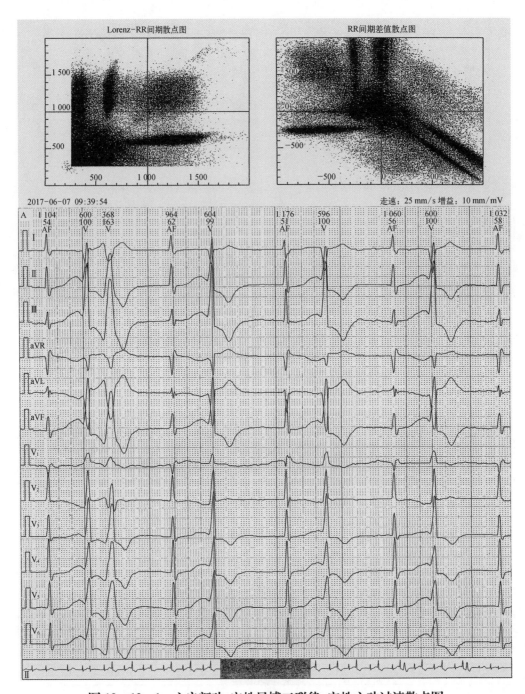

图 13-12-1　心房颤动,室性早搏二联律、室性心动过速散点图

临床资料:本图与图 9-21 是同一患者。女性,99 岁,冠心病,心房颤动病史 20 年。因胸闷、心悸、晕厥就诊入院。

心电图特征与诊断:24 h 动态心电图记录,基本心律为心房颤动。图中较多提早宽大畸形 QRS 波,为室性早搏,部分成对,较多呈二联律。

散点图特征:右上方为 RR 间期差值散点图,左上方为 24 小时动态心电图记录,通过计算机描绘 Lorenz-RR 散点图。沿 45°直线对称密集分布,扇形基底较宽,尖端面对坐标零点,显示心房颤动散点图特点。室早搏散点集与二联律散点集对称分布在 45°线两边,分别垂直于 X、Y 轴,显示室性早搏散点图特点。散点图左下方 X 轴与 Y 轴连接处,即室早搏散点集与二联律散点集连接处显示集中成堆阴影,面积很大,反映有较多室性心动过速反复发作。沿 45°线向上发散,远端有散在线条,提示有较慢的房室交界性心律及逸搏心律。(下接图 13-12-2)

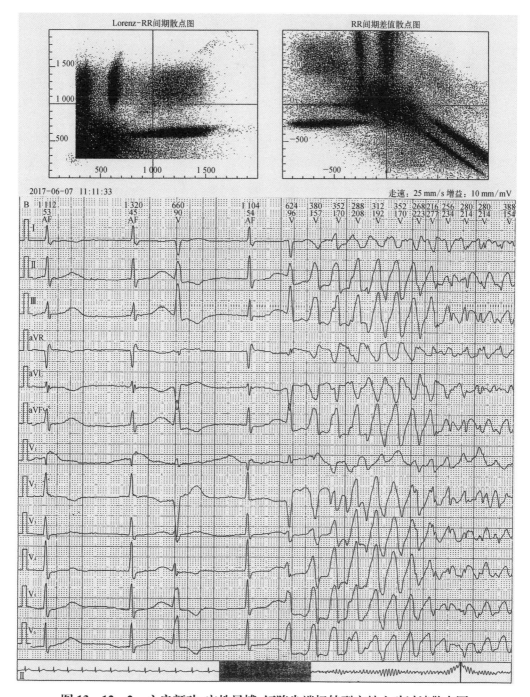

图 13 - 12 - 2　心房颤动,室性早搏,短阵尖端扭转型室性心动过速散点图

（上接图 13 - 12 - 1）

心电图特征与诊断: 24 h 动态心电图记录,基本心律为心房颤动,心室率 49 bpm,显示心房颤动伴缓慢心室率。
ST 段压低 1.0 mm,T 波变化,QTc0.48 s,QT 间期延长。第 3、5 个心动为室性早搏,并诱发短阵尖端扭转型室
性心动过速。

散点图特征: 右上方为 RR 间期差值散点图,左上方为 24 小时动态心电图记录,通过计算机描绘 Lorenz - RR 散
点图。沿 45°直线对称密集分布,扇形基底较宽,尖端面对坐标零点,显示心房颤动散点图特点。室早搏散点
集与二联律散点集对称分布在 45°线两边,分别垂直于 X、Y 轴,显示室性早搏散点图特点。在室早搏散点集
与二联律散点集连接处显示集中成堆阴影,面积很大,反映有较多室性心动过速反复发作。沿 45°线向上发
散,远端有散在线条,提示有较慢的房室交界性心律及逸搏心律。

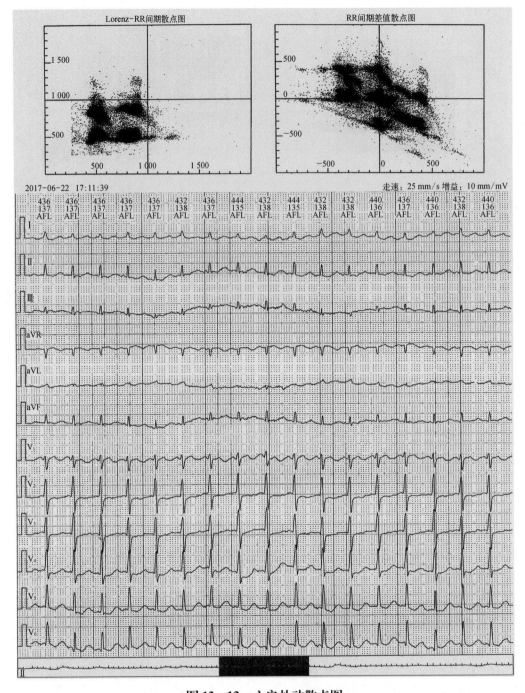

图 13 - 13　心房扑动散点图

临床资料：女性,67 岁,阵发性心房扑动病史 2 年,无器质性心脏病依据可查到,超声心动图检查无异常,准备导管射频消融就诊入院。

心电图特征与诊断：24 h 动态心电图记录,P 波消失,代之以锯齿样心房扑动波(F 波),心房率 270 bpm,R - R 之间等电位线消失,F 波呈 2∶1 房室传导,心室率 135 bpm。为心房扑动呈 2∶1 房室传导。

散点图特征：左上方为 24 小时动态心电图记录,通过计算机描绘的 Lorenz - RR 散点图。散点集中落在空间点阵上,形成格子状的空间点阵散点图,点阵状散点有分层现象,形成平行于 X 轴的直线。直线的宽窄相近,反映同一节 R - R 间期的变异程度较小,这与心电图显示房扑 2∶1 房室传导相符合。右上方为 RR 间期差值散点图,图中格子状的空间点阵散点更为明显。

体调节和药物作用机制。伴随对机体调节和药物作用机制的阐明,心电散点图在评价人体机能和疾病预后的工作中有着重要价值。当然,心电散点图并不是万能的,因为散点图是由近 10 万个散点组成,无法反映每个心搏的电活动情况,而且心电散点图分析也离不开在心电图中得到确认。但是通过对心电散点图的分析,可以为我们提供一个新的视角,丰富我们的诊断手段,对于提高动态心电图诊断水平,为临床提供更多的诊断信息大有益处。

（韩瑞梅　卞士平）

参 考 文 献

[1] Bigger JT Jr, Fleiss JL, Steinman RC, et al. RR variability in healthy, middle-age persons compared with patients with chronic coronary heart disease or recent acute myocardial infraction[J]. Circulation, 1995, 91：1936 – 1943.

[2] 陆再英.心率变异分析方法学的标准化及结果的正确评价[J].中国心脏起搏与心电生理杂志,1996,10：222 – 223.

[3] 陈新.临床心律失常学[M].北京：人民卫生出版社,2000.

[4] 黄永麟,曲秀芬,朴晶燕,等.心率变异性正常值及其重复性的多中心研究[J].中华心律失常学杂志,2000,46(3)：165 – 166.

[5] 张开滋,肖传实,郭继鸿,等.中国心电信息学图解集成[M].长沙：湖南科学技术出版社,2010,2015 – 2046.

[6] 向晋涛,景永明.临床心电散点图学[M].武汉：湖北科学技术出版社,2016.

第十四章　信号平均心电图（心室晚电位）

一、概论

信号平均心电图（signal averaged ECG，SAECG）是20世纪80年代发展起来的一种特殊心电图检测技术，用于检测心室晚期心电活动，简称为心室晚电位（ventricular late potential，VLP）。VLP是出现在QRS波群终末部并延伸至ST段内的高频率、低电压即低振幅、形态不规则的碎裂电活动，因为发生在心室电活动晚期故称为心室晚电位。VLP是一种延迟出现的弱小心电信号，其电压振幅小于不同来源的电噪声，容易淹没在电噪声中，体表常规心电图无法检测出。当采用信号平均技术，即通过信号放大、带通滤波及信号叠加等技术后，就可以检测到微伏级电位的VLP。这种时间信号平均技术记录的心电图称为SAECG。临床上主要使用动态心电图长程记录来检测VLP，用于预测恶性心律失常、心脏性猝死潜在危险，以及包括心肌梗死为主的各种器质性心脏病的危险分层。

VLP多发生在心肌梗死患者，其病理学基础是心肌组织形态学和电生理功能呈不均匀状态。在心肌梗死愈合期，由于梗死部位边缘的岛状存活心肌、坏死心肌及纤维间质混杂交织存在，存活的心肌被间质纤维化分隔成曲折路径。冲动在曲折路径中缓慢传导，且传导方向与速度多变、不同步、不均匀，在心室肌局部形成折返条件。当出现触发因素可激活这种致心律失常基质，诱发折返性室性心动过速。因此，VLP是心室内受损心肌延迟除极所产生的电活动，受损心肌内缓慢、不同步传导是诱发折返性室性心律失常的必要条件，与恶性室性心律失常及心脏性猝死关系密切。VLP代表着一种有潜在危险的室性心动过速的基质。在对心肌梗死后、致心律失常型右心室发育不全、Brugarda综合征以及不明原因晕厥等一些特殊疾病患者人群的预后判断及猝死的风险评估等方面有非常重要作用。

SAECG检测VLP经过30多年的临床观察与实践对照，显示VLP在临床使用价值上比较一致认为在预测心肌梗死等器质性心脏病发生恶性室性心律失常及心脏性猝死时，50%左右的阳性预测值没有期望的那么高，但是90%以上阴性预测值表示发生心律失常事件概率较低，具有很高的临床应用价值。

二、检测方法

VLP检测方法分为有创直接记录和无创体表记录两种。有创直接记录是将电极放在心外膜或心内膜进行标测，根据总数达200次的逐搏心跳，记录到VLP，在多数医院无条件开展此项工作。无创体表记录方法可分为时间信号平均技术和逐次心搏基础上的空间信号平均技术，其中以时间信号平均技术的SAECG在临床上应用最为广泛。时间信号平均技术的SAECG工作原理是以正交导联体系从体表引出弱小的心电信号连接至SAECG仪器，采用高分辨增益、高通滤波及信号叠加平均技术，使QRS波群最后40 ms内并延伸至ST段内有规律出现的信号得以放大，而随机出现的噪声抵消，再通过特殊的滤波方法，获取到一群电位<25 μV、频率为20~80 Hz、持续时间至少为10 ms的高频、低振幅和形态不规则的小波即为VLP。由于这种信号平均技术只能用于反复出现的心电信号，即在心动周期中固定而反复出现的心电信号，不能检出动态变化的心电信号。

体表SAECG检测采用向量增幅法又称为Simson法，是目前国内外最常用的方法，分为时域与频域两种分析方法。时域分析法是观察心电信号的电压随着时间变化，在逐次心搏基础上将每次心电信号经过高增益放大、信号平均以及滤波后记录到VLP波形。频域分析法是观察心电信号的电压随着频率变化，将每个心电信号分解它的频率组成部分,计算信号间期的频率含量,描绘出心电信号的频率曲线即频谱,因各家研究结果不同而很少使用。时域分析法的临床应用价值已为多数专家所接受,从而成为 VLP 分析的主要方法。

(一) 时域分析法

1. 导联与电极

VLP 分析仪采用 Simson 倡导的 XYZ 三个正交双极导联与一个无关电极,共有七个电极安放在身体不同部位,分别是:肢体导联加上胸部三对电极,其中 X 导联在两侧腋中线第四肋间;Y 导联在胸骨柄上方与左腿上部;Z 导联在胸导联 V_2 与正后脊柱左侧。

2. 心电信号放大器和模/数转换

由于 VLP 是高频、低振幅的碎裂电活动,要有效检测到微伏级信号,通过心电信号放大器和模/数转换,将心电信号放大器增益 1 000~10 000 倍,采样频率>1 000 Hz,频率响应范围为 0.05~300 Hz,电压校准精确到±2%,输入信号的线性范围不应<±2.5 mV,模/数转换至少为 12 位精度,才能获得微伏级 VLP 信号。

3. 带通滤波

在信号放大同时,噪声也随之放大,会使 VLP 信号淹没在噪声中而无法辨认,应进行带通滤波。(1) 带通滤波频率:滤波器频率范围选择为 25~250 Hz 或 40~250 Hz,根据滤波频率分为低通和高通滤波两种类型。低通滤波器的频率为 250 Hz,以滤除掉高频信号为主。高通滤波器的频率为 25 Hz 或 40 Hz,以滤除掉低频信号为主。(2) 滤波方式:由于 VLP 是一种低振幅的高频信号,必须进行双向高通滤波,先从 QRS 波群起始部开始向 T 波方向滤波,以滤除掉低频振荡波即振铃现象,允许高频信号通过。再从 T 波终末部逆向滤波至 QRS 波中部,使振铃现象发生在振幅高大的 QRS 波中部,从而完全消除对 VLP 检测的影响。

4. 信号叠加技术

通过带通滤波仅仅消除了与 VLP 相差甚远的噪声,但是与 VLP 的频率、幅度相近的噪声须进一步通过信号叠加技术加以解决。常用的信号叠加技术有时间信号叠加和空间叠加技术两种。时间信号叠加是把含噪声的固定的同一心电信号按时序采集,再选同一固定点为标准,对齐各心动周期并将相继而至的周期内信号重叠相加平均。有规律的周期信号逐渐增大,形态不变,而对非周期噪声信号,由于叠加各点的位相不同,相互抵消,从而使杂乱无章的噪声趋于降低。对于一个既有相同周期信号,又有非周期噪声的混合信号,相加结果使周期信号得到加强,非周期信号相互抵消。因此,规则性 VLP 随叠加平均次数增加而增大,噪声则随之消除。改善了信噪比,使 VLP 从原来淹没在噪声中突现。理论上认为噪声减少程度与所叠加的心动周期数目的平方根呈正比,即叠加次数越多,噪声消除效果越好。在临床中只要叠加 300 次左右就可使噪声降至 1 μV 以下,然而并非叠加越多越好。此外,时间信号叠加平均技术只能提取窦性心律时同一部位的心电信号,对动态变化的信号及复杂心律失常时的心电信号不能记录到正确的 VLP。

在 VLP 检测前先记录常规 12 导联心电图,然后按正交导联体系安放好电极,先记录 6~12 个正常心动周期心电信号,建立计算机辨识 QRS 波群模版,以便在采集数据过程中剔除与模版不符合的异常波形如早搏等。短程记录仪器自动记录 100~200 个心动周期,长程记录由 24 h 动态心电图自动选取 100~200 个正常心动周期。心电信号通过同步叠加平均技术处理后,再经 25~250 Hz 或 40~250 Hz 的带通滤波,使有规律的 VLP 周期信号逐渐放大,形态不变。非周期噪声信号相互抵消,削弱至最低,最后得到规律、有效的 VLP。由于 VLP 的分析容易受高通滤波和噪声水平的影响,如取不同的 25 Hz 或 40 Hz 高通频率,以及噪声水平>0.1 μV 或<0.1 μV,其所得结果不同,准确率亦有变化。

5. VLP 报告中主要参数解释

巴特沃思滤波

滤波频率为 25~250 Hz 或 40~250 Hz 供选择。

间期(ms)

标准 QRS：未经滤波的 QRS 波群时限；

滤波后 QRS：高通滤波后 QRS 波群时限(FQRS)；

低于 40 μV：滤波后 QRS 终末电压低于 40 μV 的低幅信号时限(LAS)。

均方根电压(μV)

滤波后 QRS：滤波后总 QRS 波均方根电压；

终末 40 ms：滤波后 QRS 波终末 40 ms 的均方根电压(RMS$_{40}$)。

噪音(μV)

VLP 报告数据包括三项有用参数：滤波后 QRS(FQRS)；低于 40 μV(LAS)；终末 40 ms(RMS$_{40}$)。

6. VLP 阳性诊断标准

首先必须排除束支传导阻滞，因为束支传导阻滞的时域分析指标假阳性与假阴性均增加，而敏感性与特异性均降低。短程 SAECG 的双向高通滤波带频率为 25～250 Hz，长程动态心电图的双向高通滤波带频率为 40～250 Hz。心室晚电位阳性标准如下：

1. 临床上推荐使用在无束支传导阻滞，带通滤波在 40～250 Hz 条件下心室晚电位阳性标准：① 终末 40 ms (RMS$_{40}$)<20 μV；② 低于 40 μV(LAS)>38 ms；③ 滤波后 QRS(FQRS)>114 ms(图 14-1)。

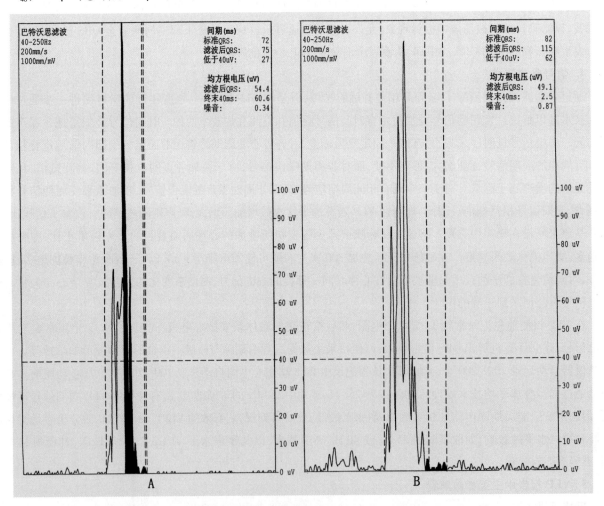

图 14-1 带通滤波在 40~250 Hz 条件下，心室晚电位阴性、阳性图

A. 心室晚电位阴性　B. 心室晚电位阳性

2. 在无束支传导阻滞,带通滤波在 25~250 Hz 条件下,心室晚电位阳性标准: ① 终末 40 ms(RMS_{40})<25 μV; ② 低于 40 μV(LAS)>40 ms;③ 滤波后 QRS(FQRS)>120 ms(图 14-2)。

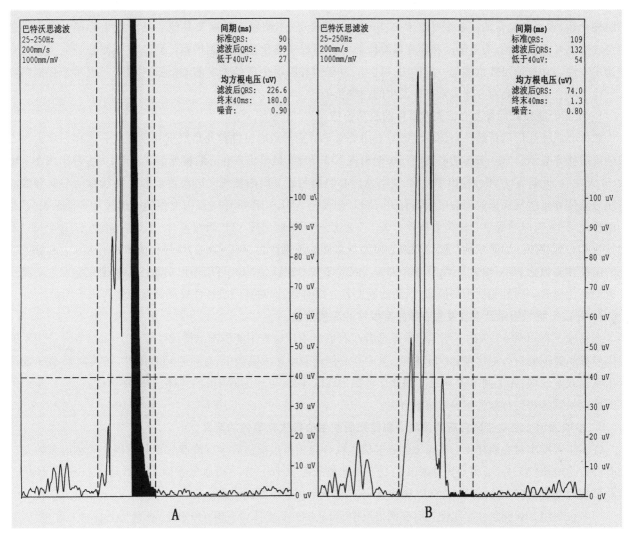

图 14-2　带通滤波在 20~250 Hz 条件下,心室晚电位阴性、阳性图

A. 心室晚电位阴性　　B. 心室晚电位阳性

以上三项指标的权重不同,其中 RMS_{40} 是主要标准,该指标正常则 VLP 为阴性,若该指标异常加上另两项指标中的一项异常或两项均异常可判定 VLP 阳性。

(二) 频域分析法

VLP 的特点是高频率、低电压、形态不规则的碎裂电活动。频域分析法是利用 VLP 具有高频率特点,其频率一般≥20 Hz,高于 ST-T 复极电位的频率,将采集存储数据通过计算机进行快速傅立叶变换,分解含有各种频率的复合正弦曲线信号成为基本频率和谐波频率,并计算所分析的信号间期中的基波和频率不等的谐波之间的相对比例,表现为电压对变化的曲线,这个曲线称为 VLP 的频谱或频率能量谱。这些特点是使用频域分析法检测是否存在 VLP 提供了理论基础。目前常用频域分析是根据快速傅立叶变换(简称 FFT 分析),根据其检测方法又可分为二维频谱和三维频谱,特点是不受室内传导阻滞导致 VLP 难以检出的影响。由于 VLP 频域分析法尚无统一的量化指标,出现各家报告研究结果和结论相差很大。所以 VLP 频域分析法仅作为时域分析法的辅助,两者结合分析可提高 VLP 检出率。

三、临床应用

VLP 在正常人群中很少见到,最常见于心肌梗死后。VLP 异常是由于梗死或瘢痕区心室肌激动传导延缓,产生一种高频、低振幅和形态不规则的碎裂电活动,形成折返性室性心律失常的基础。VLP 检测的临床意义在于对心肌梗死后、致心律失常的右心室发育不全、Brugarda 综合征、不明原因晕厥及其他心脏病发生心律失常事件包括持续性室性心动过速、心室颤动和猝死风险评估等方面提供有价值的预测指标。VLP 在预测心脏电生理检查中诱发室性心动过速可能也能起一定作用,可以作为有创心脏电生理检查之前的筛选性检查。近年来提倡多项无创检查联合应用提高对心律失常事件发生的预测价值。

1. 预测心肌梗死后发生心律失常事件的应用价值

急性心肌梗死后因持续性室速或室颤等心律失常事件而导致心脏性猝死是严重并发症之一。在一项大型心肌梗死后研究显示,15%~35%的心肌梗死早期出现 VLP 阳性,最早出现在心肌梗死后 3 小时,大多数出现在 AMI 后 14 天左右,此时 VLP 阳性检出率较高,这与急性心肌梗死后 2 周内梗死区边缘逐步形成岛状存活心肌导致心室肌激动传导延缓从而形成碎裂电活动有关。VLP 阳性与 AMI 早期 48 小时以内发生的心律失常事件无关,而与心肌梗死第 14 天以后发生心律失常事件有关。在心肌梗死早期出现 VLP 阳性者,1~3 年后随访仅 3.3%~9%发生猝死和心脏骤停。VLP 阳性预测猝死或心律失常事件的敏感性为 30%~76%,特异性为 63%~96%。心脏性猝死的阳性预测值为 7%~40%,阴性预测值 95%。因此多数专家认为 VLP 可用于识别既往心肌梗死后发生心脏性猝死的高危患者。因其阴性预测值高,识别低危患者方面有效,而对预测心脏性猝死高危患者作用不明显。

2. 评估不明原因晕厥患者发生心律失常事件的应用价值

在临床上有 10%~35%的不明原因晕厥患者在有创电生理检查中能诱发出持续性室速。Gang 等对一组不明原因晕厥患者同时进行电生理和 VLP 检查,其中在 9 例诱发室速或室颤中,有 8 例 VLP 阳性,在其余 15 例未能诱发出室速或室颤中,无 1 例 VLP 阳性。因此作者提出 VLP 阳性可作为有创电生理检查的筛选手段,进一步明确不明原因晕厥是否与持续性室速或室颤有关。

3. 多项无创心脏检查联合应用预测心肌梗死后发生心律失常事件的意义

许多学者提出对心肌梗死后进行无创心脏检查联合应用可以提供更多有价值的预测材料。无创心脏检查主要有心室晚电位(VLP)、心率变异性(HRV)、QT 间期离散度(QTd)、左室射血分数(LVEF)、动态心电图(Holter)以及平板运动试验(TTE),常见在 VLP、HRV、LVEF、QTd 和 Holter 之间组合。

(1)在一组 310 例急性心肌梗死后病例报道中,VLP 阳性联合 LVEF 值<40%者,预测发生心律失常事件,其敏感性 80%,特异性 89%,准确性 89%,阳性预测值 34%,阴性预测值为 98%。

(2)在一组 416 例心肌梗死后病例报道中,VLP 阳性、HRV 下降以及 Holter 联合应用预测发生心律失常事件,其敏感性 29%,特异性 99%,准确性 95%,阳性预测值 58%,阴性预测值为 96%。

(3)一组 416 例心肌梗死后病例报道中,VLP 阳性、LVEF 值<40%以及 Holter 联合应用预测发生心律失常事件,其敏感性 20%,特异性 97%,准确性 93%,阳性预测值 28%,阴性预测值为 97%。

在上述资料中可以看到几组联合检查项目虽然敏感性不高,但是特异性很高,反映异常 VLP 与心律失常事件关系密切。异常 VLP 预测心律失常事件的阳性预测值不高,但是阴性预测值在 95%以上,也就是说 VLP 阴性者发生心律失常事件概率较低,具有很高的临床应用价值。

（黄　焰　胡　珺）

参 考 文 献

[1]　郭继鸿.心电图学[M].北京:人民卫生出版社,2002.

［2］　王培宁,吴书林,肖燕萍,等.致心律失常性右心室心肌病患者心室晚电位与室性心动过速关系[J].岭南心血管病杂志,2008,398－399.

［3］　张开滋,肖传实,郭继鸿,等.中国心电信息学图解集成[M].长沙：湖南科学技术出版社,2010.

［4］　张开滋,胡大一,王宏宇,等.临床动态心电图学[M].北京：中国医药科技出版社,2005.

［5］　陈灏珠.实用心脏病学(第5版)[M].上海：上海科学技术出版社,2016.

第十五章 社区医学的心电监测

伴随着社会的老龄化,各种慢性疾病如高血压、糖尿病、冠心病、心力衰竭和慢性呼吸道疾病的患病率在快速增加,严重危害居民身体健康。2017年6月由国家心血管病中心组织编撰的《中国心血管病报告2016》指出:中国现有心血管疾病(包括冠心病、脑卒中、心力衰竭、高血压等)患者约2.9亿人,呈现持续上升态势。该报告同时指出,2015年中国心血管病死亡率仍居疾病死亡构成的首位,高于肿瘤及其他疾病。在我国每5例死亡病例中,就有2例心血管病。我国民众的心血管病危险因素普遍暴露,高血压、血脂异常、糖尿病和肥胖的患病率持续增加,必须采取积极有效的措施,遏制心血管病的持续增长态势。冠心病患者在急性心肌缺血发作、急性心肌梗死发生时需要争分夺秒地抢救。尤其在社区医疗卫生中心(简称"社区医院")通过心电图检查或远程心电监测,做到早发现、早诊断、早治疗,成为防止心脏性猝死发生、挽救患者生命的关键。在目前社区医院心电图检查及心电监护逐步从医院走向社区、走向家庭病床,而心电图专业医师普遍匮乏的情况下,通过现代化通信网络技术,在社区医院普遍开展远程心电监测为解决以上问题提供了契机。

远程心电监测是远程医疗的重要组成部分,由远程心电诊断技术和远程心电监护技术两部分组成。远程心电诊断技术以心电图诊断技术为基础,应用于医院内或心脏诊疗中心。运行模式是通过心电图室或心电诊断中心,与院内各科室建立局域网络。由具备心电诊断资质医师依据心电图诊断标准作出分析诊断。远程心电监测技术以远程心电诊断技术为支撑,以社区医院和家庭病房为应用范围。运行模式是通过第三方心电诊断中心或医院内心电诊断中心,与院外卫生站点、养老院和家庭病床之间建立大网络。在具备心电诊断资质医师指导下,由经过培训上岗的技师或护师对智能心电图诊断结果进行分级筛选,依据心电图危急值标准,将心电图诊断结果、转诊和治疗等建议传回给相关医院的主管医师或患者。

远程心电监测技术更多的是强调互联网技术的先进性、网络覆盖的稳定性、心电信息传输技术及监测设备的通用性、心电监测平台运行模式的有效性、心电监测数据的存储及安全性等。随着远程心电监测临床实践的普及,监测人员的素质和责任性也被提到重要的位置。

一、社区远程心电监测的协同作用

远程心电监测网络由一个远程心电诊断中心与多个社区医院及下辖社区医疗卫生站点(简称卫生站点)组成。社区内常见病患者及亚健康人群的日常心电图检查及心电监测在社区医院直接进行,远程心电诊断中心采取中央监控形式对社区医院提出会诊病例提供医疗支持。远程心电诊断中心接收到社区医院上传的心电会诊病例信息资料后,经过分析将诊断结果传回社区医院,由社区医院医师将心电图图谱和诊断结果以及医师建议的打印件交给患者。患者如需到上一级医院进行诊断治疗,其相关心电监测信息可以在各终端监测站之间实现信息交流。卫生站点作为社区医院的触角,贴近群众,在卫生站点开展常见病诊治,或者上门为家庭病房患者服务。对一些需要进行心电图检查或心电监测者,在卫生站点内或上门为家庭病床患者服务,然后通过网络传输至社区医院或远程心电诊断中心会诊。这样由远程心电诊断中心-社区医院-卫生站点组成的远程心电监测网络,利用先进的信息技术手段,实现协同医疗资源、患者资源的共享,为社区医疗提供强大保障。

社区远程心电监测在为社区提供专科咨询、会诊、常见慢性病随访、健康管理以及居家心脏监测等方面有着独特优势。开展社区远程心电监测有利于社区医院内节约人力、物力和财力;有利于提高心电图诊断效率;有利于上下级医院医师之间业务交流,提高社区医院医师的业务水平;有利于社区居民患病后能够得到及时诊断与治疗。

二、社区远程心电监测设备技术特点

社区远程心电监测技术有三个环节:第一,社区提供心电监测终端设备及服务;第二,社会提供远程联通传输信息技术和服务;第三,远程心电监测中心提供服务器和诊断管理软件。在实现社区提供心电监护终端设备及服务方面,经历了以下几个阶段。

(1) 2000 年以前,上海市大部分社区医院仅有一些单导联心电图仪。2000 年起各级政府普遍重视基层卫生工作,积极投入资金,改善硬件设施,集中购买心电图仪,陆续配置 3 导联心电图仪及 2 导联动态心电图仪。部分社区医院与三级医院合作,利用有线电话连接社区医院,开展电话传输远程心电监测工作,使辖区内就诊的阵发性心动过速、急性心肌梗死患者得到及时诊断与治疗,或者及时转运至上级医院进一步诊断治疗,使一些濒临危险的患者得到及时救治(图 15 - 1 ~图 15 - 3)。

(2) 2005 年起为了与上级医院心电图仪器设备同步,满足社区医院心电图诊断高标准,大部分医院都配置便携式 12 导联常规心电图仪,尤其是带有网络传输功能的便携式远程 12 导联心电图仪很受欢迎,后者主要用于家庭病床、卫生站点与社区医院之间网络心电传输。卫生站点医师将上门做的床旁心电图借助医院内网传输到社区医院心电图室。部分社区医院因缺乏有诊断资质和能力的心电图医师,将在家庭病床和社区医院做的心电图直接通过互联网传输至远程心电诊断中心。会诊诊断结果一方面通过有线网络发送并存储在社区医院电脑中,另一方面通过无线网络及时反馈给患者、家属和主管医师。远程心电监护仪进入社区家庭病房后,社区医师在一些高危人群的心脏病发作时,根据远程心电诊断中心医师对上传异常心电图的会诊结论,采取积极有效的治疗措施,争取宝贵抢救时间,减少心脏性猝死和其他不良后果的发生。这种在医院内与卫生站点之间、远程心电诊断中心与社区医院或卫生站点之间进行的心电传输方式,为社区普遍开展远程心电监护打下坚实的基础(图 15 - 4 ~图 15 - 6)。

(3) 随着我国互联网技术逐步成熟并建立了强大的公共网络,各个社区医院普遍采用公共有线互联网进行心电图数据传输,这种传输方式速度快,保真性好,性能稳定。社区医院将采集的心电信息通过有线互联网传输至远程心电诊断中心,经过分析后将诊断结果传回社区医院。部分医院应用无线网络传输心电信息,作为有线互联网传输的有效补充。预计在 4G、5G 技术推广后,经无线传输的 12 导联心电图及远程心电监护将变得更为方便有效,经无线传输的业务量将大大超过有线互联网传输的业务量(图 15 - 7 ~图 15 - 11)。

三、社区远程心电监测人力资源配备

针对社区医院心电图专业人才匮乏,优秀的心电图专业医师被大医院垄断的情况,合理分配人力资源,分层服务,发挥各自最大能力就显得十分重要。建立远程心电诊断中心系统,覆盖包括大医院优秀医师在内的心电图诊断医师,服务于社区众多慢性病患者,特别是在社区就诊时突发急症的重病患者,及时提供心电图诊断信息,为临床医师及时抢救治疗赢得时间显得十分重要。

1. 社区医院安排经过专业训练培养的技师或护师采集患者心电图数据并负责上传,同时负责接收远程心电图会诊报告。当一些老年人突发心脏病需要检查心电图时,技师或经过专业训练培养的护师必须在场及时进行心电图检查,然后负责上传心电图信息并与院内临床医师联系。

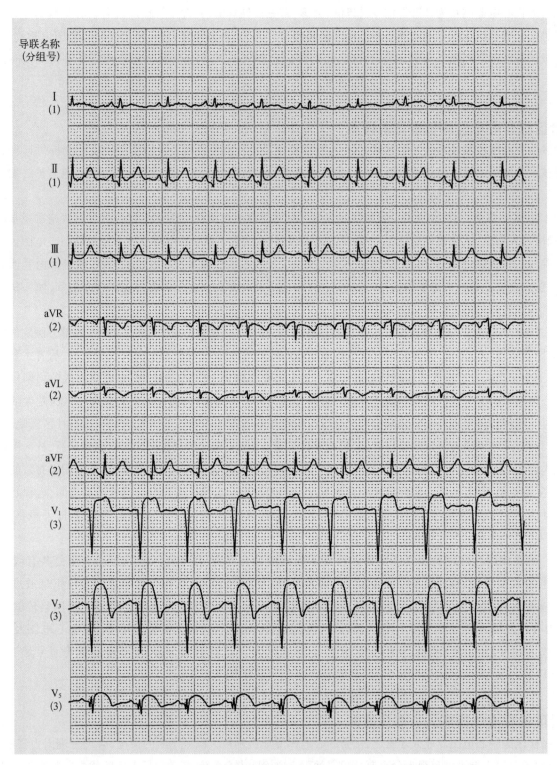

图15-1 乡村卫生院电话传输远程心电监测：急性广泛前壁心肌梗死

临床资料：男性,79岁,有冠心病史。患者突发胸痛伴气急、大汗淋漓。在村卫生院通过电话传输进行远程心电
监护。该心电监护仪为9导联监护系统(Ⅰ、Ⅱ、Ⅲ、aVR、aVL、aVF、V₁、V₃、V₅导联),可增加V₂、V₄、V₆三个导
联。方法是先完成上述9导联心电图记录,然后用V₁、V₃、V₅三个电极放在V₂、V₄、V₆部位记录,这样就形成
常规12导联心电图。

心电图特征：窦性心律，V_1、V_3导联呈 QS 型，V_5导联呈 qrS 型。V_1、V_3、V_5导联 ST 段弓背向上抬高 2.5~6.0 mm，V_1导联 T 波直立，V_3、V_5导联 T 波浅倒置。

心电图诊断：窦性心律，急性广泛前壁心肌梗死。

评注：本图是在乡村卫生院通过电话传输远程心电监护记录的急性广泛前壁心肌梗死图形，这种记录方式为患者及时发现疾病，及时送往上级医院就诊，防止急性广泛前壁心肌梗死在短期内迅速恶化赢得了时间。

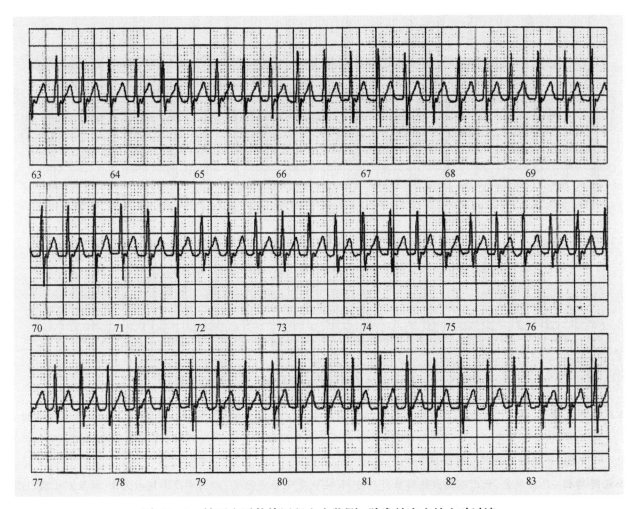

图 15-2　社区电话传输远程心电监测：阵发性室上性心动过速

临床资料：女性，57 岁，有阵发性心悸病史 5 年，近 2 周心悸症状加重，到社区医院就诊，心电图检查正常，给予佩带电话传输远程心电监护仪，当阵发性心悸再次发作时，患者按压监护仪上按钮记录心电图，并传输至远程心电监护中心。

心电图特征：P 波不清，QRS 波呈室上型，QRS 时限 0.08 s，R-R 间期相等，心室率 180 bpm。

心电图诊断：阵发性室上性心动过速。

评注：本图是患者反复发作阵发性心悸，到附近社区医院就诊时心悸症状已缓解。给予佩带电话传输远程心电监护仪，当阵发性心悸再次发作时，及时打开电话传输远程心电监护仪，记录到阵发性室上性心动过速心电图表现，从而明确诊断。远程心电监测的优势在此病例上充分发挥出来。

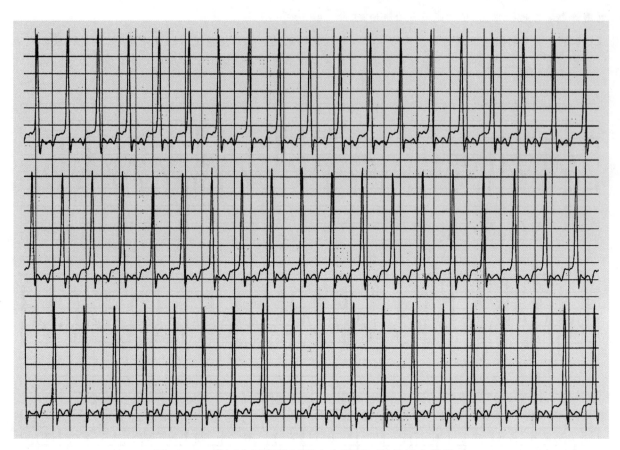

图 15-3　社区电话传输远程心电监测：阵发性心房扑动

临床资料： 女性,48岁,高血压,阵发性心悸症状明显就诊,到社区医院就诊,常规心电图及24 h动态心电图检查均正常,给予佩带电话传输远程心电监护仪。2周后当阵发性心悸再次发作时,患者按压监护仪上按钮记录心电图,并传输至远程心电监护中心。

心电图特征： P波消失,代之以锯齿状心房扑动波(F波),等电位线消失,心房率320 bpm,QRS波呈室上型,QRS时限0.08 s,R-R间期相等,心室率160 bpm,反映心房扑动呈2:1传导。ST段水平型压低2.0 mm,T波低平。

心电图诊断： 心房扑动2:1传导,ST段压低,T波低平。

评注： 患者反复发作阵发性心悸,心电图检查正常,给予佩带电话传输远程心电监护仪。2周后才记录到心房扑动表现,明确了诊断。本图诊断心房扑动的依据是P波消失,等电位线消失,根据QRS波之后的波形可以测量出另一个波形落在QRS波之中,从而明确是F波并呈2:1传导。如果不是这样分析,很容易误诊为阵发性室上性心动过速。

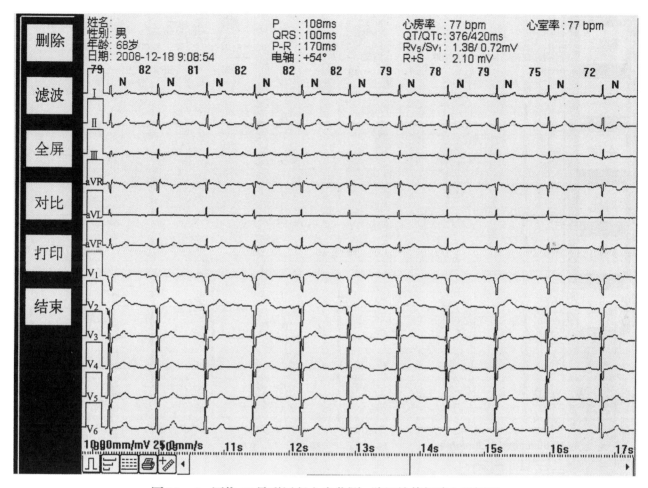

图 15-4　网络 12 导联远程心电监测：陈旧性前间壁心肌梗死

临床资料：男性，68 岁，冠心病。心肌梗死病史 2 个月。因胸闷、心悸 2 天到社区医院就诊。给予网络 12 导联远程心电图检查，并传输到心电会诊中心，经值班医师分析后出具心电图会诊报告，发回到社区医院。

心电图特征：窦性心律，心率 77 bpm，V_1 ~ V_2 导联呈 QS 型，V_3 导联呈 qRS 型。V_1 ~ V_2 导联 ST 段呈弓背向上型抬高 0.5 mm，T 波无异常。

心电图诊断：窦性心律，陈旧性前间壁心肌梗死。

评注：患者 2 个月前罹患急性前间壁心肌梗死。近日因胸闷、心悸不适到附近社区医院就诊，给予网络 12 导联远程心电图检查，并传输到心电会诊中心。心电会诊中心医师及时阅图，作出报告并回传给社区医院。这种经网络传输的远程心电会诊模式极大方便了社区医院心电图工作，保证了社区医院心电图工作质量。

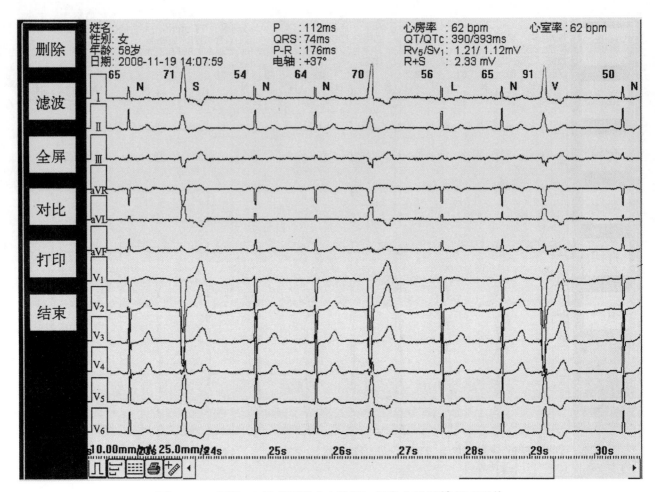

图 15−5 网络 12 导联远程心电监测：频发室性早搏呈三联律

临床资料： 女性，58 岁，高血压，病毒性心肌炎后遗症。因胸闷、心悸 2 天到社区医院就诊，给予网络 12 导联心电图检查，并传输到心电会诊中心，经值班医师分析后出具心电图会诊报告，发回到社区医院。

心电图特征： 窦性心律，心率 62 bpm，P−R 间期 0.16 s，QRS 波呈室上型，QRS 波时限 0.08 s。图中见提早出现的宽大畸形 QRS 波，QRS 波之前无相关 P 波，代偿间歇完全。图中每 2 个窦性心动与 2 个提早宽大畸形 QRS 波交替出现连续 3 次。

心电图诊断： 窦性心律，频发室性早搏呈三联律。

评注： 本图根据提早出现的宽大畸形 QRS 波，QRS 波之前无相关 P 波确诊为室性早搏。本图应该与房性早搏伴室内差异传导、房性早搏从房室旁道下传心室区别，前者提早出现宽 QRS 波之前有 P′ 波，P′−R>0.12 s，宽 QRS 波多数呈右束支传导阻滞型。后者提早 P′−宽 QRS 波，P′−R<0.12 s，宽 QRS 波起始处见 δ 波。

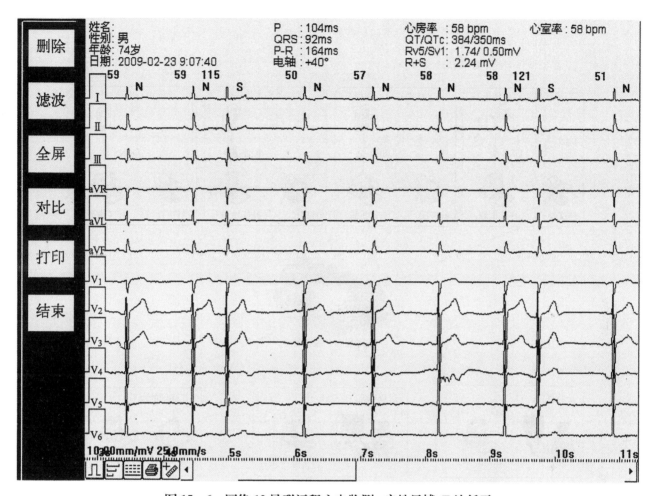

图 15 - 6　网络 12 导联远程心电监测：房性早搏，T 波低平

临床资料：男性，74 岁，冠心病，Ⅱ型糖尿病。因胸闷、心悸 2 周加重 1 天到社区医院就诊，给予网络 12 导联心电图检查，并传输到心电会诊中心，经值班医师分析后出具心电图会诊报告，发回到社区医院。

心电图特征：窦性心律，心率 60 bpm，P - R 间期 0.16 s，QRS 波呈室上型，QRS 波时限 0.08 s。图中见提早出现的 P'波，P'- R>0.12 s，QRS 波呈室上型，代偿间歇不完全。V_5、V_6 导联 T 波低平。

心电图诊断：窦性心律，房性早搏，T 波低平。

评注：本图见提早出现的室上型 QRS 波，QRS 波之前有相关 P'波，Ⅱ导联 P'波直立，P'- R 间期>0.12 s，根据这些特点诊断为房性早搏。本图应该与房室交接性早搏区别，两者相同点是提早出现室上型 QRS 波，不同点是在Ⅱ导联 P'波的方向与 P'- R 间期。房性早搏时Ⅱ导联的 P'波直立，P'- R 间期>0.12 s，房室交接性早搏时Ⅱ导联的 P'波倒置，P'- R 间期<0.12 s。

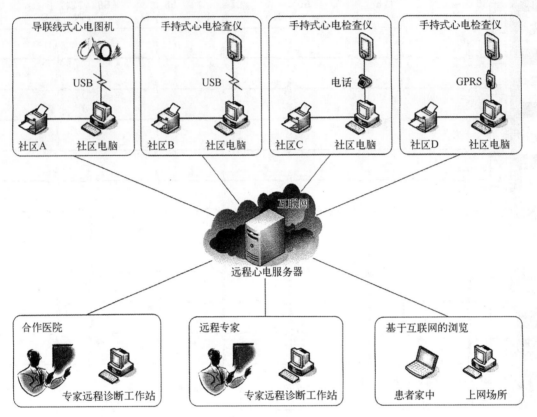

图 15-7 远程心电监测中心与各社区医院之间的会诊示意图

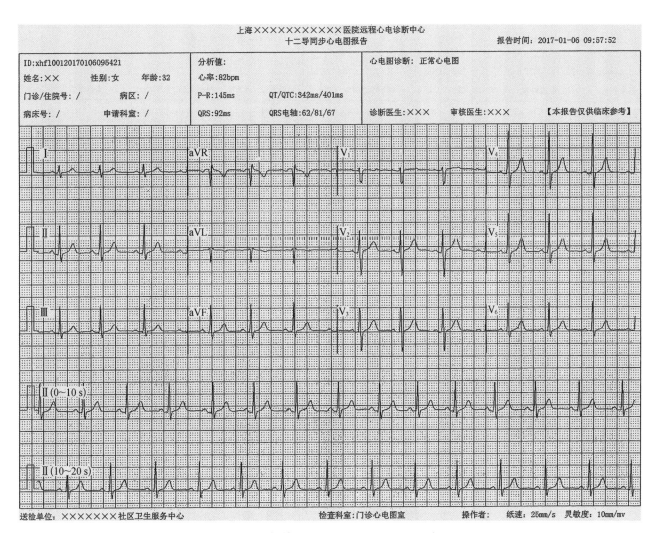

图 15 - 8　网络传输 12 导联远程心电图：正常心电图

临床资料：女性,32 岁。体格检查,通过互联网将所记录的 12 导联心电图传输至院外远程心电诊断中心会诊,会诊结束后将诊断报告发回患者受检查医院。

心电图特征：窦性心律,心率 82 bpm,P - R 间期 0.14 s,QRS 时限 0.09 s,QRS 波呈室上型,ST - T 无异常。

心电图诊断：正常心电图。

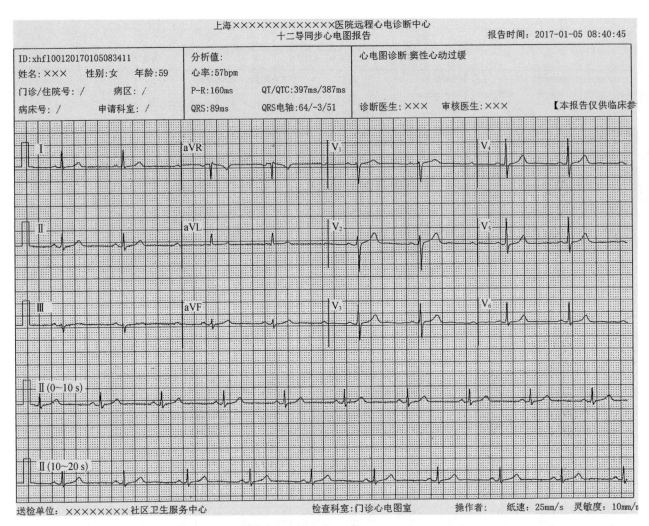

图 15-9 网络传输 12 导联远程心电图：窦性心动过缓

临床资料： 女性,59 岁,体格检查。通过互联网将所记录的 12 导联心电图传输至院外远程心电诊断中心会诊,会诊结束后将诊断报告发回患者受检查医院。

心电图特征： 窦性心律,心率 57 bpm,P-R 间期 0.16 s,QRS 时限 0.09 s,QRS 波呈室上型,ST-T 无异常。

心电图诊断： 窦性心动过缓。

评注： 正常窦性节律的频率范围是 60~100 bpm,>100 bpm 称为窦性心动过速,<60 bpm 称为窦性心动过缓。当窦性频率在 50~59 bpm 多为生理性窦性心动过缓。病理性窦性心动过缓特征是 Holter 检查显示 24 h 平均心率<40 bpm,活动后心率最快<90 bpm。

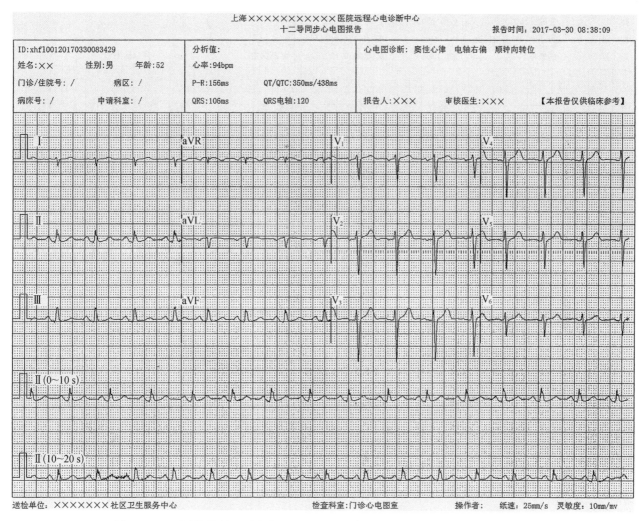

图 15－10　网络传输 12 导联远程心电图：窦性心律，电轴右偏，顺钟向转位

临床资料：男性，52 岁，体格检查。通过互联网将所记录的 12 导联心电图传输至院外远程心电诊断中心会诊，会
　　诊结束后将诊断报告发回患者受检查医院。

心电图特征：窦性心律，心率 94 bpm，P－R 间期 0.16 s，QRS 时限 0.10 s，肢导联 QRS 电轴＋120°，QRS 波呈室上
　　型，V_1～V_6 导联 QRS 呈 rS 型，R/S＜1，ST－T 无异常。

心电图诊断：窦性心律，肢导联 QRS 电轴右偏，顺钟向转位。

评注：本图特点是肢导联 QRS 电轴右偏＋120°，胸导联 QRS 波呈顺钟向转位。QRS 电轴是指心室除极最大向量，
　　正常肢导联 QRS 电轴 0°～＋90°，＞＋90°为电轴右偏。电轴右偏＞＋110°有诊断意义，本图同时存在胸导联 QRS
　　波呈顺钟向转位，应该结合临床情况，询问有无引起右心肥大的病史，并进行超声心动图检查。

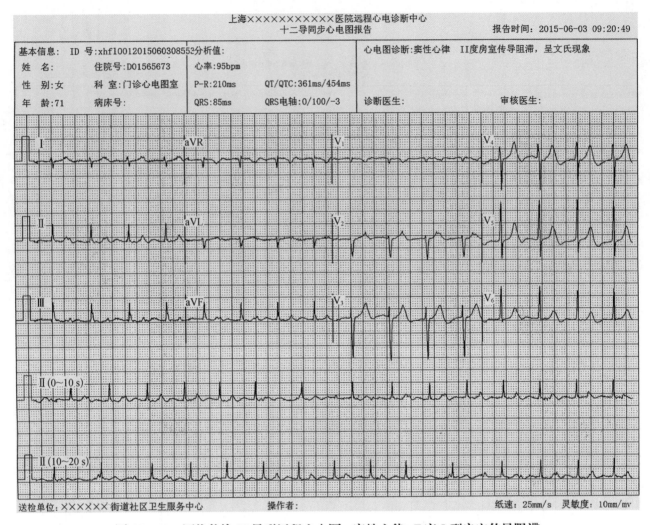

上海×××××××××医院远程心电诊断中心
十二导同步心电图报告   报告时间: 2015-06-03 09:20:49

基本信息: ID 号:xhf10012015060308552分析值:		心电图诊断:窦性心律 II度房室传导阻滞,呈文氏现象
姓 名: 住院号:D01565673	心率:95bpm	
性 别:女 科 室:门诊心电图室	P-R 间期:210ms QT/QTC:361ms/454ms	诊断医生:
年 龄:71 病床号:	QRS:85ms QRS电轴:0/100/-3	审核医生:

送检单位:××××××街道社区卫生服务中心   操作者: 纸速: 25mm/s   灵敏度: 10mm/mv

图 15-11   网络传输 12 导联远程心电图:窦性心律,Ⅱ度Ⅰ型房室传导阻滞

临床资料: 女性,71 岁,冠心病。通过互联网将所记录的 12 导联心电图传输至院外远程心电诊断中心会诊,会诊
结束后将诊断报告发回患者受检查医院。

心电图特征: 窦性 P 波按顺序发出,P-P 间期相等,心房率 90 bpm。P-R 间期从 0.26 s 起逐波延长,直至 QRS
波脱落,R-R 间期逐搏缩短,QRS 波脱落前的 R-R 间期最短,脱落后第一个 R-R 间期最长,最长的 R-R
间期(即包含心室漏搏的 R-R 间期)短于任何短 R-R 间期的二倍。

心电图诊断: 窦性心律,Ⅱ度Ⅰ型房室传导阻滞,典型文氏现象。

评注: 本图显示Ⅱ度房室传导阻滞呈典型文氏现象,符合Ⅱ度Ⅰ型房室传导阻滞诊断。Ⅱ度房室传导阻滞是指
一个心房激动不能传至心室,导致心室漏搏。在心电图上可分为Ⅰ型和Ⅱ型,还有一种类型是 2:1 房室传
导阻滞,因无法区分是属于Ⅰ型或Ⅱ型房室传导阻滞而被许多学者建议单独作为一种类型。

文氏现象是指激动在心脏传导系统某个部位传导过程中,传导时间逐搏延长,直至发生一次完全性阻
滞。经过一个长间歇后,激动传导又开始下一个周期,如此循环出现,这类传导阻滞现象称为文氏现象。文
氏现象是由于传导系统某个部位相对不应期异常延长所致。一次激动在传导过程中,随着每次心搏的发生,
其传导速度逐搏减慢,激动逐渐落在前一次心搏相对不应期的更早期。最后,激动落在前一次心搏的有效不
应期而发生阻滞,造成心搏脱落从而结束一个文氏周期。

在诊断Ⅱ度Ⅰ型房室传导阻滞时需要对房室传导阻滞未下传 P 波与房性早搏未下传 P′波进行鉴别,方法是将未下传 P 波与前后 P-P 间期进行对照,如果 P-P 间期相等,则是房室传导阻滞未下传 P 波。如果该未下传 P′波与前后 P-P 间期对照后是提早出现的,其后有代偿间歇,则是房性早搏未下传。

2. 提供远程心电监测系统的公司要安排工程师负责操作培训、维修和各种售后服务,保证仪器运转正常。社区远程心电系统是专业设备,连通设备后每一个使用环节的医务人员必须接受培训。经过工程师讲解与演示后,使每一位相关医务人员能做到正确使用仪器。心电信息采集器是易损配件,正确使用可以延长使用寿命。软件需要不定期更新,在使用过程中需要维护调整。

3. 医院信息科或后勤设备处工作人员负责医院内设备和网络安全的维护,以及故障处理,做到一般故障在医院内解决,特殊软件或专有技术的设备有问题,会联系公司工程师来解决,保证社区医院、卫生站点以及远程心电诊断中心之间的对接网络畅通和网络安全。

4. 远程心电诊断中心负责配置的服务器、分析软件、管理软件的管理和维护,可以高效解读并诊断心电图,实时下传至社区医院或卫生站点。

四、社区远程心电监测模式

经过十多年来大力推广、优化资源分配,积极尝试建立社区远程心电监测模式,使得公共卫生资源最大化合理应用,达到政府、医院、医务人员、相关公司和患者的多方共赢。社区远程心电监测模式的建设过程可以分为以下几个阶段。

1. 公司提供远程心电监测设备和诊断服务模式

从 2000 年起,部分公司尝试为社区医院提供远程心脏监测设备,同时设立远程心电诊断中心,聘用技术人员为社区医院提供心电图诊断服务。这种模式的优点是产、销、用一体化,效率高,不足之处是公信力与风险并存。

2. 医院提供远程心电监测设备和诊断服务模式

从 2005 年起,以医院为主体购买远程心脏监测设备,发放到社区医院,同时在医院内心电图室成立远程心电诊断中心,为下辖卫生站点提供服务。这种模式的优点是上下联动,公信力高,收费低,有后续医疗服务。不足之处是资金需求大,成本高,回收成本时间长。

3. 合作开展远程心电监护服务模式

同期,由公司为社区医院提供远程心电监测设备,在医院内设立远程心电诊断中心,为社区提供服务。这种模式综合以上两者模式优点,拓展了市场空间,在市场推广,形成产、学、研一体化。不足之处是资金需求大,利润低,回收成本时间长,难以大规模推广。

4. 政府采购远程心电监测服务模式

由政府集中采购远程心电监测设备发放到社区医院,在公立医院设立远程心电诊断中心,为社区医院及下辖卫生站点提供服务。这种模式推广速度快,效果好,便于质量控制。这种由政府采购远程心电监测服务模式是目前各个社区医院普遍采用的服务模式。

五、存在问题与未来发展

（一）社区远程心电监测存在问题

随着社区老年人和常见慢性病患病数量逐年增加,社区远程心电图和心电监护工作量明显增加。相比之下,社区医院专业人才缺乏,远程心电质量控制制度空缺,以及远程心电网络监管空白等问题,都阻碍远程心电监护工作的快速发展。

1. 缺乏具有心电诊断资质医师和受过专业训练的技师

尽管社区医院心电图和心电监测可以通过网络上传给远程心电诊断中心,保证心电图报告质量。但是作为远程心电监护终端的社区医院和卫生站点,在心电图或心电监护操作质量、对心电图危机值的掌握、以及在遇到心血管病患者疾病突发,或遇到严重异常心电图等紧急情况时,现场出现临床医师、具有心电诊断资质医师或受过专业训练的技师就显得十分重要。他们在现场给予及时处置,包括及时记录心电图并传输给远程心电诊断中心;与相关临床医师联系并及时处理或就地抢救,这样可以使患者得到及时救治,避免出现严重后果。

2. 缺乏远程心电监测质量控制标准

目前在医院内实行的心电图质量控制制度是保证医院内心电图操作、诊断与报告规范化的监督制度,对心电图室工作制度和各类心电图质量进行监督。这种质量监督多数是在医院心电图室由专人负责与相互督促相结合的即时监督。由于远程心电图或心电监护是医务人员在任何地方、任何时间、对任何人开展的心电图检查,有关心电图质量包括心电图操作与心电图诊断(手动诊断和自动诊断)。心电图操作者和诊断报告者往往不是同一个人而且互不见面,缺乏专人进行质量监督。心电图工作质量主要依靠心电图医师、技师的业务水平和工作责任心,而受心电图质量监督制度影响较小。一旦心电图操作或诊断出现错误,由于没有专人进行即时监督,就容易造成误诊,影响对患者的诊断和治疗。在目前普遍存在的社区医院心电图专业人才医师或技师缺乏情况下,建立和加强心电图质量控制制度,对于保证远程心电图或心电监测工作质量显得十分重要。

3. 缺乏远程心电监测网络安全性标准

对于远程心电监测来说,网络的不间断性、实时自动分析软件的可靠性,预警的有效性与及时性等都涉及网络的安全性。有关远程心电网络安全性标准的文件至今尚未出台,直接会影响到远程心电诊断和心电监测的工作质量。

4. 缺乏远程心电监测传输的数据标准

早期的远程心电监测传输主要由电话传输心电数据,随着通信和电子计算机技术高速发展,现在已经普遍实行数字化网络传输方法传输心电信息。通过集成不同的网络硬件模块,将心电采集设备与网络设备整合成一个设备,在采集心电信息的同时完成传输,即可达到实时监控心电的目的。

采用数字网络传输可以避免传输过程中心电信息受到干扰。数字化网络传输的基本原理是在采集端用模数转换技术将模拟信号数字化后,以数字化数据的方式传输至心电监测中心,心电监测中心不必进行数模转换,直接利用数字化数据进行绘图分析等操作。这种利用成熟的网络技术保障数据的真实性和完整性,规避了信号干扰造成的数据不准确等问题。同时可利用现有的网络技术和设备完成传输,无须单独进行传输控制方法的处理。有效降低整体研发和传输成本。

到目前为止,有关远程心电传输的数据标准因各个厂家产品而不同。因此,尽快出台有关远程心电传输的数据标准,保证远程心电传输数据的完整性、可靠性、稳定性、及时性,保证远程心电图图形的完整和真实、心电图计算数据的正确和可靠显得十分重要。

(二)社区远程心电监测未来发展

社区远程心电监测突出优势就是便捷服务,随处可见,无处不在,不是复制现有的心电诊断或心电监测模式,或者只是作为专家会诊服务的延伸。明确社区远程心电诊断和心电监测的服务定位,对于扎根社区、发挥特长,更好为社区居民服务很重要。

1. 社区远程心电监测服务模式更新

随着社区远程心电监测的普及和深入开展,远程心电监测的概念和服务范围已不再是单纯的心电监测了,而是整合各种服务模式的应用。从硬件系统的盈利模式转向远程管理软件和资源整合服务。

（1）强化远程心电监测、疾病管理、健康数字化与远程服务模式的整合应用，包括远程心电进入电子病历和健康信息数据化。

（2）各种可移动设备和远程心电监测设备的整合应用，智能化移动终端与远程机器人的应用。

（3）医疗健康大数据分析和人工智能（AI）的整合应用。虚拟现实（VR）、增强现实（AR）、混合现实（MR）在远程心电监测中的应用。

2. 远程心电监测项目内容更新

早期的远程心电监测局限于以发现与心血管病症状相关的心律失常为主要目的。以后发展为以发现缺血性冠心病、心肌梗死为主要抢救目标。现在主要服务于常见慢性病、亚健康人群的需求。常见服务于以下三个方面。

（1）急危重症患者实时远程心电监测：利用现代通信技术，对社区医院、卫生站点以及家庭病床患者进行实时远程心电监测、心电危机值及时报警，并且进行远距离心电传输至心电诊断中心或异地进行会诊，为后续救治提供依据。

（2）急危重症患者实时远程心电监测会诊：利用现代通信技术，将社区站点和家庭病床或外院患者心电图进行远距离传输、异地诊断或会诊。为外院患者和基层医疗机构提供服务。

（3）远程自助健康监护：对社会上健康或亚健康人群进行心电监测。监测时间可由本人选择为长期监测、随意监测、自助监测，提供监测咨询，这将是未来社区远程监测的新目标。

3. 远程心电监测设备技术更新

近几年来我国远程心脏监测设备和技术以及远程监测网络的技术正处于高速发展阶段，开发了一系列的适合社区、养老院、个人保健需要的远程心脏监测设备和仪器，为远程心电监测向更宽更广的范围和速度发展创造了条件。

（1）远程12导联24h实时监测动态心电图：以往动态心电图设备均为回顾式心电分析，复旦大学附属中山医院徐汇医院与国内某家公司合作，新开发的设备具有实时心电监测功能，又有回顾式24h动态监测的双重功能，还是有心率变异、心电散点图、心室晚电位等功能。能够协助抢救一大批正在监测中的危重心脏病患者。

（2）贴片式远程心电监测装置：远程贴片式心电图技术是指将"微型心电图机"用3~5个贴片代替信息采集电极，直接粘贴在受检者的胸部或其他相应的皮肤上，采集受检者的心电信息，并能储存在这种"微型心电图机"的芯片内，根据临床需要，用蓝牙技术，将储存在芯片内的心电信息，发送到电脑、手机上，再传输给心电分析中心，做出心电诊断报告的一种新技术。这种远程贴片式心电图机，一般是随弃式一次性使用。用毕即丢弃。

（3）远程心电监测设备联合监测：远程心电监测设备的发展方向之一是与远程动态血压、远程动态血氧等检查联合监测，观察心律失常时动态血压改变以及相互关系有非常重要意义，西南地区心电分析中心正在开展该项研究。远程心脏监护除监测心电和血压等指标外，对结果进行联合分析，对临床诊断、治疗和预防措施应用是一个重要发展方向。

（4）远程心电散点图：是远程心电监测研究的又一个新热点、新技术的应用，该项技术对于24h动态心电图分析报告，具有快速、简明、准确的特点，对常见心律失常如室性早搏、房性早搏、心房颤动、心房扑动等诊断一目了然。在数秒钟内就能对24h动态心电图分析结果做出初步判断，一位有经验的心电图医师，在数秒钟内就能对数十种心律失常做出准确的分析判断，并能发现一些新的心律失常规律，对提高动态心电图诊断质量具有重要参考价值。

（卞士平　何　悦）

参 考 文 献

[1] 孙筱璐,关键,王国干.远程心电监护对心律失常判断价值的探讨[J].中国急救复苏与灾害医学杂志,2007,12(2)：711－714,731.

[2] 唐辉,王圣友,周世良,等.农村远程心电监测的应用[J].临床心电杂志,2011,20(2)：103－105.

[3] 钟宁,陆军,廉启国,等.远程心电图诊断系统的社区应用及评价[J].中国全科医学,2011,14(7A)：2145－2146,2149.

[4] 李彬,赵红艳,苏围海,等.远程心电监护对老年缺血性心脏病患者心律失常的临床价值[J].中国实用医药,2012,18(7)：67－68.

[5] 王红宇.社区远程心脏监测技术和服务模式[J].国际心血管杂志,2016,16(1)：51－54.

第十六章　心脏康复的远程心电监测

一、心脏康复中远程心电监测的需求

国内外大量循证医学与临床应用表明,在冠心病综合治疗中,以有氧运动为核心的心脏康复治疗与心脏介入治疗、药物治疗享有同等重要地位。2013年中国心血管病防治三大专委会联合颁布"冠心病康复与二级预防的中国专家共识"指出:院外早期心脏康复除了患者评估、患者教育、日常生活指导、心理支持外,还需增加每周3~5次在心电与血压监护下中等强度运动。随着近年来国内微电子领域科技水平不断提升,物联网技术应用日益普及,伴随着人口老龄化与心脑血管病的发病率上升,在各类冠心病(尤其是对冠状动脉介入术后)、高血压、糖尿病患者的综合治疗、慢性疾病管理与预防,对采用以有氧运动为核心的院外早期和长程康复训练干预中,实施远程心电监护的数量和质量需求日益增多。

二、心脏康复中远程心电监测的作用与优势

我们借助复旦大学附属中山医院徐汇医院网上云医院平台(简称"徐汇云平台"),运用一套心脏康复评估、训练与记录软件,并整合院内外远程医疗服务中心、健康管理中心、心电监护中心、心血管临床检验中心以及医学影像诊断中心等网络资源,对纳入冠心病患者通过网络实施定点、定向携带远程心电监测的心脏康复干预,与传统的在医疗机构、社区、家庭的干预相比较,具有以下的作用与优势。

(一)远程心电监测作用

1. 将患者心脏康复训练与监测从医疗机构延伸至社区、单位与家庭,可明显提高医疗资源的利用效率并将提高心脏康复的安全性。

2. 缩短心脏康复干预的院内康复时段,大大拓展实施院外心脏康复进程与时间,有利于医疗机构缩短平均住院日,让患者尽早地回归家庭与社会。

3. 为具有冠心病高危因素亚健康人群提供运动时远程心电监测,可提前发现其心脏疾病的早期病理改变,达到早预防、早干预目的。

(二)远程心电监测优势

1. 远程心电监测下心脏康复可在患者熟悉的社区、工作单位乃至家庭环境中进行,这有助于减少患者的心理压力,提高治疗的依从性、便捷性和持久性。

2. 拉近医生和患者之间距离,实时地为需要心脏康复患者提供运动训练时的医疗咨询、生命体征监护与运动指导,最大限度地减少患者就医或医务人员下基层的路途奔波与节省往返途中的时间耗费。

3. 通过互联网及智慧医疗平台,积累患者运动乃至平时工作、生活中的大数据,为今后拓展慢性病防治、远程心脏康复技术普及、智慧医疗工具及软件开发与应用提供坚实的基础。

三、心脏康复中远程心电监护医疗系统架构

（一）系统架构

建设基于"徐汇云平台"的心脏康复远程心电监护医疗系统采用 B/S（Browser/Server）三层结构体系（图16-1）。

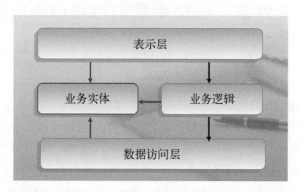

图16-1　心脏康复远程心电监测医疗系统采用 B/S 三层结构体系示意图

说明：1. 表示层：此系统与"徐汇云平台"相结合，可在医联体下的医疗机构（二甲以上综合性医院、康复医院），养老、护理服务机构，社区卫生服务中心、药店，患者工作单位或家庭、个人的智能终端远程访问。2. 业务逻辑层：主要包括基本信息管理模块、心电等生命体征监测模块、运动处方实施管理模块、健康教育与管理模块等。3. 数据访问层：为整个系统提供数据的管理支持。

（二）关键技术

1. 信息采集技术

信息采集是通过带有信息录入或者患者健康信息采集功能的设备终端将业务数据采集并传输到系统平台中。采集终端主要包括多功能腕表、便携式智能设备和各类专业健康检测设备三大类。

（1）多功能腕表为实时监测设备，除了具有一般的手机的功能外，还定制了很多针对老年人安全和健康监护的特别功能，如 GPS 定位、一键紧急呼救等。

（2）便携式智能终端如72小时心电监测设备，能实时监控患者的心脏情况并通过移动网络将数据实时传输到心电监测中心。

（3）一体化健康检测设备，其检测指标涵盖了体重、血压、血氧、脉率、体温、心电、心率、心血管及脂肪等多个方面，检测设备通过网络将检测数据上传至监测中心。

2. 远程服务平台

包括远程心电监测中心系统、远程临床检验监测系统、远程业务信息采集系统和远程医师康复指导终端。其中，远程心电监护中心为患者提供运动与生活中的心电监护并实施反馈于监管医务人员。服务平台上的专职医务人员负责对患者进行运动前评估、信息采集、运动处方的制定、运动时的管理与指导，以及患者随访与健康管理。

3. 跨平台技术

系统采用跨平台技术，用户可以通过多种终端进行访问。只要有网络，用户可以通过个人计算机（PC）的浏览器、IPTV 家庭电视、手机或其他智能终端上安装的本系统客户端应用软件访问系统。同时配合用于心电等生命体征监测的可穿戴式设备，方便地进行心脏康复中远程心电监测、信息传输与交互、训练指导与随访等。

4. 通信技术

整个系统综合使用 Zigbee 微网技术、4G 无线通信技术、传统的 WiFi 网络或有线网络技术，实现了低成本的

区域无缝覆盖。

目前我国正在大力推动建立三级康复网络服务体系,作为康复网络的基础端,社区卫生服务中心与家庭承接了大量康复工作的落地与延续。我院"徐汇云平台"初步临床应用表明:社区卫生服务中心经过培训的医师可以借助远程心电监护,再加网络视频现场指导(必要时还可通过上一级康复机构把关掌控),使患者在单位、社区与家中进行以有氧运动为核心的心脏康复训练,明显提高心脏康复安全性与疗效。尤其在我国某些边远山区,因医疗条件较差,交通不便,有了该系统就能非常方便地为患者进行心脏康复远程心电监护与训练指导,为在边远地区与基层开展心脏康复创造了基础条件。

四、远程心脏康复平台功能模块设计

远程心脏康复平台功能模块包括以下 8 个方面。

1. 网络医疗服务平台

在"徐汇云平台"上,增加远程心电监护医疗业务模块,采用 Zigbee 微网技术、传感器技术、云计算、物联网、移动互联网等技术,以心脏康复服务需求出发,运行产生、处理和传递心血管患者健康相关数据的信息系统。

2. 远程会诊

使用"徐汇云平台"多方会诊功能进行远程会诊,可指导社区或边远地区医疗服务机构医务人员进行心脏康复患者筛选、评估和康复治疗。同时可根据病情需要对患者展开心内科、康复科、心电图、营养科及心理专科的远程会诊以及多学科远程会诊。

3. 远程双向转诊

远程双向转诊是依托"徐汇云平台",在"徐汇云平台"和医联体各级医疗机构之间进行方便快捷的双向转诊,为满足卫生软资源重新配置的需要、发挥社区卫生服务中心机构功能、方便弱势群体的需要、依据心脏康复诊疗原则为心血管患者构建新型双向转诊模式。

4. 远程医疗监护

通过通信网络将远端进行心脏康复治疗的心血管患者血氧、脉搏、血压、体温、呼吸、心电监测等生理信息和医学信号,传送到监护中心进行分析,为患者提供及时的医疗服务。

5. 远程继续教育

依托"徐汇云平台"向社区医院或边远地区医疗服务机构医务人员开展心脏康复远程专题讲座、远程心脏康复评估和训练的示教、远程学术研讨、远程病例讨论,提供及时、有针对性、应用性强的医学继续教育。

6. 远程心电监护

"徐汇云平台"远程心电监测中心专门为心脏病患者或有心脏病风险患者配备监测设备,实现运动心电和动态心电的网上存储和传输,提高社区及边远地区医疗服务、心脏康复水平和医院整体实力。

7. 远程影像和检验

"徐汇云平台"与上海电信云 PACS 系统共同组建的远程影响系统以及云医院的远程检验系统,为各医疗机构开展影像和检验工作提供了更加有效的诊断支持,节省外出患者看病费用与时间,带动基层医疗机构水平的提升,提高了上级医疗机构的工作效率。

8. 远程智能心脏康复系统

在"徐汇云平台"上进行在线康复训练,实现康复训练的远程监控与操作。康复医师可以远程设置心脏康复的训练参数与运动模式。患者在异地开展心肺运动测试的各项参数、在康复过程中的运动状态、生命体征(包括实时的多导联的心电图)及运动时的患者视频等信息通过网络及时发送给上级医疗机构,实现远程医患之间的互动。与通常的远程医疗系统相比,远程智能康复系统更多处理的是二维、三维乃至多维信息。

五、云医院下的心脏康复的功能评定、训练治疗及健康教育

借助"徐汇云平台"中的心脏康复测试与训练软件,经过网络获得患者心肺功能、运动能力等综合评估信息,筛选心脏康复危险分层,为低、中危的心血管患者在线制定康复治疗运动处方,并利用视频诊疗系统、便携式智能终端,实施康复训练过程中进行远程实时监控患者的血压、心率、心律、血氧饱和度等指标并给予指导与记录,并定期给予随访及再评估,同步为患者提供相关营养指导和健康教育。

(一)远程心脏康复功能评定

1. 常规病史资料采集

通过网络系统询问患者既往病史;是否出现胸部不适、胸闷、胸痛、心悸、咳嗽、哮喘、气促、咳泡沫痰、呼吸困难,尿量减少等临床表现;在线查阅肌钙蛋白(cTn)、肌红蛋白、肌酸激酶同工酶(CK-MB)、肌酸磷酸激酶(CK)、门冬氨酸氨基转移酶(AST)、乳酸脱氢酶(LDH)等心肌损伤标志物测试结果。

2. 心肺功能评估

2.1 12 导联常规心电图、24 h 动态心电图

通过网络系统查阅常规 12 导联心电图、24 h 动态心电图结果,明确有无心肌缺血、心肌梗死、心肌肥厚、各类心律失常等情况。

2.2 超声心动图

通过网络系统查阅超声心动图结果,了解心脏各腔室大小,室壁厚度、瓣膜情况、室壁运动和左室收缩期和舒张期功能等。

2.3 冠状动脉 CT 及介入检查

在线查看冠状动脉 CT 及介入检查结果,观察冠状动脉的解剖形态、分布走行、直径大小、内径改变以及冠脉壁的斑块、支架植入情况。

2.4 心肺运动试验

心肺运动试验通过监测机体在运动状态下的气体代谢指标及心电变化情况,可综合评价人体呼吸系统、心血管系统、血液系统、神经生理以及骨骼肌对同一运动应激的整体反应,全面客观地把握患者的运动反应、心肺功能储备和功能受损程度(图 16-2)。

核心监控平台专业医务人员可通过视频诊疗系统,远程指导具备心肺测试仪的信息采集终端医务人员实时心肺运动试验。远程指导的内容包括:

(1)指导信息采集终端医务人员准确评估患者,选择恰当的递增性运动负荷。

指导医师将根据患者心、肺、代谢等疾病的不同程度,结合性别、年龄、心肺功能状态,选择恰当的功率递增速率,完成症状限制性最大极限运动。

(2)指导信息采集终端医务人员严密监测患者在运动试验过程中的代谢状态和全身整体反应,以确保安全。

(3)指导信息采集终端医务人员判断心肺运动试验提前停止运动的指征,包括:① 头晕、眼花或眩晕等中枢神经系统症状。② 运动中血压不升反降,下降超过基础静态血压 20 mmHg。③ 心电图出现病理性 Q 波,或严重心律失常,如多源频发的室性心律失常。④ 严重过高血压反应(如收缩压>200 mmHg)。

(4)指导信息采集终端医务人员分析心肺运动试验数据,制定准确运动处方

心肺运动测试的重要参数包括:氧耗量(VO_2)、最大氧耗量(Maximal oxygen uptake,VO_{2max})、峰值氧耗量(Peak oxygen uptake,Peak VO_2)、无氧代谢阈值(Anaerobic threshold,AT)、二氧化通气当量斜率(VE/VCO_2 slope)、代谢当量(Metabolic equivalents,METs)、氧脉搏(Oxygen pulse)、运动心率、运动血压。

2.5 6 分钟步行试验(6MWT)

6 分钟步行试验是一简单的运动功能检查,是测定在特定的时间内以一定运动速度受试者可步行的距离,主

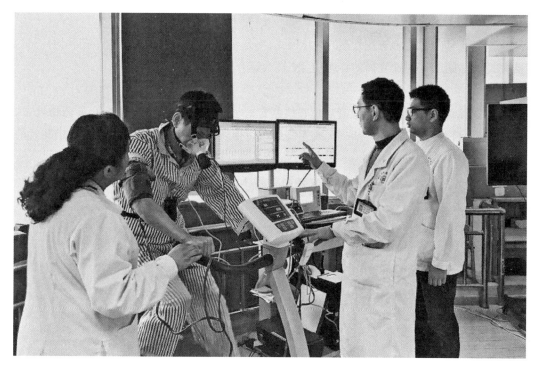

图 16-2　心肺运动试验测试仪

要用来评价机体的功能状态和治疗效果,作为一种生理储备指标。6分钟步行试验可以预测死亡的危险性或者手术治疗的预后。其优点在于需用的设备少,结果重复性好,并且适用于不能进行平板或功率自行车运动试验者,且结果与最大运动试验的耗氧量相关,与功能状况相关。通过6分钟步行距离以估测心功能,若6分钟步行距离<150 m,表明为重度心功能不全;150~425 m 为中度;426~550 m 为轻度。

2.6　NYHA 心功能临床分级

Ⅰ级:体力活动不受限,一般体力活动不引起疲劳、心悸、呼吸困难或心绞痛。

Ⅱ级:体力活动稍受限。休息时正常,但一般体力活动可引起疲劳、心悸、呼吸困难或心绞痛。

Ⅲ级:体力活动明显受限,休息时尚正常,但轻度体力活动可引起疲劳、心悸、呼吸困难或心绞痛。

Ⅳ级:不能从事任何体力活动,休息时仍有心衰症状,任何体力活动均可使症状加重。

3. 肌力评定

肌力训练可降低心血管疾病患者骨质疏松症、骨折的危险,提高患者基础代谢率,因此在心脏康复前应进行肌力评定。有条件的信息采集终端医务人员可运用等速测试仪测定患者四肢的肌肉力量,常见评价指标包括平均功率、最大功率、峰力矩等。使用握力计测定双手握力。如无等速测试仪等设备,可通过30秒手臂弯曲屈曲试验、30秒椅子站立试验徒手测定患者上肢下肢肌力。

4. 平衡功能评定

平衡功能训练对提高心血管病患者的运动能力、协调性、减少运动风险、预防跌倒、改善生活质量有重要意义。若仪器设备及专业人员条件具备时可使用静态平衡仪及动态平衡仪测试评定,如无上述条件可完成单腿直立平衡试验、功能性前伸试验以及2.4 m 起身行走试验评价患者的平衡能力。

5. 柔韧功能评定

柔韧性训练可以舒缓患者情绪、拉伸肌肉和韧带、增加关节活动度、降低受伤风险、减少患者腰背痛等作用。因此,在心血管疾病康复治疗的前、中、后均需评价患者的柔韧性。可利用抓背试验评价肩背关节柔韧性、改良转体试验评价躯干柔韧性、座椅前伸试验评价下肢及下背部柔韧性。

（二）远程心脏康复

心血管疾病康复是综合性心血管病管理的医疗模式,不是单纯的运动治疗,而是包括药物治疗、运动治疗、合理饮食、生活方式的改变、身心健康在内的心理-生物-社会综合医疗保健。

1. 药物治疗

医师可以通过"徐汇云平台"、根据患者病情在线制定心血管病患者的用药方案,开具药物处方,患者可凭网上处方在云医院平台各网点直接付费取药,或者线上支付由快递送药上门。医生远程诊疗开具的常用药物包括:

(1) 减轻症状、改善心肌缺血:主要包括 β 受体阻滞剂、硝酸酯类药物和钙拮抗剂。

(2) 预防心肌梗死、改善预后:主要包括阿司匹林、氯吡格雷、他汀类、ACEI 或 ARB 等。

(3) 预防和治疗心衰药物:利尿剂、血管舒张药等。

(4) 抗心律失常药物:普罗帕酮、胺碘酮等。

(5) 降压药:钙拮抗剂、ACEI 或 ARB。

(6) 血栓栓塞预防药物:华法林等。

(7) 其他药物:改善焦虑情绪用药。

2. 康复训练

心血管病患者经远程诊疗系统每周 3～5 次、每次持续 30～90 min、在远程心电和血压监护下进行中等强度运动,包括有氧运动、阻抗运动及柔韧性训练等。常用有氧运动强度的确定方法有:

心率储备法:临床上最常用,目标心率＝(最大心率−静息心率)×运动强度％＋静息心率,运动强度多为 60％ 左右。

无氧阈法:无氧阈水平相当于最大摄氧量的 60％ 左右,此水平的运动是冠心病患者最佳运动强度。

目标心率法:在静息心率的基础上增加 20～30 次/min,体能差的增加 20 次/min,体能好的增加 30 次/min。

自我感知劳累程度分级法:多采用 Borg 评分表(6～20 分),通常建议患者在 12～16 分范围内运动。

2.1　远程心脏康复治疗目标

改善心功能,控制血压、心律失常等;提高运动能力及日常生活活动能力;改善心理状态;适应家庭及社会生活。

2.2　远程心脏康复治疗程序

采用标准运动康复程序,包括 3 个步骤:

(1) 第一步:热身运动,多采用低水平有氧运动,持续 5～10 min。目的是放松和伸展肌肉、提高关节活动度和心血管的适应性,预防运动诱发的心脏不良事件及预防运动性损伤。

(2) 第二步:训练阶段,包含有氧运动、阻抗运动、柔韧性运动等,总时间 30～90 min。其中,有氧运动是基础,阻抗运动和柔韧性运动是补充。

① 有氧运动:有氧运动形式包括步行、跑步、游泳、登车等。

② 阻抗运动:主要增加心脏的压力负荷,从而增加心内膜下血流灌注,获得较好的心肌氧供需平衡。

③ 柔韧性运动:骨骼肌最佳功能需要患者的关节活动维持在应有范围内,保持躯干上部和下部、颈部和臀部的灵活性和柔韧性尤其重要,柔韧性训练对老年人也很重要。训练原则应以缓慢、可控制的方式进行,并逐渐加大活动范围。

(3) 第三步:放松运动,有利于运动系统的血液缓慢回到心脏,避免心脏负荷突然增加诱发心脏事件。放松方式为慢节奏有氧运动的延续或是柔韧性训练,根据患者病情轻重可持续 5～10 min,病情严重者放松运动的持续时间宜延长。

2.3 远程心脏康复安全监测

通过"徐汇云平台"远程诊疗系统的远程心电监护、血压监护、血氧饱和度测定等设备,医师可以从远端获取在家庭或社区医院内进行康复训练中的心血管患者的血压、心率、心律、血氧饱和度等生命体征,并通过视频诊疗室直接与患者沟通,随时了解患者训练过程中有无胸闷、胸痛、头昏目眩、过度劳累、气短、出汗过多等症状,如有异常可即刻让患者减小运动负荷,严重者应立即停止运动。停止运动后上述症状仍持续,特别是停止运动 5 ~ 6 min 后心率仍增加,立刻通知患者康复训练所在社区医院医务人员进一步观察和处理,如患者在家庭自行锻炼则即刻通知其已备案、患者授权的紧急医疗事务代理家属送患者至医疗机构就诊。

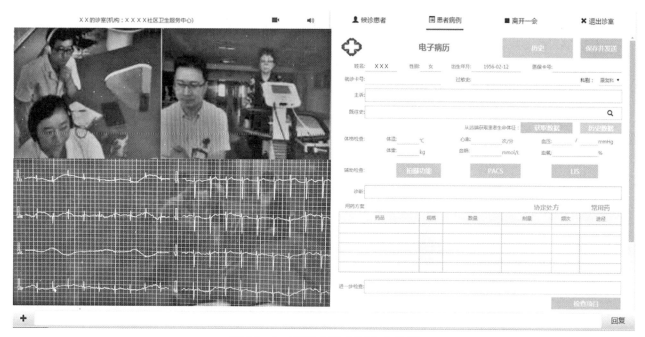

图 16 - 3 远程心脏康复安全监测

(三)远程心脏康复健康教育

1. 合理膳食

通过"徐汇云平台"健康管理模块功能指导患者养成健康饮食习惯,每天摄入蔬菜 300 ~ 500 g,水果 200 ~ 400 g,谷类 250 ~ 400 g,鱼、禽、肉、蛋 125 ~ 225 g(鱼虾类 50 ~ 100 g,畜、禽肉 50 ~ 75 g,蛋类 25 ~ 50 g),相当于鲜奶 300 g 的奶类及奶制品和相当于干豆 30 ~ 50 g 的大豆及其制品。食用油<25 g,每日饮水量至少 1 200 ml;每天食盐摄入在 5 g 以内;每天钾盐>4.7 g。

2. 多重危险因素控制

通过"徐汇云平台"健康管理模块功能指导患者彻底戒烟,避免二手烟危害;严格控制酒精摄入;控制体重,使体质指数(BMI)维持在 18.5 ~ 23.9;腰围控制在男性≤90 cm、女性≤85 cm;控制血压<130/80 mmHg;调节血脂;控制血糖,糖化血红蛋白≤7%。

3. 心理干预,情绪管理

通过"徐汇云平台"健康管理模块功能了解患者对疾病的担忧,患者的生活环境、经济状况,并给予患者相应健康教育和咨询;对轻度焦虑抑郁表现患者予以运动康复为主治疗指导,对焦虑和抑郁症状明显者则辅以抗焦虑或对症药物处理,病情复杂或严重者应转诊至心理或精神科治疗。

(杨 坚 李 擎)

参 考 文 献

［ 1 ］ 骆华伟.远程医疗服务模式及应用[M].北京：科技出版社,2012,114－121.

［ 2 ］ 郭源生,王树强,吕晶.智慧医疗在养老产业中的创新应用[M].北京：电子工业出版社,2016,170－174.

［ 3 ］ 中国康复医学会心脏康复专业委员会.稳定性冠心病心脏康复药物处方管理专家共识[J].中华心血管病杂志,2016,44
    （1）：7－11.

［ 4 ］ 中华医学会心血管病学分会,中国康复医学会心血管病专业委员会,中国老年学学会心脑血管病专业委员会.冠心病
    康复与二级预防中国专家共识[J].中华心血管病杂志,2013,41(4)：267－274.

［ 5 ］ 代薇,杨祖福.心肺运动试验与冠心病康复[J].中国康复理论与实践,2010,16(10)：947－949.

［ 6 ］ 李擎,杨坚,范利,等.监控下持续靶强度有氧运动对脑卒中合并冠心病患者有氧代谢能力和体质指标的影响[J].中国
    康复医学杂志,2016,31(2)：183－188.

［ 7 ］ 刘功亮,杨坚,李擎,等.冠心病康复中有氧运动强度设定方法的比较及展望[J].体育科研,2016,37(2)：84－89.

第十七章　院前急救的远程心电监测

院前急救是指医院以外任何地方出现意外事故或危急重病人必须争分夺秒抢救以挽救生命的医疗专业工作,是急诊医疗服务体系的重要组成部分。当患者发生意外或危急重病导致呼吸、心跳骤停后,抓住心肺复苏"黄金三分钟"就地抢救是关乎及时挽救患者生命很重要的环节。远程心电监护可以在事发现场协助抢救工作,对患者异常心电活动做到及时发现、及时预警,及时与心脏监护中心联系,并与现场医师相互配合,为抢救成功赢得时间。根据权威统计报告,2011年我国心血管病与糖尿病在总死因构成中占41%,无论是城市还是农村,均占死因构成的首位。2013年WHO公布的全球总死亡率中,33.6%是由缺血性心脏病事件和脑卒中所引起。心脑血管疾病尤其是缺血性心脏病事件在总死因构成中是很重要的病因。由急性心肌缺血引起心电不稳定而导致恶性心律失常称为缺血性心脏病事件,心脏骤停、心脏性猝死和急性心肌梗死是缺血性心脏病事件中最常见的表现。因此,院前急救普遍受到重视,给远程心电监护专业发展提供了一个广阔的空间。

一、120 急救的远程心电监测

随着政府加强对院前急救尤其是120急救工作的重视和投入的增加,众多心脑血管病患者急诊就医时间已大为缩短,使急救患者得到及时救治,明显降低了心脑血管病的死亡率。然而由于历年问题的积累,在120急救工作中还存在不足与缺陷:一方面救护车上只配备以年轻医生及护士为主体的医护人员,并且培训不够,除了初级心肺复苏外,仅仅是完成转运任务而已。另一方面,在患者到达医院前,医院急诊科或心脏科专科医师无法得到患者的任何信息,无法参与到院前急救工作中。近年来随着信息技术发展迅猛,借助社会化的现代通信、计算机技术、互联网的普及,心电网络管理技术应运而生,进行远程心电监测已成为现实,这是心电监测学发展的重要方向之一。这项技术的推广发展,对心血管病防治工作的发展具有里程碑意义,使整个地球村作为一个大心脏监测室的目标将成为可能。基于其技术特点,远程心电监测在急诊系统的应用起到举足轻重的作用。远程心电监测已进入"3A时代",即在地球上任何时间(Any time)、任何地点(Any where)、任何人(Any body),只要有手机通信和网络通信达到的地方,就有可能实现远程心电监测。远程心电监测系统具有心电信息采集传输不受时间、地点限制,数据传输速度快、保真度高、监护及时方便等特点。

杨丽兰等报道在120急救中采用远程心电监护记录仪,提供心脏同步双通道24 h监护,智能诊断、自动预警。每个记录可记忆发病前后各36 s共72 s心电图片段,循环存储30条,及时发送至远程心电监护中心。监护仪可采用手动、自动两种数据发送模式供自由选择。120急救医生或护士在接收到患者时即开始进行实时心电监护。数据通过GRPS传输至心电远程监护中心,由心电监护中心医生接收心电信息并作出诊断,协助指导治疗。

远程心电监护在120急救工作中起着重要作用,具有以下几个特点:(1)将心电监护的心电信息数据通过GPRS传输至远程心电会诊中心或医院监护中心,值班医生接收远程心电信息资料后,经过分析图谱并作出诊断,然后传输至相关临床医师,提供专业诊断与治疗措施,指导120急救人员现场合理及时处置。(2)通过实时心电监护对异常心电图进行鉴别,对严重致命性心律失常及急性心肌梗死等严重心脏疾患做到早发现、早诊断、早治疗。(3)通过心电远程监护可以提前告知医院急救中心,为危重患者到来做好救治准备工作,尤其对于严重急性心肌梗死需急诊介入治疗的患者或急需起搏器治疗的患者,通知相关医师到场。(4)将远程心电监护系统与120

急救工作有机结合,使 120 急救与院内急救无缝衔接,显著提高 120 急救质量。

二、心脏骤停的院前急救心电监测

在院前急救工作中心脏骤停或心脏性猝死是最为常见的情况之一。心脏骤停(sudden cardiac arrest)是指心脏射血功能突然终止。导致心脏骤停最常见的原因是快速室性心律失常(心室颤动和室性心动过速),其次是缓慢性心律失常或心脏停搏。心脏骤停发生后,脑血流突然中断,10 s 左右患者即会出现意识丧失,若不及时得到救治将会导致患者死亡。因此,心脏骤停是心脏性猝死的直接原因。心脏性猝死(sudden cardiac death,SCD)则是指急性症状发生后一小时内发生以意识骤然丧失为特征、由心脏原因引起的自然死亡。在工业化国家中导致成人猝死最常见的原因是冠心病,其次是心肌病、心力衰竭、瓣膜性疾病、先天性心脏病及原发性心电生理异常(长QT 间期或短 QT 间期综合征、Brugada 综合征等)。SCD 发生时记录到的心律失常中 75%~80% 为心室颤动,缓慢性心律失常很少。在 20~75 岁的院外人群中,总的 SCD 年发生率为 1/1 000,院外死亡中 80% 发生在家中,15% 发生在公共场所,40% 的猝死发生时没有目击者。因此,如何提高院外心脏病患者的救治成功率是一个严峻的挑战(图 17-1~图 17-3)。

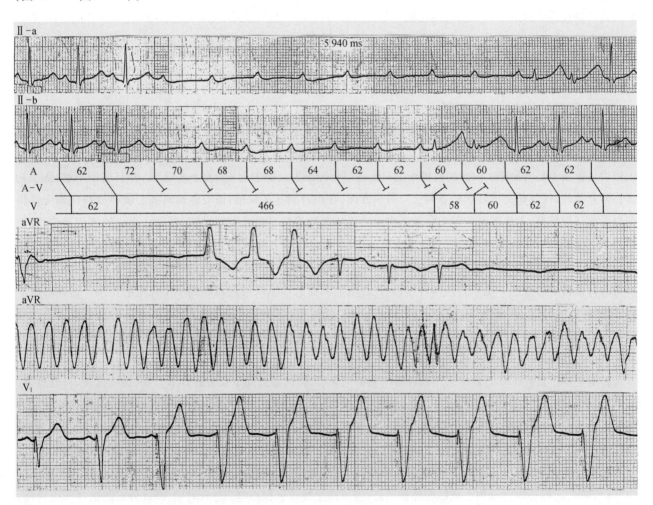

图 17-1 高度房室传导阻滞,心室停搏,室性逸搏,魏登斯基现象短阵室性心动过速,心室扑动,右心室起搏心律呈 VVI 形式起搏

临床资料:女性,37 岁,急性病毒性心肌炎,在单位工作时突发晕厥,由 120 急救车送医院急诊,患者处于阿-斯综合征发作状态。

心电图特征：图 A 上下两条图为 Ⅱ 导联连续记录，窦性心律，心率 88 bpm。Ⅱ-a 第 1~3 个 P 波下传心室，P-R 间期 0.20 s，QRS 时限 0.08 s。第 4~13 个 P 波连续下传受阻形成高度房室传导阻滞，期间心室停搏长达 5 940 ms(5.94 s)。倒数第 2、3 个宽 QRS 波是室性逸搏，最后 1 个 P 波及 Ⅱ b 第 1~3 个 P 波下传心室。Ⅱ b 第 4~11 个 P 波连续下传受阻形成高度房室传导阻滞，期间心室停搏长达 4 660 ms(4.66 s)。倒数第 4、5 个宽 QRS 波是室性逸搏，其后 3 个 P 波下传心室。第三条 aVR 导联：第 1 个宽 QRS 波后连续 4 个窦性 P 波均未下传，第 2~4 个宽 QRS 波为三个室性早搏连续出现，形成短阵室性心动过速。第 5~7 个室上型 QRS 波是窦性 P 波下传，其后又出现窦性 P 波连续下传受阻，显示高度房室传导阻滞，心室停搏。第四条 aVR 导联：前大半段出现振幅高而宽大连续的大扑动波，QRS 波与 ST-T 无法区分，频率 250 bpm，显示心室扑动。后小半段心室扑动波振幅逐步降低而且振幅高低不同，有逐步转为心室颤动倾向。第五条 V₁ 导联：起搏脉冲有规律发出并带出左束支传导阻滞型 QRS 波，心率 83 bpm，为右心室起搏心律，以 VVI 形式起搏。第 1~3 个 QRS 波之前有起搏脉冲，QRS 波形态逐步增宽，其前有窦性 P 波，为窦性 P 波下传与心室起搏相遇形成的室性融合波。

电风暴(electrical storms,ES)是指在短期内发生以反复发作恶性室性心律失常为特点的心电不稳定状态，也称为心室电风暴，是许多突然出现晕厥甚至发生 SCD 的主要诱因。自 20 世纪 90 年代报道以来，随着病例数逐步增加而受到临床医师的高度重视。最早的电风暴定义是：反复发生伴血流动力学不稳定的室性心动过速和(或)心室颤动而需要电复律或电除颤治疗，24 h 内≥2 次的。随着 ICD 的应用，电风暴的定义被拓展为在 24 h 内发生 3 次或 3 次以上室性心动过速、心室颤动或 ICD 正常放电或抗心动过速起搏(ATP)治疗。大多数电风暴见于器质性心脏病患者，其常见原因是心肌缺血，其中有急性或陈旧性心肌梗死、心绞痛或冠状动脉痉挛等疾病。尤其多见于近期心肌梗死患者，发生在左前降支或右冠状动脉近端闭塞后。部分电风暴见于不伴有器质性心脏病患者，包括交感神经过度激活、电解质紊乱以及抗心律失常药物致心律失常等(图 17-4)。

电风暴的发病特点是反复发作晕厥，晕厥前后常伴有胸痛、胸闷、呼吸困难、血压变化及发绀抽搐等症状，甚至导致心脏停搏和死亡。电风暴发作前心电监护可表现为窦性心动过速、单源或多源室性早搏、反复发作短阵室性心动过速，缺血性 ST-T 改变，T 波电交替，U 波增高或倒置，QT 间期延长或缩短，出现与离子通道病相关的特殊异常心电图波如 Brugada 波、Epsilon 波、Lambda 波、异常早复极波(J 波)以及 Niagara 波(图 17-5~图 17-7)。电风暴发作时心电监护表现特点是反复发作的室速或室颤，大部分是室速，部分是心室颤动或室性心动过速、室颤交替出现。当上述心电图特征在 24 h 内出现 3 次或 3 次以上即可以诊断。

当一些患者出现容易诱发电风暴的临床及心电图表现时，应该及时进行实时远程心电监护，一旦出现电风暴的先兆表现时，由远程心电监测中心及时通知患者尽快就医，或通知临床医师及时干预处理。

由于电风暴起病急、病情重、急剧恶化、预后恶劣，因此在临床上倍受关注，只有迅速识别、及时救治，方可挽救患者生命。无论是在社区卫生中心、家庭病房甚至是在 120 救护车上，唯有远程心电实时监护能够做到及时发现心电异常，及时预警，从而达到早干预、早治疗目的，有效降低因电风暴等急性心血管事件而导致的高死亡率。

于秋霞等报道 1 例男性，63 岁，冠心病、高血压、房颤患者，住院期间在进行远程心电实时监测。在医院之外的远程心电监护中心显示心房颤动，完全性房室传导阻滞，房室交接性逸搏，多源性室性早搏有时成对，短阵室性心动过速，监护中心医师立即通知所在医院值班医生，值班医师迅速判断并展开抢救，在抢救过程中反复出现短阵室性心动过速、心室颤动。监护中心医师紧急跟进持续进行监护并与医院值班医师保持联系。经紧急抢救采取相应措施后患者脱离危险。在对患者进行远程心电监护 24 h 内共发生电风暴 9 次，经过胺碘酮、异丙肾上腺素等药物治疗，以及多次进行电除颤和电复律治疗方转危为安。在整个抢救过程中，心电远程监护的及时发现、及时预警，监护中心与现场医师相互配合，及时果断实施抢救功不可没。

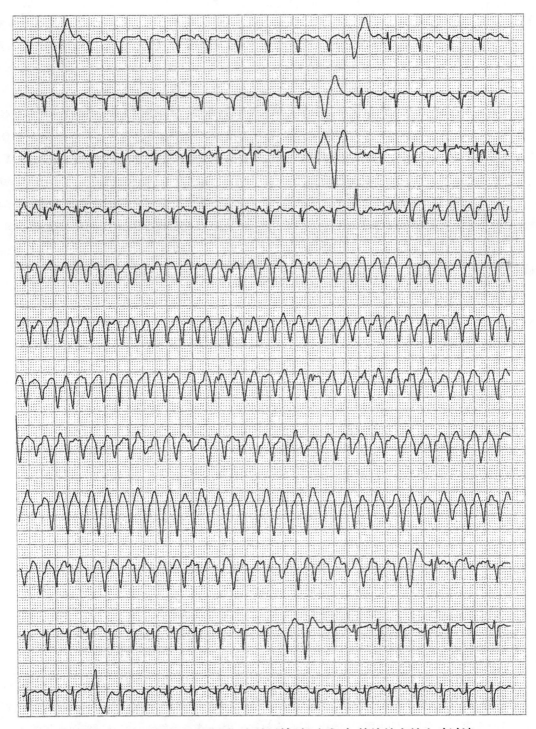

图 17-2 电话远程心电监测：室性早搏，部分成对，持续性室性心动过速

临床资料： 男性，54 岁，爱好网球运动，经常在网球运动时出现意识朦胧。在医院经各种常规检查未发现异常，给予佩带便携式心电监护仪，患者在症状明显时按压监护仪按钮记录心电图。当一次打网球再次出现意识朦胧时，记录经电话传输远程监护心电图。

心电图特征： 图中第 1~4 条图显示窦性心律，心率 130 bpm，见散在室性早搏，部分成对出现。第 4 条图末端至第 10 条图为持续的室性心动过速共 47 s，心率 250 bpm。室性心动过速终止后恢复窦性心律。

心电图诊断： 窦性心动过速，频发室性早搏，部分成对出现，持续性室性心动过速。

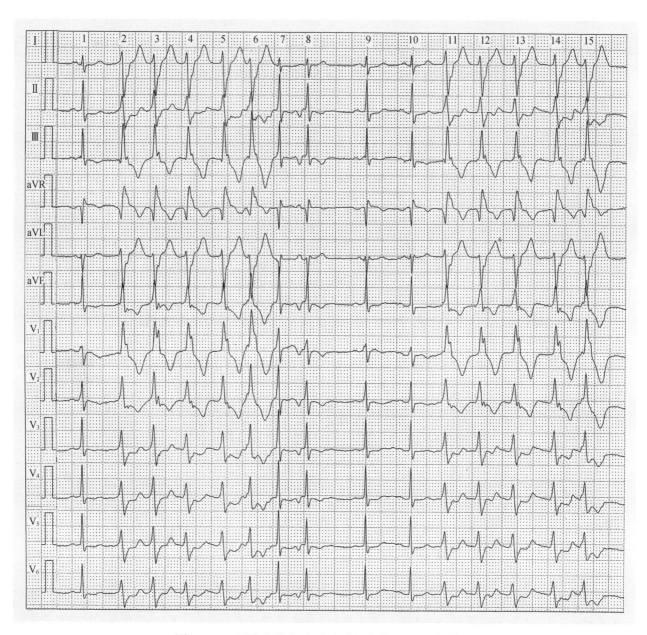

图 17 - 3　短阵室性心动过速反复发作,心室反复搏动

临床资料: 女性,23 岁,急性病毒性心肌炎,反复发作黑朦急诊。

心电图特征: 窦性心律,心率 100 bpm。第 2、11 个宽 QRS 波提早出现,其前无相关 P 波,引发其后连续 4 个宽 QRS 波,形成短阵室性心动过速。在 V_1 导联宽 QRS 波呈 RR′型,R>R′,类似左兔耳朵型,显示室性异位起搏点起源于左心室。第 7、8 个 QRS 波呈室上型,其前有倒置 P 波,P^- - R 间期>0.12 s,是第 6 个宽 QRS 波递传至房室连接区再次下传形成心室反复搏动。

心电图诊断: 窦性心律,室性早搏诱发短阵室性心动过速反复发作。

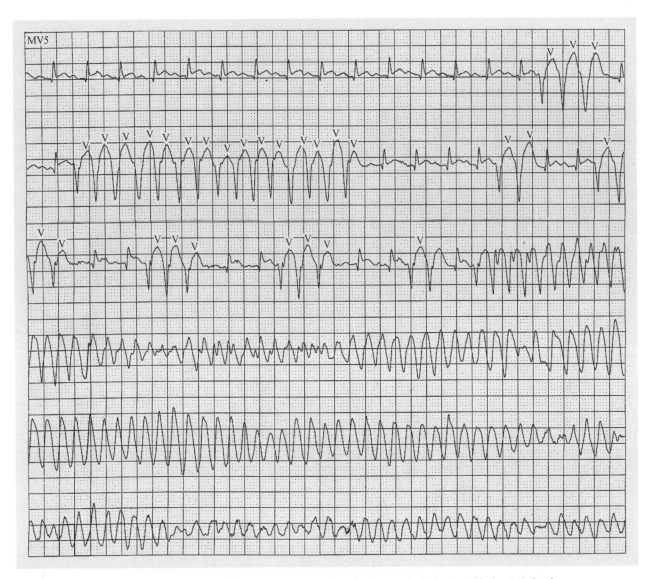

图17-4 电风暴发作心电图——反复发作短阵室性心动过速、心室扑动、心室颤动

临床资料：男性，89岁，冠心病，心脏性猝死。患者当天上午在医院安装Holter记录仪，下午在家中突然发生晕厥，待120救护车赶到时心跳与呼吸均已停止，终因抢救无效而死亡。回放已记录的心电信息资料，图中为MV5导联连续记录，第1条图为窦性心律，心率130 bpm。最后3个宽QRS波为室性早搏连续出现构成短阵室性心动过速。第2、3条图为窦性心律，心率130 bpm，较多室性早搏成对，短阵室性心动过速反复发作。从第3条图末~第6条图见室性心动过速逐步转为心室扑动，心室扑动持续一段时间后逐步演变为心室颤动。

心电图诊断：窦性心动过速，室性早搏成对，短阵室性心动过速反复发作，心室扑动，心室颤动。

评注：本图为典型的电风暴发作心电图，特点是反复发作的短阵室性心动过速或心室颤动，主要是室性心动过速，部分是心室颤动或上述两者混合形式。少部分为尖端扭转型室性心动过速，心室频率极快，可达250~350 bpm，心室节律可不规则。当上述心电图特征在24 h内出现3次或3次以上即可诊断。

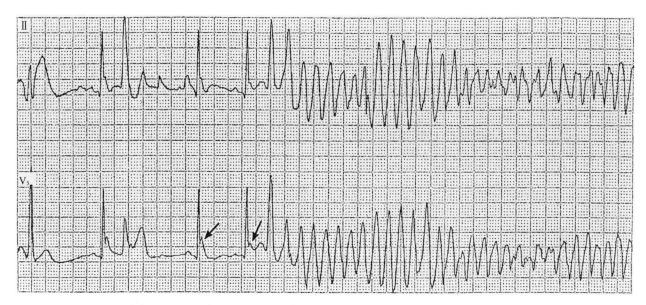

图 17-5 异常 J 波,室性早搏诱发室性心动过速、心室扑动、心室颤动

心电图特征: Ⅱ、V₅ 导联同步记录。图中前半段见窦性 P 波,V₅ 导联在 QRS 波终末部见明显 J 波(箭头所示)。
第 1、3、6 个 QRS 波为室性早搏,最后一个室性早搏(第 6 个 QRS 波)诱发短阵室性心动过速并迅速转为心室
扑动、心室颤动。

评注: 异常早复极波(J 波)是指在标准 12 导联心电图中,连续 2 个或以上的下壁导联(Ⅱ、Ⅲ、aVF)及/或侧壁导
联(V₄~V₆、Ⅰ、aVL)存在 J 点抬高≥1.0 mm 即可诊断为早复极波。与无早复极波者相比,有早复极波者心
脏性猝死发生风险增加 3~10 倍,因此,早复极波是一种有不良预后的心电图表现。

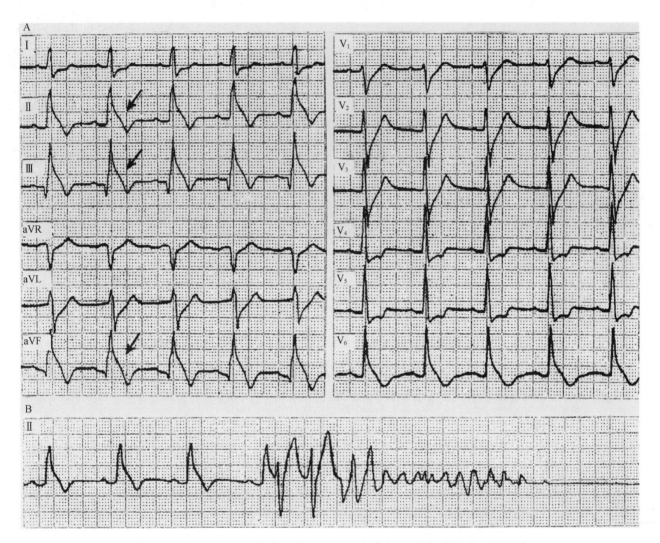

图 17-6　Lambda 波合并多形性室性心动过速、心室颤动导致心脏停搏

　　A：在Ⅱ、Ⅲ、aVF 导联出现特征性 Lambda(λ)波(箭头)。B：Ⅱ导联前 3 个心搏见 Lambda(λ)波，第 4 个
QRS 波后出现多形性室性心动过速、心室颤动导致心脏停搏。

评注： Lambda(λ)波是心室除极与复极均有异常，并与心脏性猝死相关的心电图波。Lambda 波是不同于 Brugada
　　　综合征的独立病征，作为一个独立识别猝死高危患者的心电图标志。

心电图表现：（1）Lambda 波是由下斜型抬高的 ST 段缓慢下降，与其后 T 波倒置组成一个复合波，多数出现在
　　　Ⅱ、Ⅲ、aVF 导联。（2）QRS 波上升肢的终末部与下降支均有切迹与下斜型抬高的 ST 段及倒置的 T 波组合
　　　在一起，十分类似希腊字母 λ(Lambda)的形态而得名。（3）左胸导联存在 ST 段镜像性改变，表现为 ST 段水
　　　平型压低，服用硝酸甘油后上述心电图特征没有改变。（4）可合并短阵心室颤动继而转为心脏骤停。

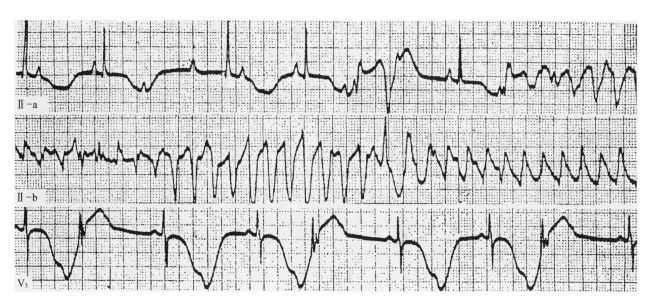

图 17-7　高度房室传导阻滞,房室交接性逸搏,室性早搏
Niagara 瀑布样 T 波,心室扑动,心室颤动

临床资料：女性,56 岁,冠心病,心脏性晕厥。心电图特征及诊断：II-a 为窦性心律,P 波以 4:1 未下传,为高度房室传导阻滞,QRS 波呈室上型,长 R-R 间期后 QRS 波为房室交接性逸搏。第 5、6 个宽 QRS 波提早出现,为室性早搏,末端室性早搏诱发心室扑动。II-b 前段为心室颤动,然后转为心室扑动。V₃ 导联是发生心脏性晕厥后记录,窦性心律,心率 45 bpm,显著窦性心动过缓。第 2、5、8 个心动为房性早搏。QRS 波后见巨大倒置 T 波,振幅>10 mm,T 波前肢有明显顿挫,QT 间期 0.84 s,QTc 0.74 s,QT 间期明显延长,无异常 Q 波,ST 段正常,呈典型 Niagara 瀑布样 T 波。

评注：Niagara 瀑布样 T 波的心电图特点是：1. T 波宽大,尤其是 T 波开口处异常宽大,QTc 延长 20% 以上;2. T 波深倒置,T 波倒置振幅常>10 mm,甚至>20 mm,常见于胸导联(V₃~V₆),也可见于肢导联,但在 V₁、III、aVR 导联 T 波可直立;3. T 波畸形,表现为 T 波宽而深倒置,可有切迹,前肢常与 ST 段融合,T 波底部呈钝圆形,后肢与 U 波融合;4. 常伴有 U 波振幅>1.5 mm;5. T 波异常持续数日后可自行消失;6. 可伴有快速室性心律失常;7. 一般不伴有 ST 段偏移,无病理性 Q 波。其发生机制主要与交感神经过度激活,大量儿茶酚胺释放,造成心肌一过性电功能障碍有关,是神经源性心肌损害表现之一。

三、急性心肌梗死的院前心电监测

急性心肌梗死 AMI 的诊断标准为：检测到心脏生物标志物心肌肌钙蛋白(cTn)水平升高超过 99% 正常值上限,并且符合下列条件中至少 1 项：(1) 心肌缺血的症状;(2) 心电图提示新发缺血性改变(新发 ST-T 改变或新发左束支传导阻滞);(3) 心电图出现病理性 Q 波;(4) 影像学证据提示新发局部室壁运动异常或存活心肌丢失;(5) 冠状动脉造影或尸检发现冠状动脉内存在新鲜血栓。

在 AMI 发病后 1 h 内患者死亡风险很高,多由室性心动过速、心室扑动直至心室颤动所致。AMI 的院前急救工作中远程心电监护对挽救患者生命非常重要,主要任务是：(1) 尽快识别疾病类型,包括识别 ST 段抬高型心肌梗死(STEMI),开展急救治疗。(2) 采取急救监护措施,建立实时远程心电监护并与监护中心连接,及时将心电信息传输到医院监护中心。(3) 转运患者到最近能进行冠状动脉再通(急诊 PCI 或溶栓)治疗的医院急诊室。国际上将患者从进入医院大门到球囊扩张血管再疏通的时间(即 D-to-B 时间)定为 90 分钟。D-to-B 是决定 AMI 患者接受再灌注治疗疗效的重要因素。急救人员在院前识别 STEMI 后立即送往具备急诊 PCI 的医院急诊室,在90分钟黄金时间内尽早进行PCI手术,使冠状动脉再通,恢复心肌供血,能显著改善患者预后。(4)做好冠状动脉再通治疗的相关准备,包括通信联络与药物。如果运送时间>1 h,在具有资质医师和设备条件(如仪器、药物、远程心电监测)允许的情况下,可以开展院前溶栓治疗。

  心电远程监护系统在AMI急救工作中通过迅速监测AMI患者的心电信息,并及时将心电信息传输到监护中心。同时转运患者到最近能进行冠状动脉再通治疗的医院急诊室。最大程度缩短D-to-B时间,为AMI患者冠状动脉再通,恢复心肌供血,改善患者预后赢得宝贵的时间。实现真正意义上的院外与院内急救的无缝衔接,为患者保驾护航(图17-8~图17-10)。

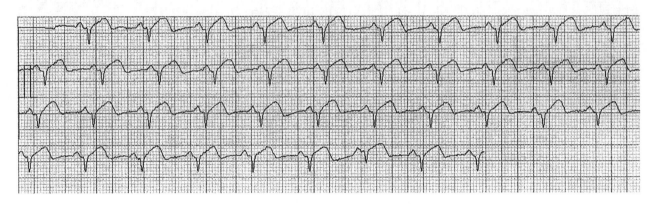

图17-8　手机远程心电监测:急性前间壁心肌梗死

临床资料:女性,55岁,冠心病,患者因突发胸痛,在当地基层卫生院就诊,给予佩带手机远程心电监护仪。患者将手机电极面贴放在胸前处,按下心电采集快捷键开始心电采集,采集结束后发送心电信息给远程心电分析中心。心电图结论回传至当地卫生院后,随即转至上级医院,最后确诊为急性前间壁心肌梗死。

心电图特征:窦性心律,QRS波呈QS型,ST段呈直线型抬高,考虑急性心肌梗死可能。

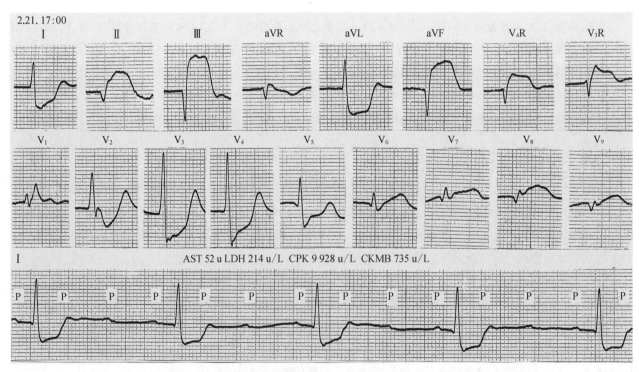

**图17-9-1　窦性心动过速,急性下壁、后壁、右心室心肌梗死,完全性房室传导阻滞,
房室交接性逸搏心律,完全性右束支传导阻滞**

临床资料：男性,87 岁,因突发心源性休克、心力衰竭急诊,血清心肌酶显著增高。

心电图特征：窦性心律,心房率 115 bpm,P－P 间期快而相等,R－R 间期缓慢相等,P－R 间期不等,心室率 40 bpm,QRS 时限 0.14 s。Ⅱ、Ⅲ、aVF、V₃R、V₄R、V₆~V₉ 导联见梗死性 Q 波,ST 段弓背向上抬高 1.5~9.0 mm。

心电图诊断：窦性心动过速,急性下壁、后壁、右心室心肌梗死,完全性房室传导阻滞,房室交接性逸搏心律,完全性右束支传导阻滞。

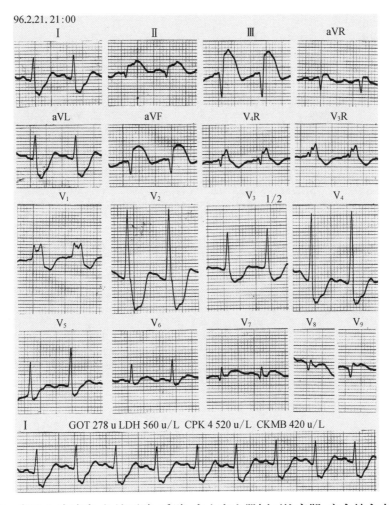

图 17－9－2　窦性心动过速,急性下壁、后壁、右心室心肌梗死演变期,完全性右束支传导阻滞

临床资料：男性,87 岁,继图 17－9－1 之后 4 小时记录,血清心肌酶增高后下降。

心电图特征：窦性心律,心率 115 bpm,P－R 间期 0.14 s。P－P、P－R、R－R 间期均相等,房室传导恢复正常。Ⅱ、Ⅲ、aVF、V₃R、V₄R、V₇~V₉ 导联见梗死性 Q 波,ST 段抬高程度明显下降,QRS 时限 0.14 s,呈右束支传导阻滞图形。

心电图诊断：窦性心动过速,急性下壁、后壁、右心室心肌梗死演变期,完全性右束支传导阻滞。

评注：本图患者因突发急性左心衰竭、心源性休克急诊,血清心肌酶显著增高,心电图显示急性下壁、后壁、右心室心肌梗死图形,符合急性心肌梗死临床诊断。下壁、后壁、右心室这三个部位发生心肌梗死反映该患者冠脉分布呈右优势型,即右冠脉支配右室,同时向后行走并下行形成后降支,支配左室后壁、下壁心肌。图中完全性房室传导阻滞也因为房室结动脉起源于右冠脉,当右冠脉近端闭塞后除了引起下壁、后壁、右室心肌梗死外,还引起房室结动脉供血中断,导致完全性房室传导阻滞,以后随着房室结动脉供血恢复,房室传导恢复正常。

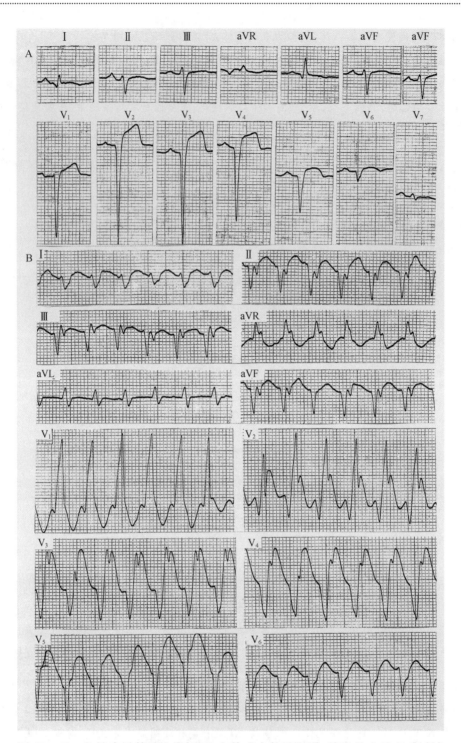

图 17－10　急性广泛前壁心肌梗死,左前分支传导阻滞,阵发性室性心动过速

临床资料: 男性,74 岁,冠心病,急性心肌梗死发病后 2 小时记录 A 图,心肌梗死后 7 个月突发心动过速而记录 B 图。

A 图:

心电图特征: 窦性心律,V_1 呈 rS 型,$V_2 \sim V_6$ 呈 QS 型。$V_1 \sim V_6$ 导联 ST 段弓背向上抬高 1~5 mm。$V_1 \sim V_4$ 导联 T 波直立,V_5、V_6 导联 T 波倒置。额面 QRS 电轴左偏-65°,Ⅱ、Ⅲ、aVF 呈 rS 型,$S_Ⅲ > S_Ⅱ$。Ⅰ、aVL 呈 qR 型,$R_{aVL} > R_Ⅰ$。

心电图诊断: 窦性心律,急性广泛前壁心肌梗死,左前分支传导阻滞。

B 图：

心电图特征： 各导联 P 波不清，QRS 波宽大畸形，QRS 时限 ≥0.14 s，R–R 间期相等，心室率 176 bpm，肢导联 QRS 电轴极右偏+253°，属于无人区电轴，Ⅰ、Ⅱ、Ⅲ 导联 QRS 主波向下呈"三 S 征"aVR 导联呈 R 型。V₁ 导联呈 qR 型，V₂、V₃ 导联呈 QR 型，V₄、V₅ 导联呈 QS 型，V₆ 导联呈 rS 型。

心电图诊断： 阵发性室性心动过速。

四、社区卫生中心、养老院及家庭病房的心电监测

由于院外死亡的 80% 发生在家中，15% 发生在公共场所，因此远程心电监护也随着院前急救工作延伸至社区卫生服务中心、养老院及家庭病房。当一些心血管病患者或其他高危人群的心脏病发作时，远程心电监护即可记录单导联或多导联心电图，并借助通信网络将发病时心电信息数据上传到监护中心。监护中心医生对心电图进行实时分析处理并在最短的时间内作出诊断。诊断结果一方面通过无线网络发送并存储在社区卫生服务中心或养老中心电脑中，另一方面通过无线网络及时反馈给病人或相关临床医生，争取对患者抢救和治疗的最大时间效益，有效控制和降低社区高危心律失常，提高对恶性室性心律失常救治成功率，减少心脏性猝死的发生。徐莉等报道 1 例窦性停搏间歇长达 10.02 s 患者，通过远程心电监护及时发现，并得到成功救治，避免因窦性停搏时间过长，又无逸搏心律存在的情况，导致阿-斯综合征或猝死发生。

远程心电监护网络的建立，为社区卫生中心、养老院及家庭病房的心脏病患者开辟了一条实时预警、及时救治、保障生命健康的绿色通道。远程心电监护技术应用是心脏病监护手段的重大突破，对院前挽救心脏病患者生命具有重大意义。

五、灾难事件急救的心电监测

发生重大灾难事故如地震、海啸、森林大火时会出现大批伤员，对伤情进行快速评估，安排急救的先后顺序，采用心电远程监测可快速检测心电信息，为抢救伤员提供有用信息。Yukio Ozawa 等为了评价快速心电远程监测在东日本大地震灾区居民救护中的实用价值，对 2012 年 12 月 21 日至 2014 年 2 月 14 日两年间遭遇地震的 1 369 位居民进行心电远程监测，其中男性 346 例，女性 1 023 例，平均年龄 69.9 岁。医务工作者在室内开展心电监护，使用便携式远程心电仪记录心电图，采用左右手间的双极导联方式；并将这些心电图传输到距地震区约 400 km，位于琦玉县的 MJC 心血管研究所监护中心。监测中心的计算机自动分析这些心电图，自动分析结果传输至全球任何地方心电图专家的平板计算机上。专家核查心电图分析结果，修正无误后，通过监护中心将结果自动回复给心电监护处医务人员。上述心电图分析结果可按照异常程度分为 6 个等级，分别标记为 G0~G5。记录中有干扰的图被标记为 GN。G0（基本正常）和 G1（轻微异常）被归类为正常水平。G2（中度异常）和 G3（重度异常）的患者建议检查心功能。对 G4 或 G5 的患者应施以急救。心电图分析结果显示：G0 占 70%、G1 占 23%、G2 占 6.6%、G3 占 0.1%、G4 占 0.1%、G5 占 0%，GN 在整个心电图记录中占 0.2%。心律失常主要包括：室上性早搏 52 例、室性早搏 46 例、心房颤动 26 例、室性心动过速 1 例、病态窦房结综合征 5 例、Ⅰ 度房室传导阻滞 16 例、Ⅱ 度房室传导阻滞 3 例。在其他主要心电图异常情况中，74 例 ST－T 异常、52 例右束支传导阻滞、4 例左束支传导阻滞。在 1369 位居民的心电图中，93% 被判定为正常，7% 建议进一步检查心功能。住院治疗的部分病例行导管消融术治疗，部分因心力衰竭而进行治疗。此外，研究发现正是由于无症状心房颤动才导致了脑梗死，预防保护措施的临床价值在于通过早期心电监测发现无症状心房颤动。对于减少受害者压力的影响，其差异无统计学意义。该研究表明，便捷的心电远程监护系统在东日本大地震灾区居民的救护中发挥有效作用。

六、胸痛中心工作中的远程心电监测

建立胸痛中心是为了 AMI、主动脉夹层、肺动脉栓塞等以急性胸痛为主要临床表现的急危重症患者提供快速

诊疗通道。全球第一家胸痛中心于 1981 年在美国巴尔的摩 St.ANGLE 医院成立,至今已发展到 5 000 余家。我国自 2013 年起启动中国胸痛中心自主认证体系,迄今全国已经有 60 多家医院通过认证。中国胸痛中心认证体系是目前国际上继美国、德国胸痛中心之后第三个认证体系。胸痛中心的建立可以显著降低胸痛确诊时间、降低 STEMI 再灌注治疗时间、缩短住院时间、再次就诊次数和再住院次数、减少不必要检查费用。胸痛中心已经成为衡量 AMI 救治水平的重要标志之一。

建立基层胸痛中心认证标准包括五大要素:

1. 基本条件与资质:接诊量、基本急救及心血管条件、转运条件。

2. 对急性胸痛患者的评估和救治:30 分钟转出或溶栓、与 PCI 医院的联络机制。

3. 院前急救系统与院内绿色通道的整合:心电远程传输、现场分诊、直达 PCI 医院或溶栓场所。

4. 培训与教育:医院全员、社区医院、社区大众教育与培训。

5. 持续改进:要求胸痛中心制定各类促进流程、改进质量的措施和方法,通过数据显示持续改进的效果。

在建立胸痛中心过程中,做好院前急救系统与院内绿色通道的整合,建立 120 急救系统与 PCI 医院一体化的合作关系,建立与完善心电远程监测系统对于该目标的实现起到了至关重要的作用。首先,120 急救中心应该与 PCI 医院合作建立心电远程监测系统,该系统以 3G、4G 网络作依托,利用终端采集患者 12 导联心电图,通过互联网将患者心电图实时传输到监控平台进行数据分析,实现远端数据再现。当 120 救护车到达患者家中,通过佩带心电远程传输系统,将患者心电信息传输到胸痛中心相关各单元。120 急救医生首先判读并处理,如 120 急救医生判读困难,胸痛中心各单元专家可同时判读,从诊断到治疗给予 120 急救医生专业指导,从而把急诊科功能延展到患者家中及 120 救护车上。

广州军区总医院胸痛中心以心血管内科和急诊科为核心,以 12 导联心电图及其他监测数据的远程实时传输系统为技术支撑,建立了远程胸痛急救技术平台。120 救护车上装备的远程传输系统可将患者 12 导联心电图等数据通过云平台实时传输到胸痛中心和冠心病监护室的计算机及值班主任的手机上,做到患者未到信息先到,随时提供远程诊断和救治的会诊意见,指导救护车的现场抢救。一旦确诊为 STEMI,需要进行急诊介入治疗,则在患者到达医院前就启动导管室相关工作,将术前准备工作提前到救护车上进行,包括给患者服用波立维和肠溶阿司匹林片剂。当患者到达医院后通过绿色通道直接进入导管室进行急诊介入治疗,从而大大缩短了再灌注治疗时间。胸痛中心建立后第一年已经使年度平均 D - to - B 时间从 127 分钟缩短到 72 分钟,最短为 21 分钟。对于 STEMI 的患者来说,时间就是存活心肌,时间就是生命。心电远程监测为真正做到院前急救与院内救治的无缝衔接,有效提高 STEMI 的救治成功率起到十分重要的作用。

(刘 罡　赵莉芳)

参 考 文 献

[1] 陈新,黄宛.临床心电图学[M].第 6 版.北京:人民卫生出版社,2010.

[2] 张澍.实用心律失常学[M].北京:人民卫生出版社,2010.

[3] 王文,朱曼璐,王拥军,等.《中国心血管报告 2012》概要[J].中国循环杂志,2013,(6):408 - 412.

[4] 杨丽兰,张晓敏,王素琴,等.远程心电监护在心脏病患者急救工作中的应用[J].中西医结合心脑血管病杂志,2012,10(4):488 - 489.

[5] 徐莉,黄文,陈守强,等.远程监测并成功抢救窦性停搏长间歇 10.02 s1 例[J].江苏实用心电学杂志,2014,23(1):72 - 74.

［ 6 ］　于秋霞,伊永亮,魏敏,等.心脏远程监护成功抢救电风暴患者一例［J］.实用心电学杂志,2015,24(2)：102－105.

［ 7 ］　卞士平,郑宏超,胡伟国,等.临床心电图诊断图谱(新版)［M］.上海：上海辞书出版社,2014.

［ 8 ］　Gao D, Sapp JL.Electrical storm：definitions, clinical importance and treatment［J］. Curr Opin cardiol, 2013, 28(1)：72－79.

［ 9 ］　陈灏珠.实用心脏病学(第5版)［M］.上海：上海科学技术出版社,2016.

第十八章　特种医学的心电监测

远程医疗是将远程通信、计算机、多媒体等信息技术与医学相结合进行的一系列的异地医疗、教学和科研活动。远程心电监测作为远程医疗的重要组成部分,具有操作简单,无创伤、无时间空间限制等优势。在宇航、高原、潜水及运动医学等特种医学生理研究中,需要了解在特种条件下的人体心电生理变化,远程心电监护在上述工作中,为快速便捷获得这些信息提供非常有效的手段。

一、航空航天医学的远程心电监测

航空航天医学是研究人在大气层和外层空间飞行时,外界环境因素(低气压、缺氧、宇宙辐射等)及飞行因素(超重、失重等)对人体生理功能的影响以及防护措施的医学学科。航天医学是研究载人航天事业的重要学科之一,是一门特殊的环境医学,是应载人航天的科学实践的需要,在航空医学基础上发展起来的。随着载人航天的发展也促进了航天医学的发展。在科学研究与发展领域中,航天医学又属于生命科学的一个部分,涉及所有的医学专业,包括基础医学和临床各学科研究。

航空航天医学的研究范围非常广泛,低压缺氧是航空航天中的重要环境因素之一。地球周围包绕着一层大气,大气的固定成分主要是氮、氧、二氧化碳等。地平面上的大气压力每一平方厘米承受的大气柱质量为1.033 kg,与同样底面积高 760 mmHg 相等,这一压力值即定为标准压力。大气压力随着高度升高而降低。当外界压力降低到 266.89 mmHg(8 000 米上空)时,人就会发生减压损伤。

飞行器升降时会产生超重,航天器在宇宙空间飞行时会产生失重,两者对人体生理功能均有影响。航空航天飞行器飞行时速度快,机动性强,产生强大的超重(又称加速度、过载)。重力作用于人体的方向由头至足的称正超重;反之,重力的方向由足至头时称负超重。正超重时血液受惯性力作用由上身转移到下身,引起头部、上身缺血,视力障碍,严重时可发生晕厥。失重是航天飞行中的一个特殊物理因素。载人航天实践证明,失重对人体的生理功能有很大影响,但不像原先想象的那样严重。人在失重条件下连续生活工作 365 天后,返回地球经短期休息,可完全地恢复健康,并未发生不可逆转的生理变化。

失重对人体心血管功能的影响,失重时人体的流体静压丧失,血液和其他体液不像重力条件下那样惯常地流向下身。相反,下身的血液回流到胸腔、头部,航天员面部浮肿,头胀,颈部静脉曲张,身体质量中心上移。人体的感受器感到体液增加,机体通过体液调节系统减少体液,出现体液转移反射性多尿,导致水盐从尿中排出,血容量减少;出现心血管功能降低征候如心输出量减少、立位耐力降低等,返回地面后短时对重力不适应。随着航天的时间延长,心血管功能可在新的水平上达到新的平衡,心率、血压、运动耐力恢复到飞行前的水平。失重引起血容量减少的同时可出现血红细胞、血红蛋白量的减少,这些随着航天时间的延长逐渐恢复正常。

航天医学的一项内容是要解决航天员在航天全过程如起飞、轨道飞行和再入返回地面各阶段的医学监督和保障问题。医学监督的主要任务:(1)对航天员在飞行前、太空飞行中和飞行后的健康状况进行监护,及时发现身体异常状况,并采取防治措施。(2)对涉及航天员健康和安全的生命保障系统、通信系统和救生系统中的仪器、设备的故障进行监督。(3)提出与制定对航天员的医学监督指标和监督方法,以便更好地执行。

随着智能手机与网络应用的高度普及,手机网与互联网促使健康监护可穿戴设备的发展。穿戴式健康监护设备是航天医学监护、航天医学实验的基础设备,可采集航天员在轨任务操作或实验中的生理及生化信息,服务于医学监护与失重生理效应研究。可穿戴设备在空间飞行任务航天员健康监护中发挥了重要作用,可穿戴设备与用户紧密相连,是远程医疗的前端与末端。穿戴式健康监护设备的突出特点是体积小、自重轻、功耗低、可移动、使用简便、耐用、采用无线数据传输、穿戴舒适、可靠性高、使用寿命长、可长时间持续工作、异常生理状况报警等。穿戴式生理信号背心能够实时采集并传输在轨航天员的生命体征参数,包括心电信息。地面医生可通过移动通信技术、卫星通信等远程实时监测可穿戴设备所采集的航天员的心电信息等生理数据。穿戴式生理信息监测设备也应用于出舱活动,监测出舱活动时航天员的生理信息,为航天员状态评估提供数据支持。我国"神舟"飞船、"飞天"舱外服及"天宫"实验室的生理信息背心均能够实时连续监测心电、呼吸和体温情况,它们实际上都是穿戴式健康监测设备,为评估航天员长期在轨驻留能力提供了重要的基础生理数据。

未来我国空间站任务、登月任务以及深空探测任务,需要更先进的穿戴式生理信息监测设备,需要在更低生理负荷,更高舒适性,更低的质量、功耗与体积,更高集成度,更丰富生理参数等方面实现技术突破,实现自动化医学监测、自主医学救助、天地一体化的远程医疗。

二、高原地区的远程心电监测

高原地区是一个特殊的低氧低气压环境。机体为适应环境,在高原地区生活会产生一系列生理、病理改变。长期生活和工作在高原地区的低氧、低气压环境中,会使心脏结构、冠状动脉循环、心肌代谢、血液黏稠度及心功能发生不同程度的改变,导致各种类型心律失常发生,其发生率高于平原地区。但这种改变可在返回平原后逐渐恢复。在高原地区生活会出现以下几种类型心律失常。

1. 窦性心律失常

长期缺氧引起窦性激动形成或传出障碍,表现为:(1)窦性心动过缓,高原缺氧,低氧引起腺苷增加,腺苷作用于窦房结起搏细胞,使其自律性降低,导致心率减慢。(2)窦性停搏:在低氧情况下,可导致心肌缺血或迷走神经兴奋性增高,使窦房结自律性处于抑制状态,多发生在夜间熟睡时,与夜间迷走神经兴奋性增高明显相关。

2. 房性、房室交接性和室性心律失常

缺氧既影响心肌自律细胞功能的稳定性,又增加异常的自律性活动,缺氧还可使部分心肌复极化不一致,引起复极过程中心肌细胞间电位差,从而导致各种早搏及异位心动过速发生。在高原缺氧状态下,由于呼吸加深加快,使肺泡壁扩张以及体静脉回流量增加,对右心房的扩张作用可兴奋交感神经。由于机体内动脉血氧饱和度下降,刺激颈动脉化学感受器,反射性引起窦房结、心房、心室细胞兴奋,导致房性、房室交接性和室性心律失常。在严重低氧血症时还可使钠泵功能失调,使心肌细胞电生理特性发生相应性改变而发生各种心律失常。

3. 各类传导阻滞

低氧可以降低心肌细胞动作电位的除极速度和动作电位的振幅,降低心肌细胞膜的反应性和膜电位水平,缩短动作电位 2 相、3 相持续时间,造成各类传导阻滞。常见以下几种类型:(1)由于迷走神经张力增高或颈动脉窦过敏可发生窦房传导阻滞;(2)由于左前分支细长,位于压力较高的左室流出道,由左前降支单独供血,容易受缺血性损害,导致左前分支阻滞;(3)右束支细长而且比较脆弱,当心率、右室压力突然改变、机械性刺激等都可引起右束支一过性阻滞,在高原低氧低气压环境中,完全性右束支传导阻滞与房室传导阻滞有时是某些高原性心脏病的早期表现。缺氧对心肌兴奋性、自律性和传导性的多重影响,是高原地区心律失常的心肌电生理基础,海拔越高,影响越大,心律失常的发生率也越高。

在我国高原地区,大多医疗卫生条件相对较差,许多心血管疾病患者不能得到及时有效治疗。心电远程监护具有长时间连续监测心脏心电活动信息等功能,并且不受空间限制,能及时发现异常并指导当地医生给予相应处理,从而控制病情进展。因此,在高原地区有必要积极推广远程心电监测应用(图 18-1~图 18-6)。

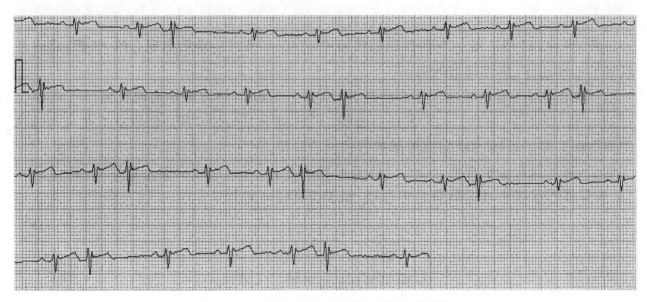

图 18 - 1   手机远程心电监测：频发房性早搏

临床资料：男性，47 岁。2 个月前因胸闷心悸显著而入院检查。冠状动脉造影显示左前降支狭窄 90% 以上，给予
安装支架。出院后多次出现阵发性胸闷心悸，夜间出现次数频繁，就诊后给予佩带手机远程心电监护仪。当
再次出现上述症状时，患者将手机电极面贴放在胸前处，按下心电采集快捷键开始心电信息采集，采集结束
后发送心电信息给远程心电分析中心。

心电图特征：窦性心律，第一行第 4 个，第二行第 1、6、10 个，第三行第 3、6、9 个，第四行第 2、6 个 QRS 波提早出
现，其前有 P′波，P′-R 间期>0.12，QRS 波呈室上型，代偿间歇不完全，显示房性早搏特点。第三行图中每个
房性早搏与两个窦性搏动交替出现，连续 3 次以上，形成房性早搏三联律。

心电图诊断：窦性心律，房性早搏，部分呈三联律。

评注：本图诊断为房性早搏主要有两个依据：(1) 提早出现的室上型 QRS 波；(2) 提早的 QRS 波前有 P′波，P′-
R 间期>0.12 s，这是房性早搏与房室交接性早搏的区别点。

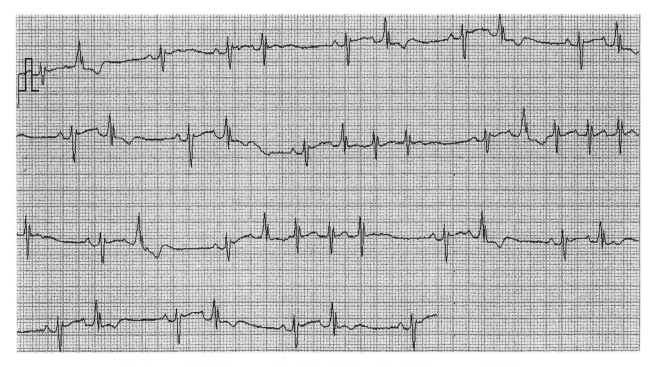

图 18-2 手机远程心电监测：房性早搏部分呈二联律伴心室内差异传导，短阵房性心动过速反复发作

临床资料： 女性，50 岁。阵发性心悸 1 个月，近 1 周明显加重就诊后给予佩带手机远程心电监护仪。当再次出现上述症状时，患者将手机电极面贴放在胸前处，按下心电采集快捷键开始心电信息采集，采集结束后发送心电信息给远程心电分析中心。

心电图特征： 窦性心律，心率 73 bpm。第一行第 2、5、7、9、11 个，第二行第 2、4 个，第三行第 3、10、12 个，第四行第 2、4、6 个 QRS 波提早出现，其前有相关 P′波，P′-R 间期>0.12 s，QRS 波形态增宽，QRS 时限≥0.12 s 代偿间歇不完全，每 1 个早搏与 1 个窦性搏动交替出现，显示房性早搏部分呈二联律，伴心室内差异传导。第二行第 6~8、10~13 个，第三行第 5~8 个 QRS 波连续出现，其前有相关 P′波，P′-R 间期>0.12 s，为短阵房性心动过速。在短阵房性心动过速中，第 1 个 QRS 波形态增宽，QRS 时限≥0.12 s，其后 QRS 波呈室上型。部分 QRS 波增宽系提早的房性早搏下传时遇到右束支处于不应期而发生功能性传导阻滞，称为心室内差异传导。

心电图诊断： 窦性心律，频发房性早搏部分呈二联律，多伴心室内差异传导，短阵房性心动过速反复发作。

评注： 本图诊断为房性早搏伴心室内差异传导需要与以下两种情况鉴别：（1）室性早搏，特点是提早出现的宽大畸形 QRS 波之前无相关 P 波，说明只是心室异位激动提前出现。（2）房性早搏伴房室旁道下传心室，特点是提早出现的 P′波后伴有宽 QRS 波，在 QRS 波起始处见 δ 波，P′-R 间期<0.12 s，QRS 波形态增宽。

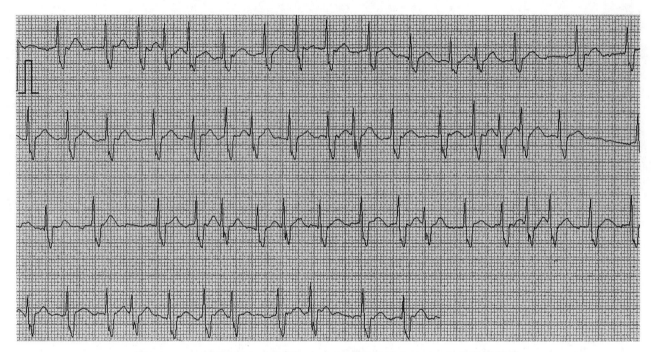

图 18 - 3　手机远程心电监测：心房颤动伴快速心室率，室内传导阻滞

临床资料：男性，70 岁，冠心病，心房颤动病史 10 余年，近 1 周在活动后胸闷、心悸、气急明显就诊，给予佩带手机远程心电监护仪。当再次出现上述症状时，患者将手机电极面贴放在胸前处，按下心电采集快捷键开始心电信息采集，采集结束后发送心电信息给远程心电分析中心。

心电图特征：P 波消失，代之以大小不等的颤动波（f 波），R - R 间期绝对不等，心室率 120 bpm。QRS 波形态增宽，时限 0.14 s，S 波明显增宽，呈室内传导阻滞形态，阻滞部位可能在右束支内。

心电图诊断：心房颤动伴快速心室率，室内传导阻滞。

评注：本图具有心房颤动心电图的三个特征，即 P 波消失，代之以大小不等 f 波，R - R 间期绝对不等，其中以 R - R 间期绝对不等最具有特异性。心房颤动时心室率＜60 bpm 称为心房颤动伴缓慢心室率，当心室率＞100 bpm 称为心房颤动伴快速心室率。当 QRS 波时限＞0.12 s，心室率＞100 bpm 时称为宽 QRS 波心动过速，其中 80% 见于室性心动过速，其余 20% 为室上性心动过速，包括心房扑动、颤动、房室结内折返性心动过速伴束支传导或伴房室旁道前传。本图属于宽 QRS 波心动过速范围，支持心房颤动伴快速心室率及室内传导阻滞依据就是心房颤动的三个特征，尤其是 R - R 间期绝对不等，同时伴有 QRS 波形态增宽，根据 QRS 波增宽以 S 波＞0.04 s 为主，考虑阻滞部位在右束支内。

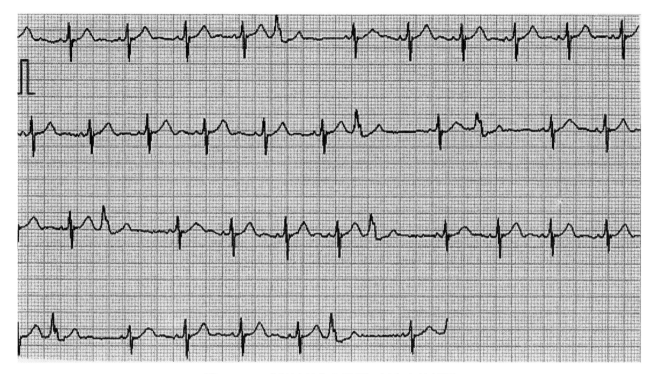

图 18 - 4　手机远程心电监测：频发室性早搏

临床资料：男性,26 岁。急性病毒性心肌炎病史 6 个月,近来心悸、胸闷明显就诊,给予佩带手机远程心电监护仪。当心悸、胸闷症状明显时,患者将手机电极面贴放在胸前处,按下心电采集快捷键开始心电信息采集,采集结束后发送心电信息给远程心电分析中心。

心电图特征：窦性心律,心率 84 bpm。第一行第 5 个,第二行第 7、9 个,第三行第 3、8 个,第四行第 2、7 个宽 QRS 波提早出现,其前无相关 P 波,QRS 时限>0.12 s,QRS 波宽大畸形,代偿间歇完全,显示室性早搏特征。

心电图诊断：窦性心律,频发室性早搏。

评注：在诊断室性早搏之前必须先排除房性早搏伴心室内差异传导或是房性早搏伴房室旁道前传。方法是在提早出现的宽 QRS 波之前寻找相关 P′波,如果能找到相关 P′波,那么其后宽 QRS 波就是房性早搏伴心室内差异传导或是房性早搏伴房室旁道前传。如果在提早出现的宽大畸形 QRS 波之前没有找到相关 P′波,才能确认是室性早搏。

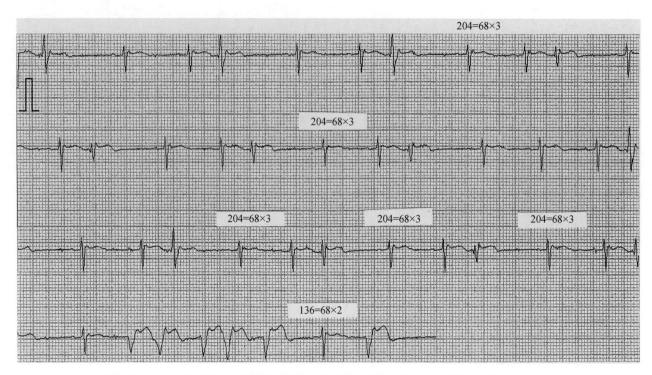

图18-5　手机远程心电监测：频发室性早搏，短阵室性心动过速，室性并行心律

临床资料： 男性，65岁。冠心病，陈旧性心肌梗死病史2年。因阵发性心悸明显就诊，给予佩带手机远程心电监护仪。在感到心悸明显时，患者将手机电极面贴放在胸前处，按下手机心电采集快捷键开始心电信息采集，采集结束后发送心电信息至心电分析中心。

心电图特征： 窦性心律，心率75 bpm。第一行第1、4、7、10个，第二行第2、5、8、12个，第三行第3、6、9、12个，第四行第8个QRS波提早出现，其前无相关P波，QRS波时限>0.12 s，代偿间歇完全，联律间期不等。各个长R′-R′间期的公约数是0.68 s，也就是说长R′-R′间期是0.68 s的整倍数，显示室性并行心律特征。第四行第2～6个宽QRS波连续出现，R′-R′间期不等，为短阵室性心动过速。

心电图诊断： 窦性心律，频发室性早搏，短阵室性心动过速，室性并行心律。

评注： 本图室性早搏有三个特点：1. 室性早搏的联律间期不等；2. 室性早搏长的R′-R′间期是短的R′-R′间期0.68 s的整倍数，0.68 s是各个长R′-R′间期的公约数，显示室性并行心律的特点；3. 当室性早搏连续3次及以上即可诊断为短阵室性心动过速，期间连续的R′-R′间期不等也是室性并行心律的特点。

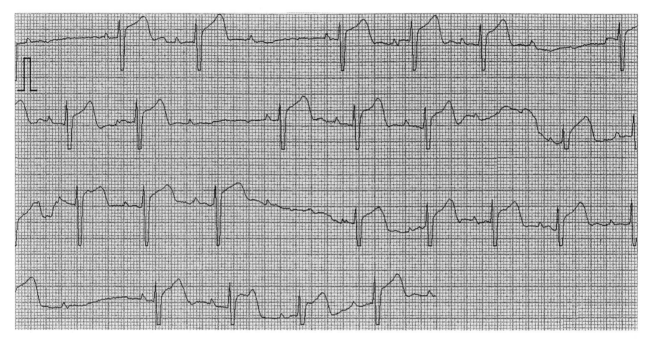

图 18-6　手机远程心电监测：Ⅱ度Ⅰ型房室传导阻滞，典型文氏现象

临床资料：男性，50 岁。心悸、胸闷 1 周就诊，既往无心脏病史。给予佩带手机远程心电监护仪，患者在感到心悸明显时将手机电极面贴放在胸前处，按下手机心电采集快捷键开始心电信息采集，采集结束后发送心电信息至心电分析中心。

心电图特征：窦性心律，P-P 间期相等，P-R 间期逐步延长，直至 1 次窦性 P 波下传受阻。脱落后第一个 P-R 间期最短，此后 P-R 间期再次逐步延长，直至 1 次窦性 P 波下传受阻，形成一个文氏周期，如此反复出现。

心电图诊断：窦性心律，Ⅱ度Ⅰ型房室传导阻滞，典型文氏现象，房室传导比例多数为 3 : 2～4 : 3。

评注：Ⅱ度房室传导阻滞可分为Ⅰ型和Ⅱ型，1906 年文氏（Wenckebach）报道了一类颈静脉搏动的 A 峰与 C 峰之间的间期固定不变，并伴有 A 峰之后间歇出现 C 峰漏搏。1924 年莫氏（Mobitz）在总结前人经验的基础上对Ⅱ度房室传导阻滞进行分类，把文氏（Wenckebach）所描述的第一种类型称为Ⅱ度Ⅰ型房室传导阻滞，第二种类型称为Ⅱ度Ⅱ型房室传导阻滞。后人把Ⅱ度Ⅰ型房室传导阻滞称为莫氏Ⅰ型或文氏型房室传导阻滞，把Ⅱ度Ⅱ型房室传导阻滞称为莫氏Ⅱ型房室传导阻滞。文氏现象（Wenckebach 现象）是指传导系统某个部位相对不应期异常延长，一次激动在传导过程中，传导速度逐搏减慢，激动逐渐落在前一次心搏相对不应期的更早期，直至最后一个激动落在前一次心搏的有效不应期而发生阻滞，造成心搏脱落从而结束一个文氏周期。文氏现象的本质是激动的递减性传导。文氏现象最常见于房室交接区，在窦性心律时，房室传导时间逐渐延长，直至发生心室漏搏而结束一个文氏周期，以后又重复出现上述周期性变化。当心电图出现上述各项特征即构成一个典型的文氏周期，称为典型文氏现象。

三、潜水医学的远程心电监测

潜水作业是在高压、低氧、低温、能见度差、水阻力大、呼吸高分压气体、有水中生物袭击等复杂多变的环境中进行的高强度劳动。与常压下的其他作业相比不仅异常艰苦,而且存在着一定的潜在危险性。如果各种因素的作用超过了机体的生理耐受限度,便可引起对潜水人员机体健康不利的反应,导致疾病和伤害(潜水职业病)、甚至残疾或死亡。

潜水医学的任务是运用医学理论知识和实践技术,努力增强和提高潜水人员的身体素质和健康水平,从医学方面保障其安全顺利地完成各项潜水作业任务。在水下作业完成后,保障他们安全而迅速地回到水面常压环境中来,有效地预防各种潜水职业病和潜水事故的发生。一旦出现了潜水疾病,要能及时正确地诊断和有效地治疗。

高气压和低水温是影响水下作业安全与工效的主要因素。高气压对机体许多组织和器官都有影响,对高气压最明显、最敏感的是神经系统,潜水达一定深度时可能出现氮麻醉,表现为记忆力下降、动作不协调、判断迟钝,严重者出现昏迷以致死亡。人体对低水温早期代偿反应以循环系统变化最为突出,最初出现外周血管收缩反应,使身体内部和体表之间血流交换减少,心血管功能变化如心输出量增加和血压上升。如果机体代偿功能不能维持正常体温,则体温将下降,低温持续发展会出现损伤反应,如血压降低、心房颤动、呼吸脉搏微弱、心室颤动、昏迷乃至死亡。两种因素如果相互叠加,人体应激反应可能更强烈,耐受力会进一步降低。

心电图能够确切反映心功能变化。有研究提示在高气压合并低水温情况下常规心电图显示心率减慢约10%。可能是高气压下血氧张力增高,降低了对血管化学感受器的刺激,心血管中枢活动减弱以及心率减慢。上述这些心功能变化对减少机体代谢消耗、维持正常生理功能有积极意义。另外还观察到在高气压合并低水温状态时心电图出现 S-T 段抬高和 T 波倒置,显示心室肌复极过程异常。这种 ST-T 变化反映心功能出现功能性障碍。当回到正常环境后,ST-T 就能较快恢复正常。高气压合并低水温环境使脑功能和心功能受到不同程度抑制,耐受性明显降低,无疑会对水下停留时间和作业效率产生影响。因此,在低水温环境下潜水作业时,潜水员水下安全监控,实时监测潜水员心血管功能显得尤为重要。在潜水员下水前应该佩带心电监测装置,全程跟踪潜水员在水下整个工作过程,及时了解潜水员生理异常情况。潜水员的实时心电图变化可在第一时间传输至心电监护中心,由中心的心内科医师和心电学专家作出判断后提出下一步措施,由此为潜水员的生命安全及健康提供重要的医学保障。

四、运动医学的远程心电监测

运动医学是一门医学与体育运动相结合的综合性应用科学。它旨在研究与体育运动有关的医学问题,运用医学的知识和技术对体育运动参加者进行医学监督和指导,从而达到防治伤病、保障运动者的健康、增强体质和提高运动成绩的目的。

众所周知,运动员高强度、规律性的训练,可使心脏发生良性生理性反应,引起心电图相应改变。这反映了心脏电生理重塑或自主神经系统的适应性,它的变化程度与运动员的种族、性别、年龄、训练及比赛水平相关。

运动员常见心电图变化有:显著窦性心动过缓、房性异位心律、交接性逸搏心律、Ⅰ度及Ⅱ度Ⅰ型房室传导阻滞、不完全性右束支传导阻滞、心室早期复极、心室肥厚等。但是某些心电图变化可能提示运动员存在心脏病理性改变,较常见的是肥厚性或扩张性心肌病,心电图表现为显著 ST 段压低、T 波倒置、病理性 Q 波、室内阻滞等,而心肌病则是运动员发生心脏性猝死的主要原因。

有研究表明,持续大强度训练或运动可导致运动性心脏损伤或心律失常,其发生机制可能与心肌组织能量代谢障碍、细胞氧自由基增多、炎性反应、钙超载、离子通道异常、细胞凋亡过度以及连接结构受损等多种病理现象有关。近年来,随着细胞、分子生物学理论与技术的发展及应用,运动心脏的研究日趋深入,尤其心脏内分泌功能的发现,对运动引起心脏结构与功能的发生、发展及转归有了新的认识。认为运动心脏肥大的发生已不仅仅是由于血流动力学超负荷所致的细胞体积增大及相应亚细胞结构改变的简单过程,而是在神经体液因素调节下,尤其在心脏自身的自分泌、旁分泌及胞内分泌机制调控下的一类结构、功能及代谢诸方面的心脏重塑过程。

多数运动性心律失常与长期反复大强度运动对心脏的累积损伤有关,且专项训练年限长的运动员更为常见,一些运动员因此而退赛甚至退役。目前,运动性心律失常已经成为影响运动员体能、健康以及正常训练和比赛的重要原因之一,制约了部分优秀运动员竞技水平发挥和比赛成绩提高。已有研究认为反复大强度运动后心脏传导细胞炎性因子过度表达,细胞骨架支撑因子异常表达,能量代谢调节因子表达下调,K^+通道 KCNQ1 异常高表达以及 HCN 通道亚基 HCN2 和 HCN4 基因和蛋白质下调以及这种下调改变引起 HCN 电压门控通道介导的 If 电流的下降构成了长期大强度运动所引发的窦性心动过缓、窦房结传导功能障碍、窦性停搏、心房颤动、室性异位节律,是运动性猝死的主要病因。而心脏传导系统炎性细胞浸润、细胞间质增殖、结蛋白与连接蛋白降解、能量代谢障碍、细胞膜离子通道蛋白受损等病理改变,综合导致心脏起搏和传导功能受限,构成运动性心律失常的病理基础和发生机制。在诸多导致运动性心律失常的发生因素中,心脏传导细胞膜离子通道的改变是关键环节和影响心脏动作电位的直接因素。反复大强度运动激活心脏传导细胞 K^+通道,使 K^+外流增加,造成 Ca^{++}通道激活受到抑制,Ca^{++}内流减少,而心肌细胞 Ca^{++}内流减少必定缩短动作电位 3 相复极化、延长 4 期自动去极化时程,心脏正常节律被打乱,同时心脏传导细胞 Na^+通道基因和蛋白表达下降,又影响到心脏细胞动作电位 0 期有效 Na^+内流的减少,心脏细胞膜去极化速度减慢,导致房室传导减慢,构成了不同类型运动性心律失常发生的直接机制。

运动性猝死是运动医学最为严重的问题之一,长期以来受到各国关注,也经常看到运动性猝死的新闻。运动性猝死虽然并不是经常发生,但是一旦发生之后,其危害性十分严重,所以在运动过程中是必须要加以控制的一个内容。心电远程监护系统具有心电信息采集传输不受时间、地点限制,数据传输速度快、保真度高的特点。应用心电远程监护系统可以将运动员静息及运动时的心电信息实时传输至心电远程监护中心,由心脏专科医师提供专业的诊断及治疗方面的指导,从而有效地降低猝死的发生率。

(刘　罡　茚臻贞)

参 考 文 献

[1] 张兆清,朱敏,刘争建,等.青藏线 394 名官兵心电图分析[J].西南军医,2011,13:627-628.

[2] 郭晓霞,赖彦娜.格尔木地区 885 例心律失常心电图分析[J].青海医药杂志,2011,41:38-39.

[3] Kayar SR, Parker EC, Aukhert EO.Relationship between T-wave amplitude and oxygen pulse in guinea pigs in hyperbaric helium and hydrogen[J]. J Appl Physiol, 1998, 85(3):798-806.

[4] 李延军,严洪,许志,等.中国载人航天在轨医学监测设备研制进展[C]//第三届载人航天学术大会.中国成都,2014:372-377.

[5] 卞士平,郑宏超,胡伟国,等.临床心电图诊断图谱(新版)[M].上海:上海辞书出版社,2014.

第十九章　远程心电监测的质量控制

远程心电监测是远程医疗的一部分,是借助社会化的现代通信、计算机技术、互联网或心电网络管理技术进行的远距离(医疗机构在从业场所范围外),涉及心电监测的医疗活动(不仅仅只是监测本身,还包括随后的治疗)。远程技术必然是随着通信、计算机、互联网、心电管理技术的发展而进步的。

基于互联网的远程心电监测系统,被监护者利用随身佩带的心电监测设备采集心电信号,然后通过互联网将信号直接传输至医院远端服务器进行处理,医护人员根据心电图显示的问题给予针对性的服务。根据互联网接入方式的不同设计了专门的方案,例如 MODEM 拨号方案、PSTN 方案、ISDN 方案以及以太网方案等等。通过这些专门的方案,有效实现了心电数据与远端服务器的高效衔接,实现医患之间数据交流双向互动。医生可以及时分析采集而来的心电数据,而后根据需要随时将医嘱发送到患者随身佩带监测仪上。当然这种简单的基于互联网的远程心电监护系统在使用上还存在着一些不方便,比如各种设备的充电线、数据线种类繁多,患者随身佩带无法做其他事情,等等。

远程心电监测的应用是远程医疗的重要内容之一,需要进行严格的质量控制(简称为质控),下面从三个方面探讨远程心电监测的质控。

一、仪器设备

1. 仪器设备是开展远程心电监测的基础,其性能的优劣直接影响远程心电监测服务的能力和水平。一套完整的远程心电监测系统通常由监测终端、监测服务器、监测中心三部分组成。目前常见的监测终端设备有心电图机、动态心电图仪(Holter)、便携式心电采集仪。心电采集设备作为医疗器械设备其性能和安全指标必须符合国家标准和行业标准。监测服务器需要工作稳定性高、通信负载能力强、信息处理能力大和存储容量可扩展。

2. 仪器技术指标

动态心电图系统由记录系统、回放分析系统和打印机三部分组成。专业人员应熟悉记录器影响心电图波形质量的关键指标,即频率响应、采样率和分辨率。根据自身需要还应了解分析软件的其他复杂功能。动态心电图导联系统从 1 通道、2 通道、3 通道、发展到 12 导联通道(现已有 18 导联系统)。12 导联有助于确定室性异位激动和旁路的定位、明确心肌缺血的部位。

3. 设备使用

操作培训包括如何规范操作远程心电记录仪,电极的粘贴,向患者讲清佩带记录仪后各种注意事项,特别应强调向患者讲清如何记录生活日记。心电知识培训对象包括两部分人员:基层仪器操作人员,分析中心分析师。

4. 远程动态心电图检查流程

(1)安装前准备工作需根据临床医生申请单的内容,将患者的信息(姓名、性别、年龄、临床诊断、病案号)资料登记建档;再根据病情或临床要求选用记录盒(3 通道、12 导联或起搏记录器),并准确写明记录器或闪存卡的编号,以便核对。把拆下的记录盒或闪存卡装入袋内,再次核对信息并准确无误地将资料上传分析中心。

(2)物品准备包括记录盒、导联线、闪存卡(或固态的记录盒)、碱性电池、优质的电极片、胶布、绷带、95%乙醇棉球、专用砂纸、剃须刀、患者生活日记等。

（3）皮肤处理：用乙醇棉球擦拭需贴电极片的部位，电极片贴放在相应导联系统位置，将电极导线按规定颜色扣牢在电极片上，胶布固定后再用绷带将胸前导线捋顺系牢，以减少或避免发生伪差，最后把绷带顺腰围固定好。安装电池：应将新的高能碱性电池置入记录盒内，观察确保记录器的运行正常后，向患者嘱咐注意事项及填写生活日记的要求和拆机时间；最后将记录器装入盒套，佩带在患者身上。

5. 心电信息资料规范

支持从数字心电图机采集心电图信息，并进行无损的数据传输、存储和再现。12 导联数字心电图仪支持通过Internet、GPRS、电话线等方式传输心电图数据。数字心电图数据可存储为 XML、DICOM 等通用数据格式。支持不同病例及历史资料的分析、对比。

对于存储为 XML 格式的数字心电图数据，需遵循如下内容：

心电图数据基本资料：心电图记录的日期和时间，病人唯一识别码（编号），姓名、性别、出生年月。

数据格式：心电数据采用 XML 通用明文格式进行数据存储与传输，文件应包含设备信息区、病人信息区、测量数据区和波形数据区（波形数据和复合波数据）四部分数据。

隐私保护，简单说就是使患者、医院等实体不愿意被外人知道的信息得到应有的保护。隐私保护是信息安全问题的一种，如果数据中包含了隐私信息，则数据的破坏将造成隐私信息的泄露。信息安全是有效保护隐私权的技术前提和保障。

二、自动诊断的质控

医疗机构之间常规远程心电图的诊断需要自动测量准确、人机交互编辑修改方便、输出报告的标准化，满足多样化需求。急危重症实时监测需要自动辅助诊断功能，采集后的心电图第一时间给出自动诊断提示，帮助急救人员快速判别危急程度。筛查保健应用需要显示准确测定的心率，心电图结果文字说明或温馨提示图标，对心电图异常分级示意图标，及时提醒受检者进行心电图专业咨询或者到医疗机构就诊。系统设计应重视可扩充性和可移植性，支持 IOS、安卓和 Windows 操作平台的终端，方便专家有效及时的远程诊断。

远程心电计算机筛选质控还要注意是否取得了产品形式批准证书和计量器具生产许可证，选择满足需要、适宜、最佳性价比、保证质量的远程心电计算机设备。

三、人工诊断的质控

1. 成立心电图质控小组：由科主任 1 人、责任主治医师、一线医生各 1 人，组成 3 人小组，制定三级检审制度，确保诊断的正确性。

2. 心电图诊断的规范化。

3. 诊断术语：

3.1　报告格式及诊断术语

3.1.1　窦性心律

（1）窦性心律，平均心率多少？

（2）窦性心律失常及房室传导阻滞

① 窦性心动过速，窦性心动过缓；② 窦性停搏（最长 P-P 间期是多少，最长 R-R 间期是多少）；③ 窦房传导阻滞（Ⅱ度Ⅰ型、Ⅱ度Ⅱ型、高度）；④ 房室传导阻滞（Ⅰ度、Ⅱ度Ⅰ型、Ⅱ度Ⅱ型、高度、Ⅲ度［伴有交界性逸搏或室性逸搏］）。

（3）室上性心律失常

① 房性：房性早搏（偶发或频发、多源），伴室内差异性传导，房性早搏未下传，房性心律，房性逸搏，阵发性房

性心动过速,非阵发性房性心动过速。

②交界性:交界性早搏(偶发或频发),交界性心律,交界性逸搏,非阵发性交界性心动过速,阵发性交界性心动过速。

(4)室性心律失常

①室性早搏(偶发或频发、多形性或多源性),二联律;②室性融合波;③室性逸搏;④室性自主性心律;⑤加速性室性自主性心律;⑥并行心律;⑦室性心动过速(短阵或阵发性,多源性,分支性);⑧扭转性室性心动过速;⑨心室扑动;心室颤动。

(5)心室内及心房内传导阻滞

①左前分支传导阻滞;②左后分支传导阻滞;③不完全性左、右束支传导阻滞;④完全性左、右束支传导阻滞;⑤心室预激;⑥左、右心房传导异常。

(6)心肌梗死(急性或陈旧性)

描述出现Q波、ST段抬高或压低的导联,并且通知相关医院的医生,询问患者的临床表现及相关检查情况。

(7)ST段、T波、U波

①ST段改变(水平型、下斜型、上斜型压低,压低或抬高程度);②T波异常(低平、双向或倒置);③U波或T波高尖;④J点抬高(早期复极或J波综合征)。

(8)QT间期

QT间期延长或缩短。

(9)电轴与电压

①电轴左、右偏;②电交替;③低电压;④顺钟向或逆钟向转位。

(10)心腔肥大(结合心脏彩超判断)

①左、右心房肥大;②左、右心室肥大;③双侧心室肥大。

3.1.2　异位心律

(1)心房颤动,心房扑动伴快速或缓慢心室率,伴室内差异性传导,长间歇(最长RR间期长度);

(2)房性心动过速(心房频率是多少,房室传导比例);

(3)室上性心动过速(要考虑房室结折返性心动过速或房室折返性心动过速)。

3.1.3　起搏心律

(1)起搏器类型及工作模式(心房或心室,单腔、双腔或三腔),起搏频率多少?

(2)心房、心室感知功能判断;

(3)心房、心室起搏功能判断;

(4)起搏器特殊功能。

3.1.4　备注

(1)Brugada综合征;

(2)洋地黄效应;

(3)洋地黄中毒;

(4)高钾、低钾血症或药物作用;

(5)高钙、低钙血症。

3.2　危急值报告

(1)长R-R间期≥4 s(儿童≥3 s);

(2)平均心室率≤30 bpm(儿童≤40 bpm,婴儿≤50 bpm);

（3）室上性心动过速、心房颤动、心房扑动平均心室率≥240 bpm；

（4）室性心动过速：心室率≥150 bpm，并且持续时间超过 30 s；尖端扭转型室性心动过速；

（5）心室扑动、心室颤动；

（6）符合急性心肌梗死或变异性心绞痛样心电图改变；提示超急性期心肌梗死心电图改变；

（7）提示窦室传导；

（8）QTc 间期过长≥560 ms，儿童 QTc≤300 ms。

（林靖宇　胡伟国）

参 考 文 献

[1] Norris RM. UK heart Attack Study Collaborative Group. Circumstances of out of hospital cardiac arrest in patients with ischaemic heart disease[J]. Heart, 2005, 91(12)：1537 - 1540.

[2] 杨虎.远程心电监测技术进展[J].中国医疗器械信息,2005,11(6)：11 - 12.

[3] 罗昭林,等.远程动态心电图检查质量控制管理——操作与报告的书写规范[J].实用心电学杂志,2017,26(1)：20 - 29.

[4] 远程医疗信息系统建设技术指南(2014 年版).国家卫生和计划生育委员会.

[5] 王红宇,远程心电监测：自动诊断如何质控[J].临床心电学杂志,2016,25(5)：329 - 330.

[6] 刘学义,远程心电监测：人工诊断如何质控[J].临床心电学杂志,2016,25(5)：330 - 331.

[7] 中国远程心电监测专家建议(讨论稿)[J].实用心电学杂志,2015,10(24)：305 - 308.

第二十章　远程心电监测的前景与展望

随着社会人口日渐老龄化,心血管病的发病率呈上升趋势,成为影响人民健康的头号疾病与死亡原因。由于不少心血管病具有突发性及不可预测性,因此对这些患者的日常监护显得尤为重要。此外,现代医疗重心也逐步由原来的治疗为主转为预防及病后监护为主,远程心电监测已成为现代医学发展的一个重要方向。虽然心电图诞生100多年来为人类健康事业作出了巨大贡献,随着远程心电监测在临床上广泛应用,为心电学专业工作又开辟了一个新的领域。未来随着电子与通信技术的进一步发展,远程心电监测将具有极大的发展前景空间,并将在以下几个方面得到巨大的发展。

一、远程心电监测采集设备功能更广泛,使用更便捷

伴随着各种微电子技术不断的发展,远程心电监测心电采集终端的种类越来越多。各种心电采集设备不但功能更多,也更精细灵巧及个性化。除了目前常规心电图均具有远程心电监测功能外,院内的各种心电监测设备连接上网络后均具有远程心电监测功能。未来将出现功能更强大更微细的植入式远程心电监测器械,而且几乎所有的起搏器也均具有远程心电监测功能,可随时随地进行远程心电监测甚至对起搏器功能进行程控。正在研究的体外充电系统可使植入式心电监测及起搏器系统工作保持更长的工作时间,甚至具有终身心电监测功能。对于院外社区个人及家庭,各种便携式、手机式、手表式、贴片式、可穿戴式等多种极其方便的心电采集终端将会得到更广泛应用,成为远程心电监测设备的主流。此外,一些常用的家用电器例如电视机等都可能成为心电监测终端。上海徐汇云医院开发的IPTV系统,不但使电视成为云医院系统终端,也具有远程心电监测功能。由于未来远程心电监测的多样化,其所占的空间越来越小,使用越来越方便,对患者生活影响也更小,必将促使远程心电监测得到更广泛地应用。

远程心电监测终端采集的心电信息远不止传统的12导联心电图,未来还有18导联心电图、立体心电图、心电向量图、时间向量图、心室晚电位、散点图、频谱心电图、高频心电图等。采集更多的由心电学参数派生出来检测数据,在临床上用于早期发现异常的心电活动,尤其是预测心脏性猝死的异常心电活动指标,使更多容易出现猝死患者得到及时发现,避免发生严重后果。远程心电监测系统还将出现使用时间不限的采集终端,出现自动报警甚至带有治疗功能的终端。因此,未来远程心电监测采集的心电信息非常丰富,可以不限时间、不限地点、家庭化、个性化地监护患者病情,便于临床的诊断与治疗。

远程心电监测采集系统除了能获得远程心电参数外,还可同时实时监测其他多种健康参数。例如上海徐汇云医院使用与开发的多功能监测一体机和机器人系统,不但具有心电监测功能,还有血氧、血压、体温等多种生理参数监测功能,进一步丰富了远程心电监测的内容与功效。

二、远程心电监测传输与分析系统更完善

伴随着通信技术领域的飞速发展,越来越多的新技术将影响远程心电监测的质量,无线技术(蓝牙、4G、Wifi等)与智能移动设备等信息技术将进一步促进远程心电监测系统的发展。互联网、无线传输、单片机、数字通信等新兴技术为远程心电监测系统传输的实现提供了技术支持。人体微微网(一种采用蓝牙无线传输技术的远程监护方法,通过宽带互联网和移动通信网络随时随地提供医院专家监护)、家庭网络、因特网、医院中心网络等均在

远程心电监测的发展中得到充分应用。针对个人的远程心电监测系统将朝着多元化、无线化、网络化、人性化方向发展。与此同时,远程心电监测将出现功能强大的实时心电自主分析软件,可针对不同病情,过滤不同的参数而得到更丰富的心电信息。远程心电监测中心也将融入智慧医疗平台,对于被监测到的危险心电信息,系统有自动预警功能及定位功能,一旦监测到患者心电异常及危险状态,像手机软件一样实现一键报警和实时定位,对患者进行及时干预与施救,有效争取了宝贵的抢救和治疗时间,提高抢救治疗效果。远程心电监测系统可将人的终生心电信息汇成个人健康管理数据,相关工作人员和患者本人可以用用户名和密码登录网站查阅甚至分析个人所有的心电数据。

今后大多数远程心电监测网络构建、部署以区域心电信息管理系统平台为中心,由一个区域心电信息管理平台、若干个医院的心电信息管理系统、数百个社区医院或诊所的心电工作站和数千个心电监测记录仪组成。每级心电信息管理系统包括心电监测记录仪、互联网/4G通讯网、云服务器和心电管理工作站。整个远程心电监测网络系统形成一个动态心电数据采集、实时或间断进行心电信息传输、远程管理中心分析和诊断、云服务器集群存储和心电工作站调用共享数据等综合性心电信息解决方案。

在社区中应用的家庭与个人无线远程心电监测是今后的发展方向与主流。未来每个区域的个人、家庭、急救系统、基层医院、大型医院,以及其他健康相关机构的远程心电监测均可通过医疗物联网实现互联互通,并建成专门的远程心电网络平台,或建成区域性心电监测中心。这些中心通过计算机及网络技术,把分布在任何地方的远程心电监测、动态心电图、运动负荷、监护病房以及手术全过程监测的心电信息,由专职人员或汇集知名专家及时集中处理,大大提高了监测及诊断工作效率。全国各地区的远程心电监测中心的联成网络,甚至建成专门的远程心电专用网络,打破了地域和空间限制,汇集全国专家,利用大数据、智慧医疗、云计算等技术,集中高效地对远程心电监测结果进行处置。

远程心电监测充分利用云心电监测及智能分析系统,不但能自动检测异常的心电活动异常的患者,而且能自动进行危险分层、筛选及诊断更多的疾病,检测出更多心血管疾病高危人群,提供更精准治疗,极大地提高了我国心电监测水平,也将更有利于与心电信息相关的科研与临床工作。远程心电监测建设也促使远程心电检查、诊断工作实现了数字化、信息化、自动化和规范化。上海市徐汇云医院建成了华东地区远程实时心电监测中心和人工智慧医疗系统,正在对上述工作进行充实与创新,并有望取得重大突破。

三、远程心电监测将促进健康产业与科研发展

随着医疗技术的发展以及人们健康观念的强化与重视,远程心电监测系统必将能够走入千家万户,对心血管疾病的预防与救治起到非常重要的作用。远程心电监测系统的强大功能及广泛应用,可促进心血管系统疾病的科研发展,有利于发现更多的心电异常疾病。有利于开展大型医学科学研究,进一步促进了人类健康事业的发展。另一方面,远程心电监测的发展将为更多特殊工作的人员例如航天员、高空及深水作业的工作人员等,提供更多的健康安全保障。

随着远程心电监测网络的发展,远程心电监测技术也成为许多企业及研究机构极为关注的领域,将会出现更多关于远程心电监测医疗产业,例如成立地区性第三方远程心电监测公司等。远程心电监测的发展也将促进心电监测设备领域的市场化发展。

总之,远程心电监测系统整合了生物医学工程、信息技术以及通信技术的发展成果,并能够充分利用人工智能、移动通信网、互联网、物联网等资源优势,具有极大的发展前景。相信在不久的将来,远程心电监测一定会在人类心脏疾病的预防与救治中起着越来越重要的作用。

（周志文　朱　福）

参 考 文 献

［ 1 ］　刘力,曾建平,顾菊康.远程三维心电散点图的临床应用探讨[J].实用心电学杂志,2015,24(6)：408－412.

［ 2 ］　陈青萍.国内外远程无线实时多参数健康监护技术的临床应用进展[J].实用心电学杂志,2015,24(1)：34－39.

［ 3 ］　Abo-Zahhad M, Ahmed SM, Elnahas O. A Wireless Emergency Telemedicine System for Patients Monitoring and Diagnosis [J]. International Journal of Telemedicine and Applications, 2014；2014：380787.

［ 4 ］　刘益和,张双,秦雨.植入式人体通信技术发展与未来[J].中国科技论文,2014,9(1)：16－23.

［ 5 ］　Lin BS, Wong AM, Tseng KC. Community-Based ECG Monitoring System for Patients with Cardiovascular Diseases[J]. J Med Syst (2016), 40：80.

［ 6 ］　GUO SL, HAN LN, LIU HW, et al. The future of remote ECG monitoring systems[J]. Journal of Geriatric Cardiology, 2016, 13：528－530.

［ 7 ］　冯艳,侯秀丽,娜仁花,等.心电网络信息管理系统的临床应用及进展[J].中国数字医学,2014,9(2)：115－117.

［ 8 ］　李云飞.远程心电监测的临床应用现状[J].临床医学研究与实践,2016,1(3)：128.

图书在版编目（CIP）数据

临床远程心电监测学／朱福，卞士平，郑宏超主编.
—上海：上海辞书出版社，2017.8
ISBN 978－7－5326－4994－5

Ⅰ.①临…　Ⅱ.①朱…　②卞…　③郑…　Ⅲ.①心电图
Ⅳ.①R540.4

中国版本图书馆 CIP 数据核字（2017）第 171473 号

临床远程心电监测学

朱福　卞士平　郑宏超　主编

封面题字	陈灏珠
责任编辑	李　黎
装帧设计	杨钟玮

出版发行　上海世纪出版集团
　　　　　上海辞书出版社（www.cishu.com.cn）
地　　址　上海市陕西北路 457 号（200040）
印　　刷　上海盛通时代印刷有限公司
开　　本　889×1194 毫米　1 /16
印　　张　18
字　　数　539 000
版　　次　2017 年 8 月第 1 版　2017 年 8 月第 1 次印刷
书　　号　ISBN 978－7－5326－4994－5／R·68
定　　价　100.00 元

本书如有质量问题,请与承印厂联系。T：021－61453770